中国心律失常诊疗指南与进展

（2018 版）

主　编｜张　澍　黄德嘉

U0253000

人民卫生出版社

图书在版编目（CIP）数据

中国心律失常诊疗指南与进展：2018版 / 张澍，黄德嘉
主编 . —北京：人民卫生出版社，2018
ISBN 978-7-117-27397-8

Ⅰ. ①中…　Ⅱ. ①张…②黄…　Ⅲ. ①心律失常 – 诊疗
Ⅳ. ①R541.7

中国版本图书馆 CIP 数据核字（2018）第 204330 号

人卫智网　**www.ipmph.com**	医学教育、学术、考试、健康， 购书智慧智能综合服务平台	
人卫官网　**www.pmph.com**	人卫官方资讯发布平台	

中国心律失常诊疗指南与进展（2018 版）

主　　编：张　澍　黄德嘉
出版发行：人民卫生出版社（中继线 010-59780011）
地　　址：北京市朝阳区潘家园南里 19 号
邮　　编：100021
E - mail：pmph @ pmph.com
购书热线：010-59787592　010-59787584　010-65264830
印　　刷：北京画中画印刷有限公司
经　　销：新华书店
开　　本：787×1092　1/16　　印张：12　　插页：12
字　　数：292 千字
版　　次：2018 年 9 月第 1 版　2018 年 11 月第 1 版第 2 次印刷
标准书号：ISBN 978-7-117-27397-8
定　　价：40.00 元

打击盗版举报电话：010-59787491　E-mail：WQ @ pmph.com
（凡属印装质量问题请与本社市场营销中心联系退换）

中国心律失常诊疗指南与进展

（2018 版）

主　　编　张　澍　黄德嘉

编 委 会（以姓氏笔画为序）

王玉堂	王建安	王祖禄	王景峰	华　伟	江　洪	汤宝鹏	许　静
孙英贤	李毅刚	杨杰孚	杨新春	来春林	吴立群	张　澍	陈明龙
陈柯萍	周胜华	郑良荣	郑强荪	钟国强	洪　葵	殷跃辉	高连君
黄从新	黄德嘉	曹克将	宿燕岗	董建增			

编 　 者（以姓氏笔画为序）

王　垚	王玉堂	王群山	牛国栋	任佳梦	刘　彤	刘　强	刘兴鹏
许丰强	苏　蓝	李延广	杨　兵	杨艳敏	吴圣杰	余金波	邹建刚
张　璇	张　澍	张凤祥	陈伟杰	陈超峰	周　彬	赵　爽	郦明芳
侯小锋	莫斌峰	钱智勇	翁思贤	凌智瑜	唐　闽	黄　鹤	黄伟剑
梁　燕	蒋晨阳	喻荣辉	储慧民	解玉泉	樊晓寒		

主编助理　林　娜　徐世杰

前　言

随着学科的不断发展,心律失常新技术的不断出现,诊疗规范也不断更新,如新型抗凝药的应用、导管消融的新技术、左心耳封堵、器械植入的进步、希氏束起搏新技术等。我们也面对着不断涌现的新技术,边探索边实践,不断总结出使用新技术的体会。尤其在中国,医生们正在积极学习国际先进技术和汲取应用中的经验。

目前相当一部分心律失常得到了较满意的控制,但是面对中国庞大的人口,将新技术推进到基层变得迫在眉睫。鉴于中国心律失常诊疗发展的需求,国内大的心律失常中心一直在探索和追求着导管消融的新的成功率,追求使用介入技术降低脑卒中的风险,追求使用更为简单的方法改善器械治疗心功能不全,努力缩小与国外的差别。如何用最为经济的费用来治疗更多的病人,如何用更为便捷的方法将新技术推广到基层,来满足中国患者对医院和医生不断提高的期望值和更多的要求。

中华医学会心电生理和起搏分会和中国医师协会心律学专业委员会,汇同《中华心律失常学杂志》,多年来一直致力于学术交流、新技术推广、规范化培训、推动国际交流等工作。现阶段,随着学术交流和进步,国内涌现一批在心律学领域有突出成绩的青年专家,他们不仅在临床中医术精湛,而且能较快地学习国际快速发展的先进技术,同时也特别关注学术的发展,也愿意助力基层医生的培训。我们邀请他们就相关领域的所长,将近期学术发展的动态和展望呈现给大家。

感谢这些青年专家的辛苦劳动,同时也感谢编委会给予的专业指导。相信《中国心律失常诊疗指南与进展》是个比较好的模式,不仅仅记录着心律失常学科的发展轨迹,也是未来青年专家成长、进步的动力和创作的源泉。我们将会逐步推进和坚持。

未来,中国心律失常学科将继续探索一条具有中国特色的发展之路,让我们继往开来、团结奋进、把握机遇,将学科推向新的台阶!

黄德嘉　张　澍

2018 年 8 月

目 录

一、2017年心律失常领域
十大研究回顾

作　者：张澍

作者单位：中国医学科学院阜外医院心律失常中心　《中华心律失常学杂志》编辑部

　　《中华心律失常学杂志》所推荐的国际年度"心律失常领域10大研究"一直以来广受读者厚爱，迄今已有6年。今年编辑部特邀国内部分青年学者参与此项工作，经过反复遴选、斟酌和比较，最终从2017年度国际心律学界完成并发表的众多研究中选取了我们认为最具影响力的10项研究。在遴选过程中，尽管怀揣谨慎、认真、细致之心，但仍然难免会顾此失彼，不尽人意。唯希望与同道分享国际心律学领域最新成果的同时，使得这些新成果能吸引国内同仁积极开展心律失常的基础与临床研究、加快心律失常诊疗观念的更新，最终促进我国心律失常事业的发展。在此特别感谢参与此项工作的同仁们付出的辛勤劳动和做出的积极贡献。

　　第一、无创立体定向放射消融治疗难治性室性心动过速

　　对于伴随器质性心脏疾病的难治性室性心动过速（室速）目前的药物治疗、植入心律转复除颤器（ICD）、导管射频消融均不能获得满意疗效。2017年12月 *N Engl J Med* 发表文章报道了肿瘤治疗中的常用技术——立体定向消融放射治疗（SBRT）在难治性室速患者中的应用及其初步结果。在5例植入ICD的难治性室速患者中，通过磁共振（MRI）、CT三维解剖成像结合体表心电标测定位室速发作的瘢痕区域，应用25Gy的靶放射量进行平均14min的SBRT。通过ICD记录的室速事件和胸部及心脏影像评估疗效和安全性。研究结果发现5例患者前3个月内6577次室速事件经过治疗后减少为观察6周内的680次，随访46个月总计只有4次室速事件发生，较基线下降了99.9%。治疗本身对左心室射血分数（LVEF）无影响。该研究开创了无创性心脏电解剖标测指导下放射性消融的新时代，有望对使用传统技术无效的高危心律失常的治疗带来新希望。[*N Engl J Med*, 2017, 377 (24):2325-2336]

　　第二、传统起搏器及ICD行MRI检查相对安全

　　超过50%的患者在心血管植入型电子器械（CIED）术后因合并疾病需行MRI检查，传统的CIED因不具备MRI兼容性一直被认为是该项检查的禁忌。2017年2月 *N Engl J Med* 发表了1项前瞻性非随机对照研究，探讨了非兼容MRI永久起搏器和ICD患者行1.5 T MRI检查的安全性。研究共纳入1500例接受非胸部MRI检查的永久性起搏器和ICD患者，永久性起搏器在MRI检查前程控为ODO/OVO（非起搏依赖患者）或者DOO/VOO（起搏依赖患

者)ICD 则程控为 ODO/OVO,关闭室速/心室颤动(室颤)治疗。研究发现 MRI 扫描中无死亡、导线故障、失夺获以及室性心律失常事件发生。6 例患者发生电重置,少数患者发生导线阻抗、起搏阈值、电池电压、P 波/R 波振幅等幅度不大的参数变化,不影响器械的功能及临床应用。重复 MRI 扫描并未增加不良事件的发生率。2017 年 12 月 N Engl J Med 发表的另一项研究,入选了 1509 例患者,接受了包括胸部 MRI 检查,也得了出类似结论。这两项研究表明,非 MRI 兼容的永久起搏器和 ICD,按照正确的检查程序进行 1.5T 胸/非胸部 MRI 扫描是相对安全的。[N Engl J Med,2017,376(8):755-764;N Engl J Med,2017,377(26):2555-2564]

第三、远程心电监测提高心房颤动(房颤)检出率——REHEARSE-AF 研究

提高房颤检出率有利于显著降低卒中及其致残致死风险。2017 年 11 月 Circulation 发表的 REHEARSE-AF 试验纳入英国 1003 例年龄 >65 岁、有卒中危险因素、既往无房颤诊断、尚未接受抗凝治疗,且无抗凝药物禁忌的患者,随机分为接受 12 个月远程心电记录的干预组或就诊时常规心电图检查的对照组,研究终点为房颤检出时间。结果显示随访 12 个月干预组共有 19 例患者被检出房颤,而对照组只有 5 例（HR 3.9,P=0.007）。干预组每例房颤的检出费用约为 8255 英镑,而且干预组患者对远程心电监测的接受程度及满意度均很高。该研究再次表明远程心电图监测可增加无症状房颤患者的检出率,但临床效果及成本效益有待进一步研究。[Circulation,2017,136(19):1784-1794]

第四、心脏交感神经切除术可有效减少难治性室速事件和 ICD 放电

心脏交感神经切除术(CSD)治疗长 QT 综合征、儿茶酚胺敏感性室速、器质性室速,既往多为小样本研究,结果备受争议。2017 年 6 月 J Am Coll Cardiol 发表了一项迄今最大样本量的关于 CSD 治疗难治性室速研究。共纳入来自国际心脏交感神经切除术协作组 5 个中心的 121 例行左侧或双侧 CSD 的患者,结果显示术后 1 年内 58% 的患者未发生持续性室速或 ICD 放电;50% 的患者未发生联合终点事件(即 ICD 放电、持续性室速、心脏移植和死亡);心脏移植或死亡的发生率是 23.8%。平均随访 1.1 年,室速事件或 ICD 放电次数从 CSD 术前(18±30)次(中位数 10)减少至(2.0±4.3)次(中位数 0)（P<0.01）。行双侧 CSD 较单纯左侧 CSD 治疗术后 ICD 放电和心脏移植事件更少（P=0.014）。该研究结果证实,双侧 CSD 有望成为难治性室速的一种标准治疗方案。[J Am Coll Cardiol,2017,69:3070-3080]

第五、光遗传学技术抑制心脏交感神经有望用于室性心律失常治疗

光遗传学以病毒等为载体,将光敏蛋白基因导入特定的细胞(如神经元)并表达,通过特定波长的光照调节胞膜光敏蛋白的功能,可实现对神经的无创精准调控,是近年来热议的话题之一。2017 年 12 月 J Am Coll Cardiol 发表了一项利用光遗传学技术治疗室性心律失常的研究。该研究使用腺病毒相关病毒作为载体,将 20 只比格犬随机分为植入抑制性光敏视蛋白 ArchT 的光遗传学组(n=10)和未植入 ArchT 的对照组(n=10)并植入微型 LED 对 LSG 进行波长 560~580nm 的无线单色激光照射。4 周后通过结扎冠状动脉左前降支诱导心肌缺血并记录室性心律失常事件。给予激光照射后,光遗传学组心脏交感神经节的功能和活性被显著抑制,左心室有效不应期及动作电位复极 90% 时限（APD90）显著延长;延长照明时间(30min)能进一步增强以上作用;在光照结束后 2h 内以上改变可逐渐恢复正常。心律分析结果显示,光遗传学组室早、非持续性室速、持续性室速/室颤事件(20% 对 70%)显著减少（P<0.05）。与传统干预神经活性的方法相比,光遗传学技术可以无创、精准、双向调节神

经元的活动,有望用于治疗交感神经高反应性室性心律失常。[J Am Coll Cardiol,2017,70:2778-2790]

第六、心脏再同步治疗(CRT)新技术——无导线左心室内膜起搏,用于 CRT 植入失败或无反应者——SELECT-LV 研究

传统的 CRT 治疗目前存在靶静脉缺如或植入不成功、植入后无反应等问题。2017 年 5 月 *J Am Coll Cardiol* 刊发一项关于超声介导的左心室内膜无导线心脏再同步治疗(WiSE-CRT)的前瞻性、多中心、非随机对照临床研究——SELECT-LV 研究结果。该研究入选来自欧洲 6 家中心因 CRT 植入后无反应或不适合常规 CRT 治疗的 35 例患者,结果表明:WiSE-CRT 系统的植入成功率高达 97.1%(34 例患者成功植入,1 例因术中发生室性心律失常而无法完成手术),术后 1 个月 33/34 例患者(97.1%)仍可实现双心室起搏,术后 6 个月 28/33 例(84.8%)临床综合评分改善,21 例 LVEF 升高≥5%。器械相关并发症术后 24h 内 3 例(8.6%),24h 后 ~30 天 8 例(22.9%)无心脏压塞事件。该研究表明 WiSECRT 具备临床应用可行性及安全性,未来可用于传统 CRT 植入失败或无反应的患者。[J Am Coll Cardiol,2017,69:2119-2129]

第七、左心耳封堵预防非瓣膜性房颤患者卒中效果可媲美华法林—— PREVAIL / PROTECT AF 研究 5 年结果

左心耳封堵(Watchman)可用于非瓣膜性房颤患者卒中的预防。但作为一种介入治疗方式,人们总是希望有更多的临床证据。2017 年 11 月,*J Am Coll Cardiol* 在线发表了 PREVAIL 及 PROTECTAF 研究的 5 年随访结果,两者共纳入 1114 例患者,随机分为植入 Watchman 封堵装置(LAAC)组或口服华法林抗凝组。两项研究 5 年随访结果的荟萃分析显示,LAAC 组和口服华法林抗凝组的复合终点事件发生率差异无统计学意义(HR 0.820,*P*=0.27),全因卒中 / 体循环栓塞发生率近似(*P*=0.087)。LAAC 组缺血性卒中 / 体循环栓塞发生率偏高,差异无统计学意义(*P*=0.08)。但在出血性卒中、致残 / 致死性卒中、心血管 / 不明原因死亡、全因死亡及出血事件发生率方面,LAAC 组均显著低于华法林组。该项长达 5 年的研究结果证实,Watchman 左心耳封堵预防非瓣膜性房颤患者卒中的远期效果可媲美华法林,且在预防以出血性卒中为代表的出血事件上效果更为显著。[J Am Coll Cardiol,2017,70:2964-2975]

第八、导管消融可改善持续性房颤伴左心室收缩功能不良患者的预后——CAMERA-MRI 研究

房颤和左心室收缩功能减低常合并存在。与药物控制心室率相比,通过导管消融恢复患者的窦性心律是否能够显著改善心功能尚不明确。2017 年 10 月,*J Am Coll Cardiol* 发表的 CAMERA-MRI 研究是多中心随机对照临床研究,入选 68 例持续性房颤伴 LVEF ≤45% 的患者(2 例退出)经心脏 MRI 评估 LVEF 和钆增强评估心室纤维化后随机分为导管消融组(n=33)和药物治疗组(n=33)。消融治疗包括肺静脉隔离和左心房后壁消融,通过植入型心电监测仪评估术后房颤负荷,术后 6 个月再次行 MRI 评估 LVEF 的变化。意向治疗分析结果显示,导管消融组 LVEF 改善更为显著(18%±13% 对 4.4%±13%,*P*<0.0001),且 LVEF 恢复到正常的比例显著高于药物组(58% 对 9%,*P*=0.0002)。钆增强结果提示对无心室纤维化的患者行导管消融治疗后 LVEF 显著提高(10.7%,*P*=0.0069),6 个月后 LVEF 恢复正常的比例也更高(73% 对 29%,*P*=0.0093)。CAMERA-MRI 研究结果提示伴左心室收缩功能不

全的持续性房颤患者通过导管消融恢复窦性心律能有效改善心功能,无心室纤维化的患者效果更显著。该研究将对这一类患者的临床治疗策略制定有重要的参考价值。[J Am Coll Cardiol,2017,70(16):1949-1961]

第九、达比加群酯联合 P2Y12 抑制剂较华法林三联抗栓对经皮冠状动脉介入治疗(PCI)术后房颤患者更为安全——RE-DUAL PCI 研究

华法林 + 两种抗血小板药物的三联抗栓治疗是目前房颤患者 PCI 术后的标准疗法。2017 年 10 月,N Engl J Med 发表的 RE-DUAL PCI 研究入选接受 PCI 治疗的房颤患者 2725 例,并随机分为三联抗栓治疗组(华法林 + 一种 P2Y12 抑制剂氯吡格雷或替格瑞洛 + 阿司匹林)和双联抗栓治疗组(达比加群酯 110mg 或 150mg+ 一种 P2Y12 抑制剂氯吡格雷或替格瑞洛)。结果显示,平均随访 14 个月,110mg 和 150mg 达比加群酯双联抗栓治疗组的大出血事件或临床相关非大出血事件发生率均显著低于三联抗栓治疗组(15.4% 对 26.9%;20.2% 对 25.7%)。达比加群酯双联抗栓组的血栓栓塞事件(心肌梗死、卒中或系统性栓塞)、死亡和计划外的血运重建复合有效性终点发生率对比三联抗栓组达到非劣效结果(HR 1.04,95% CI 0.84-1.29,P=0.005)。RE-DUAL PCI 研究结果表明,对于接受 PCI 术的房颤患者,达比加群 + 一种 P2Y12 抑制剂的双联抗栓治疗较传统三联抗栓治疗出血事件更低更安全。[N Engl J Med,2017,377:1513-1524]

第十、心室停搏转为室速 / 室颤时,抗心律失常药物或有益——ALPS 研究后续分析

院外心脏骤停(OHCA)复苏成功率极低,而非除颤性心律(心脏停搏和无脉性电活动)的 OHCA 患者的存活率则更低。在 OHCA 患者的心肺复苏过程中,≤25% 的非除颤性心律可转变为可除颤心律失常,如室颤或无脉性室速(VT/VF)。目前抗心律失常药物对非除颤性心律转变而成的可除颤 VT/VF 的治疗价值尚不清楚。ALPS 研究是一项前瞻性、随机、双盲、安慰剂对照的多中心研究,拟评估胺碘酮和利多卡因对于电除颤无效的 VT/VF 的作用。2017 年 11 月,Circulation 发表了一项基于 ALPS 研究的后续分析,旨在评估胺碘酮和利多卡因对于由非除颤性心律转为可除颤心律的 OHCA 患者预后的影响。该研究从 37 889 例 OHCA 患者中筛选出 1 063 例由非除颤性心律转为可除颤心律的患者,随机分配到胺碘酮组(n=389)、利多卡因组(n=358)和安慰剂组(n=316)。出院时 3 组的生存率分别为 4.1%、3.1%、1.9%(P=0.24)。经调整其他影响因素后,胺碘酮组、利多卡因组与安慰剂组的生存率和出院时神经系统功能恢复情况的差异均无统计学意义,药物相关不良反应少见。该研究认为:尽管差异没有统计学意义,胺碘酮组或利多卡因组的预估生存率均高于安慰剂组且没有增加不良反应或致残风险,对于由非除颤性心律转变为可除颤心律的 OHCA 患者或许可从抗心律失常药物中获益。[Circulation,2017,136:2119-2131]

本项工作在文献遴选、翻译、整理工作得到了陈明龙、陈柯萍、樊晓寒、牛国栋、黄鹤、杨兵、唐闽、张凤祥、田颖教授,宁小晖、赵爽、翟正芹以及编辑部的大力支持,再次一并表示感谢。

二、房性心律失常预防治疗研究进展

1. 心房颤动导管消融治疗进展

作　　者：陈超峰　刘兴鹏
作者单位：首都医科大学附属北京朝阳医院心脏中心

自 1998 年法国学者 Haïssaguerre 在《新英格兰医学杂志》报道经导管消融肺静脉治疗阵发性心房颤动(房颤)以来[1],该项治疗已经从研究性手段发展到临床常规选择之一。目前在世界上大多数心律失常中心,房颤导管消融术都占到其电生理手术的一半以上。然而,虽然历经 20 年的快速发展,但目前在房颤导管消融领域仍有许多待解难题。本文将综述在这一领域目前存在的主要问题和研究进展。

一、相比药物治疗,导管消融是否可以改善房颤患者的预后?

众所周知,前瞻、随机、对照、多中心的大型临床试验的结果是心血管疾病治疗策略依据的"金标准"。然而,迄今关于房颤导管消融方面的研究绝大多数都是聚焦于改善房颤的症状方面,涉及死亡率、卒中发病率等"硬"终点指标的相关性试验甚少。基于此背景进行的 CABANA(The Catheter Ablation versus Antiarrhythmic Drug Therapy for Atrial Fibrillation)研究,是一项关于房颤导管消融与药物治疗对比的大型、多中心、前瞻、随机、对照研究。该研究于 2018 年 5 月 10 日在第 39 届美国心律学会年会上首次公布。CABANA 研究共入选了来自北美、亚洲、欧洲和澳大利亚 140 个中心的共 2204 例房颤患者,旨在通过长期随访对比房颤导管消融与药物治疗对上述"硬"终点指标的影响。结果显示,房颤患者行导管消融治疗在降低主要终点(全因死亡、致残性卒中、严重出血和心脏骤停)方面并未优于药物治疗。采用 ITT 分析显示,导管消融组主要终点的发生率稍低,但与药物治疗组对比差异未达显著性(8.0% vs. 9.2%,HR 0.85,95% CI 0.65~1.15,P=0.303);在降低次要终点(全因死亡或心血管住院、房颤复发)方面,导管消融组的全因死亡或心血管病住院率较药物治疗组下降 17%(51.7% vs. 58.1%,HR 0.83,95%CI 0.74~0.93,P=0.002);此外,与药物治疗组相比,导管消融组的房颤复发明显减少(HR 0.53,95%CI 0.46~0.61,P<0.0001)。按实际接受治疗分析,与药物治疗相比,在主要终点方面,导管消融组的效果显著优于药物(7% vs. 10.9%,HR 0.67,95% CI 0.50~0.89,P=0.006),且全因死亡率(4.4% vs. 7.5% P=0.005)及心血管病住院率(41.2% vs.

74.9%，P=0.002）明显降低。研究者分析，与药物治疗相比，导管消融在主要终点及全因死亡方面没有显著降低，可能与随机分组后较多患者接受了交叉治疗，以及实际事件发生率较低有关。导管消融可减少 17% 的全因死亡及心血管住院事件，减少 47% 的房颤复发。按实际接受治疗的方法分析，导管消融可减少 33% 的主要终点及 40% 的全因死亡[2]。因此，作为房颤治疗策略选择的总体而言，导管消融仍是优于药物治疗。

除 CABANA 研究以外，2018 年发表于《新英格兰医学杂志》的随机对照试验 CASTLE-AF 研究对比了导管消融与传统药物治疗对于房颤合并心力衰竭（心衰）患者终点事件的影响。该研究共入选了 363 例房颤伴左室射血分数（LVEF）≤35% 的患者，平均随访 37.8 个月，主要研究终点包括：全因死亡率或心衰恶化住院的复合终点事件，次要终点为全因死亡率、心血管相关死亡率、脑血管意外、心衰恶化住院、心血管原因意外住院、全因住院率、生活质量（QoL）、ICD 治疗次数（电击以及 ATP）、室速/室颤次数、房颤负担、无房颤间期、LVEF、运动耐量以及右室起搏比例。结果显示，消融组的主要终点事件发生率明显低于对照组（28.5% vs. 44.6%，HR 0.62，95% CI 0.43~0.87，P=0.007），且次要终点事件中的全因死亡率和心衰住院率亦较对照组亦明显降低，分别为 13.4% vs. 25% 以及 20.7% vs. 35.9%。据此，该研究得出结论认为，与药物治疗相比，对房颤合并心衰的患者行导管消融治疗的全因死亡、心衰恶化住院率更低，同时心血管相关死亡率、住院率也有降低[3]。

二、持续性房颤导管消融的最佳策略是什么？

囿于持续性房颤的维持机制尚未完全阐明，现阶段该型房颤的导管消融策略也处于百花齐放的阶段。但尽管如此，仍有以下两点共识：①对于大多数持续性房颤而言，单纯的肺静脉电隔离术是不够的，即需要同时进行心房基质改良；②对于心房基质改良的具体策略而言，主要包括线性消融、碎裂电位消融、低电压区消融（图 2-1-1，见插页）以及驱动区域消融（图 2-1-2，见插页）等类型，其中后两者近来颇受重视。

2014 年来自于美国的 Marrouche 医生发表于 JAMA 杂志的 DECAAF 研究，是一项多中心、前瞻性、观察性队列研究，于 2010 年 8 月至 2011 年 8 月在美国、欧洲和澳大利亚进行，共入选了 260 例房颤患者，消融术前 30 天行延迟强化 MRI 检查（DE-MRI），评估心房纤维化程度，纤维化组织占心房壁的 <10% 为一期纤维化，10%~20% 为二期纤维化，20%~30% 为三期纤维化，≥30% 为四期纤维化。消融后平均随访 1 年时，88% 的一期纤维化患者未发生房颤，二期、三期和四期纤维化患者的比例分别为 69%、55% 和 45%。至术后第 475 天时，一期至四期纤维化患者房颤未复发的比例分别为 86%、64%、51% 和 35%。纤维化程度每增加 1%，房颤复发风险增加 6%（3%~8%，P<0.001）（图 2-1-3，见插页），因此心房纤维化是房颤复发的重要指标[4]。

2014 年来自于德国的 Hindricks 等发表于 Circulation AE 杂志上的研究入选了 178 例阵发性和持续性房颤患者，在环肺静脉隔离后，于窦性心律下行左房电压标测，电压小于 0.5mV 定义为低电压，于低电压区域及可诱发出房性心动过速区域行基质改良，平均随访 12 个月，低电压组无房颤或房速生存率为 70%，无低电压组为 62%，两者差异无统计学意义（P=0.3）。而作为对照组的 26 例具有低电压区域而未行基质改良患者，成功率仅 27%[5]。

2016 年 Cutler 等报道，在环肺静脉隔离后，于窦性心律下进行电压标测，瘢痕定义为某块区域面积大于 0.5cm × 0.5cm，电压低于 0.5mV。确认存在低电压区域后，采取线性消融以完成一个囊括所有低电压区的"盒子"。电压指导下消融的患者相比标准术式(除了环肺静脉前庭隔离外,其他消融由术者自行决定),一年的窦性心律维持率显著提高(80% vs. 57%,$P=0.005$)[6]。2016 年来自于日本的 Yamaguchi 团队发表于 JCE 杂志的研究,共纳入 101 例持续性房颤患者,其中 39 例患者存在低电压区,对此部分患者除了环肺静脉隔离外,加行低电压区均质化,其余 62 例无低电压区患者仅行环肺静脉隔离,另有 16 例存在低电压区的患者仅行肺静脉隔离作为对照组,平均随访 18 个月,低电压区消融组与无低电压区组窦性心律维持率无明显差异,分别为 28 例(72%)与 49 例(79%)($P=0.400$),而对照组平均 32 个月时仅 6 例(38%)维持窦性心律(与低电压区消融组比较,$P<0.001$)。因此文章得出结论,对持续性房颤伴有低电压区患者行低电压区指导的基质改良可以提高手术成功率,而对不伴有低电压区患者仅行环肺静脉隔离即可[7]。国内陈明龙团队进行的随机对照多中心 STABLE-SR 研究,共纳入 229 例症状性非阵发性房颤患者 1∶1 随机分配到 STABLE-SR 组(n=114)和对照组(n=115),平均随访 18 个月,根据意向性分析,试验组和对照组分别有 74.0% 和 71.5% 的患者达到了手术成功(HR 0.78,95%CI 0.47~1.29,$P=0.325$)。但是,在 STABLE-SR 组,观察到更少的手术时间(186.8 ± 52.7min vs. 210.5 ± 48.0min,$P<0.001$),更少的透视时间(11.0 ± 7.8min vs. 13.7 ± 8.9min,$P=0.006$),以及更短的能量释放时间(60.1 ± 25.1min vs. 75.0 ± 24.3min,$P<0.001$),超过 50% 的非阵发性房颤患者不需要环肺静脉隔离以外更多的消融,从而避免了过度消融[8]。

心房碎裂电位强烈提示局部组织缓慢各向异性传导,那么是否与心肌纤维化相关呢?来自于德国的 Jadidi 医生发表于 JACC 杂志的研究,共 18 例持续性心房颤动患者入选,分别行心房延迟增强 MRI 显像和 NavX 电解剖系统 20 极标测导管高密度标测,结果显示,绝大多数碎裂电位(48 ± 14)% 位于非延迟强化区域,延迟强化部位与非延迟强化部位相比,其电位碎裂更少、周长更长、电压更低(电位时限 97ms vs 76ms,$P<0.0001$;周长 153ms vs 143ms,$P<0.0001$;电压 0.63mV vs 0.86mV,$P<0.0001$)。文章得出结论,心房纤维化区域电位特点为缓慢、规整电激动、低电压,90% 的连续碎裂电位位于非延迟强化区域(图 2-1-4,见插页)[9]。

在房颤的转子消融方面,Narayan 等进行的 CONFIRM 研究不仅证实了转子或局灶激动为心房颤动维持的主要机制,而且以其为消融靶点可以终止房颤或延长房颤周长,平均随访 24 个月,窦性心律维持率为 77.8%[10]。本中心前期进行的小剂量伊布利特辅助的持续性房颤导管消融术取得较好疗效,术中实时评估房颤维持基质,即真实驱动灶,并针对其消融,平均随访 14 个月成功率为 69.6%[11]。2017 年 Julien 等在 JACC 杂志发表的以时空离散概念代表驱动灶并以其为消融靶点的研究(见图 2-1-2),共纳入 105 例房颤患者,房颤时标测并仅消融电图时空离散区域,结果显示消融中 95% 的患者房颤可以终止,左房平均消融面积 17%,平均随访 18 个月,房性心律失常复发率为 15%,而传统消融组为 41%。与传统消融组相比,消融时间(49 ± 21min vs. 85 ± 34.5min,$P=0.001$)和手术时间(168 ± 42min vs. 230 ± 67min,$P<0.0001$)更短。通过计算机模拟试验,电图离散区域主要分布于驱动灶附近。因此文章得出结论,腔内图显示的时空离散区域代表驱动灶所在,针对其消融提供了损伤更小、个体化的消融策略[12]。

Haissaguerre 教授 2014 年于 *Circulation* 报道了无创标测持续性房颤驱动灶的研究,通过 CT 检查获得双房解剖结构及 252 个体表电极获得单极电图,通过多个时间窗口对单极电图进行信号处理,并重建于双房解剖结构上,从而识别出驱动灶(局灶或折返)(图 2-1-5、2-1-

6,见插页),术中对标记的驱动灶进行消融。在 103 例持续性房颤患者中,共检出 4720 个驱动灶,3802 个(80.5%)为折返,918 个(19.5%)为局灶,仅行驱动灶消融,75% 的持续性房颤及 15% 的长程持续性房颤可以终止,随房颤持续时间的延长,驱动灶数量增加:窦性心律 2 个、1~3 个月房颤 3 个、4~6 个月房颤 4 个、超过 6 个月房颤 6 个。在射频消融至房颤终止时间方面,试验组明显短于对照组(肺静脉电隔离)(2817min vs 6533min,$P<0.0001$),在 12 个月时,试验组 85% 的患者未发房颤,类似于对照组(87%)[13]。

Miller 等 2017 年于 JACC 杂志发表的研究,其通过 64 极网篮状电极标测分析,可对"转子学说"提到的房颤维持机制进行标测定位(图 2-1-7,见插页),并以 FIRM(focal impulse and rotor modulation)为靶点的房颤消融术式(图 2-1-8,见插页)。随访 1 年,单次手术无房颤成功率分别为 95%(PAF)、83%(PeAF)、82%(LPeAF),无房性心律失常成功率分别为 77%(PAF)、75%(PeAF)、57%(LPeAF)。作者认为,以 FIRM 为靶点的房颤消融术式可以明显提高单次手术成功率,尤其非阵发性房颤患者,同时进一步支持房颤维持机制——Rotor 和局灶起源的机制[14]。

其他消融策略也在不断探索中,如左房神经节消融、主频消融、肾交感神经消融等。

三、如何实现永久性肺静脉电学隔离?

肺静脉电学隔离是房颤导管消融治疗的基石。因此,如何实现永久性肺静脉电隔离是进一步提高房颤,特别是阵发性房颤消融成功率的关键。在实现肺静脉传入阻滞后,目前主要有以下两种方法来提高永久性肺静脉电学隔离的可能性。1. 检出左房 - 肺静脉之间的休眠传导区域。所谓传导休眠,是指传导功能暂时消失,在一定条件下,传导功能还会表现出来,即"恢复或苏醒",但其表现非常"隐蔽",往往不容易在常规检查中展现出来,表现为常规刺激条件下肺静脉左房双向传导阻滞,判断为"消融成功"。但术后一定时间自行苏醒、传导恢复,也就是"复发"。因此识别肺静脉休眠非常重要。2016 年公布的多中心、前瞻、随机、对照的 ADVICE(Adenosine Following Pulmonary Vein Isolation to Target Dormant Conduction Elimination trial)研究报道,在环肺静脉前庭隔离后,每一根肺静脉依次予以≥12mg 腺苷静推评估肺静脉休眠传导,发现休眠传导后随机分为两组,额外消融直至休眠传导消失组和无额外消融组,术后平均随访 1 年,进行早期复发多因素回归分析,额外消融组较无额外消融组的优势比(OR)为 0.41,95%CI 0.25-0.70($P=0.0010$)。无早期复发组 1 年随访 76.7% 维持窦性心律,而早期复发组为 30.5%($P<0.0001$)。研究表明,应用腺苷诱发肺静脉休眠传导来进一步指导消融可以提高肺静脉隔离的持久性及 1 年后的临床效果[15]。2. 起搏方式除了上述腺苷应用外,另外一个提高肺静脉电隔离持久性的措施为消融线起搏失夺获,完成肺静脉电隔离后,窦性心律下高输出(10mA)双极起搏消融导管远端,远端沿着同侧肺静脉消融线缓慢移动,某点起搏夺获左房则于此处继续消融至失夺获,直至消除所有漏点[16,17]。2017 年 Julia 等发表于 JACC 杂志的研究,共纳入了 74 例曾行射频消融术而复发的房颤患者,随机分组为传统肺静脉隔离组(环肺静脉导管电位指导)和起搏指导组(10V,2ms 于消融线持续起搏直至起搏失夺获),共 69 例患者完成平均随访 5.14 年,起搏指导组无心律失常生存率显著高于传统组(71.05% vs. 25.81%,$P=0.002$)。另外,多次手术(起搏指导组 1.29 次 vs. 传统组 1.97 次,$P<0.001$)成功率起搏指导组亦显著高于传统组(89.47% vs. 58.06%,$P=0.005$)。因此,文章得出结论,肺静脉隔离线性起搏失夺获可以显著提高手术成功率,并且降低远期

再次手术率[18]。

四、还有哪些新型的房颤消融工具值得期待?

成功消融依赖于可靠的透壁损伤,传统的损伤能量为射频能量,其主要通过组织的阻抗热产生热损伤。除此之外,近年来冷冻消融为射频消融最主要的替代选项,冷冻球囊消融的最大优势在于简化了肺静脉前庭的导管消融操作,缩短了新术者的学习曲线[19-21]。最近多中心、随机临床试验——"冰与火"试验,其比较了传统射频消融与冷冻消融对阵发性房颤的有效性及安全性,结果显示,冷冻消融不劣于射频消融,进一步分析次要终点显示,冷冻消融再次手术率、电复律、全因住院率明显降低[22]。

激光球囊消融为通过充满氘氧的球囊发射光能量从而达到肺静脉隔离,其独到之处为腔内含有光纤维内镜可以直视下完成肺静脉隔离,而且其球囊具有顺应性,可依据肺静脉内径在25~32mm变化[23,24]。一项多中心、前瞻试验结果示激光消融治疗阵发性房颤不劣于,几乎等同于,射频消融的成功率(61.1% 激光 vs. 61.7% 射频,P=0.003),目前在欧洲已经上市应用,在美国也已经获得FDA批准[25]。

在2018年第39界美国心律学会年会上,Reddy教授首次报道了使用脉冲电场(Pulsed Electrical Field,PEF)消融治疗房颤的方法与结果(图2-1-9,见插页)。其原理为应用高频电脉冲使得细胞膜穿孔、细胞膜电位不稳定、细胞死亡。因其为非产热原理,有组织选择性,因此具有诸多优点:保护周围血管、神经等热敏感组织免受损伤;减低食管损伤;纤维结缔组织坏死少,瘢痕最小化,肺静脉狭窄的可能性小。Reddy教授进行了一项前瞻、非盲、非随机的研究,利用PEF——不可逆的细胞膜穿孔技术:通过电极发放微秒双极脉冲,电场强度在900~2500V。其中外科心外膜消融组7例,其中1例因技术问题未完成消融,其余6例均完成肺静脉和后壁隔离,平均消融时间25分/例;经导管心内膜消融组15例,肺静脉隔离成功率为100%,平均消融时间19分/例。无膈神经麻痹、血栓栓塞事件、急性肺静脉狭窄等并发症发生[26]。因此PEF消融安全有效,是可行的,为房颤消融领域能量来源提供了一项新的选项。当然其远期临床效果及安全性有待长期随访数据进一步评估。

另外一种自动低密度平行超声消融系统正在研制,其能够创建左房3D解剖图,术中可以在其上设计消融经线,计算机自动沿着预设消融经线予以超声能量产生连续损伤,其独特之处导管不用接触心房壁,且可根据组织厚度调整能量,从而降低并发症,动物实验已经完成,一期临床试验正在进行,有待结果公布[27]。

结语

总之,随着对房颤电生理机制的进一步认识,消融治疗的新技术、新方法不断地涌现,相信随着治疗技术的发展,绝大多数房颤将可以通过导管消融得以有效治疗。

参 考 文 献

[1] Haissaguerre M, Jais P, Shah DC, et al. Spontaneous initiation of atrial fibrillation by ectopic beats originating in the pulmonary veins [J]. N Engl J Med, 1998, 339:659-666.

[2] Douglas LP, Daniel BM, Richard AR, et al. Catheter ablation vs. antiarrhythmic drug therapy for atrial fibrillation: the results of the cabana multicenter international randomized clinical trial. The 39th annual meeting

of the American Heart Rhythm Society.

［3］ Marrouche NF,Brachmann J,Andresen D,et al. Catheter ablation for atrial fibrillation with heart failure. N Engl J Med,2018,378:417-427.

［4］ Marrouche NF,Wilber D,Hindricks G,et al. Association of atrial tissue fibrosis identified by delayed enhancement MRI and atrial fibrillation catheter ablation:the DECAAF study. JAMA,2014,311:498-506.

［5］ Hindricks G,Rolf S,Kircher S,et al. Tailored atrial substrate modification based on low-voltage areas in catheter ablation of atrial fibrillation. Circ Arrhythm Electrophysiol,2014,7:825-833.

［6］ Cutler MJ,Johnson J,Abozguia K,et al. Impact of voltage mapping to guide whether to perform ablation of the posterior wall in patients with persistent atrial fibrillation. J Cardiovasc Electrophysiol,2016,27:13-21.

［7］ Yamaguchi T,Tsuchiya T,Nakahara S,et al. Efficacy of left atrial voltage-based catheter ablation of persistent atrial fibrillation. J Cardiovasc Electrophysiol,2016,27:1055-1063.

［8］ Gang Yang,Bing Yang,Youquan Wei,et al. Catheter ablation of nonparoxysmal atrial fibrillation using electrophysiologically guided substrated modification during sinus rhythm after pulmonary vein isolation. Circ Arrhythm Electrophysiol,2016,9:e003382.

［9］ Jadidi AS,Cochet HC,Shah AJ,et al. Inverse relationship between fractionated electrograms and atrial fibrosis in persistent atrial fibrillation. J Am Coll Cardiol,2013,62:802-812.

［10］ Sanjiv M,Narayan,Tina Baykaner,et al. Ablation of rotor and focal sources reduces late recurrence of atrial fibrillation compared with trigger ablation alone. J Am Coll Cardiol,2014,63:1761-1768.

［11］ 刘兴鹏,田颖,尹先东,等. 小剂量伊布利特辅助的持续性心房颤动导管消融治疗. 中华心律失常学杂志,2014,18:83-88.

［12］ Julien S,Clement B,Guillaume T,et al. AF ablation guided by spatiotemporal electrogram dispersion without pulmonary vein isolation. J Am Coll Cardiol,2017,69:303-321.

［13］ Haissaguerre M,Hocini M,Denis A,et al. Driver domains in persistent atrial fibrillation. Circulation,2014,130:530-538.

［14］ Miller JM,Kalra V,Das MK,et al. Clinical benefit of ablating localized sources for human atrial fibrillation. J Am Coll Cardiol,2017,69:1247-1256.

［15］ Willems S,Khairy P,Andrade JG,et al. Redefining the blanking period after catheter ablation for paroxysmal atrial fibrillation:insights from the ADVICE (Adenosine Following Pulmonary Vein Isolation to Target Dormant Conduction Elimination) trial. Circ Arrhythm Electrophysiol,2016,9:pii e003909.

［16］ Eitel C,Hindricks G,Sommer P,et al. Circumferential pulmonary vein isolation and linear left atrial ablation as a single-catheter technique to achieve bidirectional conduction block:the pace-and-ablate approach. Heart Rhythm,2010,7:157-164.

［17］ Steven D,Reddy VY,Inada K,et al. Loss of pace capture on the ablation line:a new marker for complete radiofrequency lesions to achieve pulmonary vein isolation［J］.Heart Rhythm,2010,7:323-330.

［18］ Julia M,Arian S,Jakob L,et al. 5-Year outcome of pulmonary vein isolation by loss of pace capture on the ablation line verse electrical circumferential pulmonary vein isolation. J Am Coll Cardiol,2017,3:1262-1271.

［19］ Andrade JG,Khairy P,Guerra PG,et al. Efficacy and safety of cryoballoon ablation for atrial fibrillation:a systematic review of published studies. Heart Rhythm,2011,8:1444-1451.

［20］ Bordignon S,Fürnkranz A,Perrotta L,et al. High rate of durable pulmonary vein isolation after second-generation cryoballoon ablation:analysis of repeat procedures. Europace,2015,17:725-731.

［21］ Kuck KH,Brugada J,Fürnkranz A,et al. Cryoballoon or radiofrequency ablation for paroxysmal atrial fibrillation. N Engl J Med,2016,374:2235-2245.

[22] Kuck KH,Fürnkranz A,Chun KR,et al. Cryoballoon or radiofrequency ablation for symptomatic paroxysmal atrial fibrillation:reintervention,rehospitalization,and quality-of-life outcomes in the RIRE AND ICE trial. Eur Heart J,2016,37:2858-2865.

[23] Dukkipati SR,Neuzil P,Kautzner J,et al. The durability of pulmonary vein isolation using the visually guided laser balloon catheter:multicenter results of pulmonary vein remapping studies. Heart Rhythm,2012,9:919-925.

[24] Metzner A,Wissner E,Schmidt B,et al. Acute and long-term clinical outcome after endoscopic pulmonary vein isolation:results from the first prospective,multicenter study. J Cardiovasc Electrophysiol,2013,24:7-13.

[25] Dukkipati SR,Cuoco F,Kutinsky I,et al. Pulmonary vein isolation using the visually guided laser balloon:a prospective,multicenter,and randomized comparison to standard radiofrequency ablation. J Am Coll Cardiol, 2015,66:1350-1360.

[26] Reddy VY,et al. JACC Clin Electrophysiol,2018,doi:10.1016/j.jacep.2018.04.005.

[27] Koruth JS,et al. Pre-clinical investigation of a low-intensity collimated ultrasound system for pulmonary vein isolation in a porcine model. JACC,Clin Electrophysiol,2015,1:306-314.

2. 冷冻球囊治疗心房颤动新进展

作　　者：牛国栋
作者单位：中国医学科学院阜外医院心律失常中心

一、概述

非瓣膜性心房颤动（房颤）作为临床最为常见的心律失常，可以导致病死率与致残率增高，主要并发症为卒中与心力衰竭。2010 年估测全球非瓣膜病性房颤人数已达 33 000 000，而且 1990—2010 年 20 年间房颤发病率与患病率仍不断增加[1]，所以探索有效治疗房颤的新技术与新方法具有重要的现实意义。目前各国指南均已将导管消融治疗阵发性房颤（PAF）作为 I 类推荐，同时肺静脉隔离是房颤导管消融治疗的公认基础性治疗。而传统逐点式射频消融治疗由于学习周期长，对于导管操作要求较高，尽管近年来新技术不断涌现，但与冠状动脉介入的迅猛发展相比，在全球以及国内的技术推广方面仍远不如人意，也无法应对日益增多的房颤患者治疗需求。

冷冻能源早已应用于心律失常的导管消融治疗，而冷冻球囊是用于房颤消融的一种较新方法，通过采用球囊实现靶肺静脉的封堵，在球囊内释放液态 NO_2，使贴靠组织温度急剧下降、细胞坏死形成瘢痕。与射频消融相比，冷冻球囊用于环肺静脉隔离（PVI）具有导管稳定性更好、产生的瘢痕边界连续均匀、瘢痕表面心内膜损伤小、相邻组织完整性好、患者不适感少等优点[2-3]。自 2005 年在欧洲上市以来，即以其高安全性、易操作性颠覆了人们对于房颤导管消融技术难度大、学习周期长等传统观念，从而在全球得以迅速推广。同时也极大地推动了房颤导管消融工作的开展。截止至 2017 年，全球采用冷冻球囊进行的房颤导管消融已达 38 万例，而中国自 2013 年 12 月开展至今，已超过 13 000 例。

二、冷冻球囊安全性、有效性临床研究与指南演变

历年来房颤治疗、管理指南中与冷冻球囊相关的演变来自于不断涌现的循证医学研究结果的推动，而历年临床研究的结果背后实际上是冷冻球囊技术研发的不断进步。

自 2001 年加拿大的 Cryocath 公司在临床上推广冷冻消融技术以来已有十几年历史，2005 年 I 代球囊开始在欧洲上市，即有应用冷冻球囊治疗房颤的散在临床报道，2008 年，Neumann 等[4]首次报道了欧洲 3 家中心采用冷冻球囊治疗房颤的临床队列研究结果，术后 12 个月成功率为 74%（n=346）。

2010 年首个随机对照临床研究 STOP-AF[5]结果发表后，美国 FDA 批准了冷冻球囊在美国使用，该研究中对于 1 种抗心律失常药物无效的阵发性心房颤动患者随机入组，接受冷冻球囊或继续调整药物治疗，1 年成功率球囊组明显高于后者（79.9% vs. 7.3%），同时前者的临床症状与生活质量积分也得到明显改善。2011 年荟萃研究发现，对于阵发性心房颤动接

受冷冻球囊治疗的急性肺静脉隔离率为 91.67%~100%（共 19 项研究，n=924），1 年成功率平均为 72.83%（5 项研究，n=519）。

关于 Ⅰ 代冷冻球囊的远期成功率，Neumann 等[6]报道了单中心 163 例阵发性房颤患者接受 Ⅰ 代球囊单次治疗的 5 年成功率为 53%。德国另一家中心 Vogt 等[7]报道纳入 605 例房颤患者，采用 Ⅰ 代球囊单次或多次治疗后，均数随访 30 个月成功率分别为 61.6% 和 76.9%，而 5 年单次成功率与前一项研究基本相似。

需要指出的是，当时还没有 Achieve 环形标测导管，不能实时判断肺静脉电位变化。2011 年 Achieve 导管上市之后，可以实施记录肺静脉电位，冷冻球囊治疗房颤的成功率大大提高。2012 年，冷冻效能更强的 Ⅱ 代球囊上市。2018 年对于美国 15 家中心的回顾性研究结果表明，共 452 例阵发性房颤患者，99% 可实现急性肺静脉隔离而毋需补点消融。随访 12 个月，单次手术成功率升高至 87%[8]。通常根据术者的经验不同以及中心的手术量差异，不同手术组的射频成功率往往差别较大，但是冷冻不同，不管是例数超过 200 或 300 例的成熟中心和还是手术例数仅有 40、50 例的中心，成功率都在 80% 以上，可见采用冷冻球囊导管治疗房颤的成功率更容易复制，有利于技术的推广（图 2-2-1，见插页）。

2015 年前瞻性随机对照临床研究 FreezeAF[9]采用非劣效性设计，证实 Ⅰ 代球囊冷冻消融治疗阵发性房颤术后随访 6~12 个月疗效不劣于三维指导下的逐点射频消融。而 2016 年经严格设计的迄今最大规模前瞻性、多中心、随机对照非劣效性临床研究 Fire and Ice[10]结果发布，研究共纳入 762 例阵发性房颤患者，随机接受射频消融与冷冻球囊消融治疗，并平均随访 1.5 年，发现无论是在有效性还是综合安全性终点，两组差异均无统计学意义。从而进一步证实了冷冻球囊治疗房颤的安全性与有效性。

鉴于上述多项临床研究依据，2012 年，HRS 关于房颤导管及外科消融治疗的专家共识[11]将两者并列为实现肺静脉隔离的标准术式，此后 2014 年起关于 AHA/ACC/HRS[12]、ESC[13]等国际上关于心房颤动的临床指南均重申冷冻球囊与射频消融逐点消融的并列地位。

而国内 2015 年关于房颤的专家共识[14]则指出"球囊冷冻消融技术的进步，尤其是 2 代冷冻球囊技术的广泛应用，在某种程度上成为肺静脉电隔离技术的革命，加之其对肺静脉前庭的连续性及带状损伤，其治疗已经超越了采用射频能量逐点消融进行的肺静脉节段电隔离技术。由于冷冻球囊技术的针对性治疗区域仍然局限于肺静脉以及前庭，因此主要在阵发性房颤的治疗中得到愈加广泛的应用"。

三、冷冻球囊治疗持续性房颤研究进展

目前对于持续性房颤，最佳的消融策略仍未确定，有待于进一步的研究证实，但目前的广泛共识是肺静脉隔离是一切叠加治疗策略的基石。早期认为环肺静脉隔离仅适用于阵发性心房颤动，但逐渐有临床证据表明，即使对于持续性心房颤动，单纯 PVI 由于对于前庭附近的基质进行了干预，其疗效可能并不劣于更为广泛的消融措施。2014 年，基于针对持续性房颤冷冻消融的临床研究结果，Ⅱ 代球囊（Arctic Front Advance Cryoballoon）在欧洲获准可用于全部房颤的导管消融治疗。由于当时相关循证医学的证据并不是很充分，有鉴于此，国内 2015 年关于房颤的专家共识仍慎重指出：由于冷冻球囊技术的针对性治疗区域仍然局限于肺静脉以及前庭，因此主要在阵发性房颤的治疗中得到愈加广泛的应用，而尚不能在持续性房颤中推荐使用。

但此后 Star AF Ⅱ[15]及 CHASE-AF[16]等多项重量级临床研究·表明，更为广泛的消融，

包括线性消融与(或)碎裂电位消融，或者以终止房颤为目的的步进式消融策略，其远期疗效并没有优于单纯肺静脉隔离，而且由于过长的手术时间，更高的曝光剂量，有可能增加患者的手术风险。同时应指出的是，左房大折返房速在单纯PVI后并不常见(约5%)，在冷冻球囊治疗患者中，这一比例会更低[8]，而在接受广泛基质干预的患者中，由于消融径线不连续或者不透壁，该并发症发生率可高达25%！因此2016年ESC心房颤动管理指南[11]指出，持续性房颤患者首次治疗时，消融碎裂电位、转子以及其他线性消融或其他干预策略并无必要，上述措施在复发患者二次干预时似乎更为适宜。同时需要重点指出的是，该指南仍将"采用射频消融或者冷冻球囊导管进行肺静脉隔离"作为唯一推荐术式(Ⅱa等级B)。

2018年欧洲EHRA年会上最新发布的Ⅱ代冷冻球囊治疗持续性房颤的上市后多中心临床研究CRYO4PERSISTENT[17]结果，共入选101例持续性房颤患者，仅行PVI，1年随访成功率为60.7%，且主要手术相关并发症发生率为4/101(4.0%)，均无长期影响，膈神经麻痹出院时均已恢复。同年，来自意大利的一项多中心临床研究共入选486例房颤患者，其中89.3%为持续性房颤，10.7%为长程持续性房颤，采用Ⅱ代球囊仅行PVI，1年随访无房颤复发率为63.9%，18个月无房颤复发率为51.5%，成功率与CRYO4PERSISTENT近似。

此外，对于持续性房颤或长程持续性房颤患者，Su等[18]尝试采用冷冻球囊进行肺静脉外心房的基质干预，并总结了包括左房顶部、左房游离壁嵴部等11处常见部位导管操作技巧(图2-2-2、图2-2-3，见插页)。单中心研究结果表明该操作未明显增加手术风险(总并发症3.6%)，术后成功率(12个月无房性心律失常)，阵发性房颤(n=88)、持续性房颤(n=75)以及长程持续性房颤(n=62)分别为88%、71%、65%，该研究为采用冷冻球囊进行长程持续性房颤的基质干预提供了一个崭新的操作思路与借鉴。尽管2017年关于导管消融与外科消融的专家共识[19]中，对于采用冷冻球囊进行典型或非典型房扑的附加消融并不推荐。但目前临床中已有部分中心尝试应用该方法对于持续性房颤进行左心房顶部或嵴部等区域的冷冻消融以期能改善更大范围的心房基质，且已有相关报道。

2018年发布的Ⅱ代冷冻球囊治疗持续性房颤中期疗效的荟萃分析结果更具有代表性[20]。该研究共入选11项临床研究中917例持续性房颤患者，急性PVI成功率99.7%无需补点，随访16.7个月，平均成功率为68.9%(无30s以上房速、房扑、房颤)，其中8项研究仅进行PVI，3项叠加顶部径线、左房游离壁嵴部以及肺静脉外触发灶等部位消融，亚组分析表明扩大消融组成功率稍高于单纯PVI组(71.8% vs.67.4%)，但差异无统计学意义，同时持续性房颤亚组以及长程持续性房颤亚组亦未见明显差异。安全性结果提示，总并发症发生率5.5%，绝大多数为血管穿刺点并发症(3.3%)。全部膈神经麻痹发生率2.09%，仅有1例缺乏随访结果，其余全部均在出院时或随访时恢复。该荟萃分析基本代表了目前冷冻球囊治疗房颤的技术水平与安全性情况。

四、冷冻球囊技术新进展

目前关于冷冻球囊硬件的研发主要集中在两个方向，一为球囊，一为环形标测导管。其主要目的为：①提高肺静脉电位脱落的实时监测比例；②改善球囊的贴靠能力；③尽可能扩大对于肺静脉前庭的冷冻面积，改善对于心房基质的干预情况。

1. 环形肺静脉标测导管的进展 由于肺静脉隔离时间(TTI)是预告术后无心律失常药物房颤成功率的重要指标[21,22]，所以术中是否能够实现对于肺静脉电位的连续监测非常重要。目前使用的 Achieve 导管具有 15mm 与 20mm 两种直径,导管头端具有 8 个平均分布的电极环。但部分患者由于需将导管送入肺静脉远端以换取足够的支撑,或者由于头端突出的管型部分过长,导致无法实现肺静脉电位的实时监测。新开发的环肺导管具有 15、20、25mm 三种尺寸,同时管身硬度得到了强化,以提高支撑能力,尤其 25mm 直径者有可能有效改善上述情况(图 2-2-4,见插页)。Bruno 等[23]对连续 40 例房颤患者使用 25mm 导管的研究结果表明,肺动脉电位实时监测率可达到 80%,除有 3 支肺静脉需更换加硬导丝改善支撑外,156/159 支肺静脉采用该导管实现了肺静脉隔离。

2. 新一代冷冻球囊 2015 年三代球囊(CB-ST)上市,该导管头端突出的管型部分较前代(CB-A)缩短了 40%,可使环肺电极尽可能靠近球囊边缘,提高冷冻时实时肺静脉电位监测比例,从而可评估 TTI,指导消融(图 2-2-5,见插页)。有作者对 600 例连续接受冷冻球囊治疗的房颤患者(Ⅱ代 500 例,Ⅲ代 100 例)进行了对比,发现三代球囊可提供更高的肺静脉电位实时监测率(85.7% vs 67.2%,$P<0.0001$),而且不同肺静脉之间无明显差别[24]。另外一组连续 60 例使用 CB-ST 的患者也得到了相似结果(87.1%)[25]。

五、展望

冷冻球囊发展至今,已成为治疗心房颤动的重要技术手段。由于其诞生之初的针对肺静脉隔离的高选择性设计,其适应征近 13 年来经历了从阵发性房颤到包括持续性、甚至是长程持续性房颤的演变,越来越多的临床证据证实了其可靠的有效性与安全性,同时结合冷冻球囊易化手术难度,低手术风险等优势,可以预见,未来随着技术的不断进步,冷冻球囊在治疗房颤管理的综合策略体系中将具有更加重要的地位。

参 考 文 献

[1] Chugh SS, Havmoeller R, Narayanan K, et al. Worldwide epidemiology of atrial fibrillation: a global burden of disease 2010 Study. Circulation 2014, 129:837-847.

[2] Andrade JG, Dubuc M, Guerra PG, et al. The biophysics and biomechanics of cryoballoon ablation. Pacing Clin Electrophysiol, 2012, 35:1162-1168.

[3] 凌天佑,吴立群. 采用冷冻球囊消融治疗心房颤动的研究状况. 中国心脏起搏与心电生理杂志,2014, 28:270-272.

[4] Neumann T, Vogt J, Schumacher B, et al. Circumferential pulmonary vein isolation with the cryoballoon technique results from a prospective 3-center study. J Am Coll Cardiol 2008, 52:273-278.

[5] Packer D, Irwin J, Champagne J. Cryoballoon ablation of pulmonary veins for paroxysmal atrial fibrillation: first results of the North American Arctic Front STOP-AF pivotal trial. J Am Coll Cardiol, 2010, 55: E3015-3016.

[6] Neumann T, Wojcik M, Berkowitsch A, et al. Cryoballoon ablation of paroxysmal atrial fibrillation: 5-year outcome after single procedure and predictors of success. Europace, 2013, 15:1143-1149.

[7] Vogt J, Heintze J, Gutleben KJ, et al. Long-term outcomes after cryoballoon pulmonary vein isolation. J Am Coll Cardiol, 2013, 61:1707-1712.

[8] Su W, Orme GJ, Hoyt R, et al. Retrospective review of Arctic Front Advance Cryoballoon Ablation: a multicenter examination of second-generation cryoballoon (RADICOOL trial). J Interv Card Electrophysiol, 2018, 51:199-204.

[9] Luik A, Radzewitz A, Kieser M, et al. Cryoballoon versus open irrigated radiofrequency ablation in patients

with paroxysmal atrial fibrillation：the prospective，randomized，controlled，noninferiority freezeAF Study. Circulation，2015，132：1311-1319.

[10] Kuck K-H，Brugada J，Fürnkranz A，et al. Cryoballoon or radiofrequency ablation for paroxysmal atrial fibrillation. New Engl J Med，2016，374：2235-2245.

[11] Calkins H，Kuck KH，Cappato R，et al. HRS/EHRA/ECAS Expert Consensus Statement on Catheter and Surgical Ablation of Atrial Fibrillation：Recommendations for Patient Selection，Procedural Techniques， Patient Management and Follow-up，Definitions，Endpoints，and Research Trial Design：A report of the Heart Rhythm Society（HRS）Task Force on Catheter and Surgical Ablation of Atrial Fibrillation. Europace，2012， 14：528-606.

[12] January CT，Wann LS，Alpert JS，et al. 2014 AHA/ACC/HRS Guideline for the Management of Patients With Atrial Fibrillation：A Report of the American College of Cardiology/American Heart Association Task Force on Practice Guidelines and the Heart Rhythm Society. J Am Coll Cardiol，2014，64：e1-76.

[13] Kirchhof P，Benussi S，Kotecha D，et al. ESC Guidelines for the management of atrial fibrillation developed in collaboration with EACTS. Euro Heart J，2016，37：2893-2962.

[14] 黄从新，张澍，黄德嘉 心房颤动：目前的认识和治疗建议——2015. 中华心律失常学杂志，2015，19： 321-384.

[15] Verma A，Jiang CY，Betts TR，et al. Approaches to catheter ablation for persistent atrial fibrillation. N Engl J Med，2015，372：1812-1822.

[16] Vogler J，Willems S，Sultan A，et al. Pulmonary vein isolation versus defragmentation. J Am Coll Cardiol， 2015，66：2743-2752.

[17] Boveda S，Fehske W，Metzner A，et al. 740Cryoballoon ablation in early persistent atrial fibrillation patients：single procedure outcomes following pulmonary vein isolation in the prospective multicenter CRYO4PERSISTENT AF Study. Europace，2018，20（suppl_1）：i123-i123.

[18] Su WW，Alzubaidi M，Tseng R，et al. Novel usage of the cryoballoon catheter to achieve large area atrial substrate modification in persistent and long-standing persistent atrial fibrillation. J Interv Card Electrophysiol，2016，46：275-285.

[19] Calkins H，Hindricks G，Cappato R，et al. 2017 HRS/EHRA/ECAS/APHRS/SOLAECE expert consensus statement on catheter and surgical ablation of atrial fibrillation：Executive summary. EP Europace，2018，20： 157-208.

[20] Omran H，Gutleben K-J，Molatta S，et al. Second generation cryoballoon ablation for persistent atrial fibrillation：an updated meta-analysis. Clin Res Cardiol，2018，107：182-192.

[21] Ciconte G，Mugnai G，Sieira J，et al. On the quest for the best freeze：Predictors of late pulmonary vein reconnections after second-generation cryoballoon ablation. Circ Arrhythm Electrophysiol，2015，8：1359-1365.

[22] Chun KR，Stich M，Furnkranz A，et al. Individualized cryoballoon energy pulmonary vein isolation guided by real-time pulmonary vein recordings，the randomized ICE-T trial. Heart Rhythm，2017，14：495-500.

[23] Reissmann B，Schlüter M，Santoro F，et al. Does Size Matter？Cryoballoon-based pulmonary vein isolation using a novel 25-mm circular mapping catheter. Circ J，2018，82：666-671.

[24] Mugnai G，de Asmundis C，Hünük B，et al. Improved visualization of real-time recordings during third generation cryoballoon ablation：a comparison between the novel short-tip and the second generation device. J Interv Card Electrophysiol，2016，46：307-314.

[25] Chierchia G-B，Mugnai G，Ströker E，et al.Incidence of real-time recordings of pulmonary vein potentials using the third-generation short-tip cryoballoon. Europace，2016，18：1158-1163.

3. 心房颤动"一站式"治疗研究进展

作　者：储慧民
作者单位：宁波市第一医院心律失常诊疗中心

一、房颤治疗现状

心房颤动（房颤）是临床最常见的快速心律失常之一。在我国，房颤总患病率为 0.77%；70 岁以上和 80 岁以上人群房颤患病率分别达到 3.1% 和 7.5%。房颤患者发生缺血性卒中的风险平均增加 5 倍，占全部卒中病因的 15%。80 岁以上患者卒中病因中 30% 为房颤[1-3]。较高的发病率和致残率，相对较低的治疗率使得房颤患者的治疗策略和管理水平亟需提升。

房颤的管理包括症状的控制和并发症的预防。在症状明显的患者中，导管射频消融发挥着日益重要的作用，多个大型随机对照研究显示射频消融治疗显著优于抗心律失常药物治疗[4-6]，随着临床证据的积累和消融技术的日趋成熟，2016 年 ESC/EACTS 房颤管理指南进一步提升了导管消融在房颤治疗中的地位。对于部分有症状的阵发性房颤患者，综合评估患者的个人意愿、临床获益和治疗风险后，导管消融可替代 AADs，作为改善患者症状、预防房颤复发的一线治疗（IIa，B）。对于不能耐受 AADs，或 AADs 治疗后房颤复发且伴有明显症状的阵发性、持续性和长程持续性房颤患者，导管消融可作为二线治疗方案，且较 AADs 更为有效（I，A）。其中持续性房颤和长程持续性房颤患者的导管消融操作需在经验丰富的中心由受过充分训练的团队来完成（IIa，C）[7]。

在并发症预防方面，预防栓塞并发症最为重要，临床试验已经证实了抗凝药物预防房颤血栓发生的有效性，维生素 K 拮抗剂华法林作为最常用的口服抗凝药物，可以减少 68% 的卒中发生率和 26% 的病死率[1]。然而，华法林存在起效慢、治疗窗口窄、需要严密监测国际标准化比值（INR）、血药浓度易受食物药物影响等局限，因此，特别是在我国，华法林临床应用率不高，即使应用，患者的 INR 达标率也非常有限[8]。新型口服抗凝药物（NOAC）是近年来房颤抗凝领域研究的亮点。其具备的固定剂量使用，无须监测抗凝活性，与药物、食物相互作用少等特点，在方便医师管理的同时，也使患者的依从性大大提高。但现有的研究也警示其发生大出血的年发生率为 2.1%~3.6%，对于高龄以及肾功能受损的患者，如果长期应用仍面临一定风险。

临床数据已经证实，>90% 非瓣膜性房颤的左心房血栓来源于左心耳[9,10]。相对于传统的心耳缝扎等开胸心耳干预技术，经皮左心耳封堵具备更广阔的应用前景。PROTECT-AF 研究结果显示，介入途径放置 Watchmen 左心耳封堵装置与华法林对比在有效性主要指标上（卒中、系统栓塞、心源性死亡）均达到了非劣效标准。其他的经皮左心耳封堵装置还包括 PLATO、Amplatzer Cardiac Plug（ACP）、LARIAT 外膜心耳套扎系统[11]等（图 2-3-1，见插页）。在 2016 年欧洲心脏协会（ESC）指南中，左心耳封堵已被推荐应用于高血栓栓塞风险且合并长期口服抗凝药禁忌的房颤患者（Ⅱb，B）[7]。

目前房颤治疗的难点在于远期疗效的维持，长程持续房颤导管消融治疗后 5 年以上的窦性心律维持率 <50%[12]，而且指南也并未将射频消融列入卒中预防的直接手段[7]。临床证据显示，所有非瓣膜性房颤患者的卒中风险都需要基于 CHA_2DS_2-VASc 评分预估，对于卒中风险较高（CHA_2DS_2-VASc ≥2）的患者，即使消融治疗转为窦性心律之后，指南推荐也应长期服用抗凝药物。从房颤治疗的整体高度上来讲，恢复窦性心律和卒中预防是两个并行的治疗策略，其重要性不分伯仲。联合射频消融和左心耳处置的"一站式"治疗策略，在微创外科领域已经进行了尝试并获得了肯定的疗效评价，但是外科操作创伤大，恢复慢的缺点使其推广受到限制。因此同为经微创介入途径的导管射频消融和左心耳封堵，以及在此基础上衍生而来的同期联合导管消融和心耳封堵的治疗方案，有望成为房颤"一站式"内科介入治疗策略获得应用和推广。

内科联合介入治疗的优势在于：左心耳封堵术后，相对于单一的口服抗凝药物或房颤消融，患者在不需终身服用抗凝药物的情况下仍能获得良好的卒中预防效果；再结合导管射频消融恢复并维持窦性心律进而改善房颤患者症状，可使患者获得稳定的远期治疗效果。前瞻性研究也提示射频消融联合左心耳封堵是不适合服用口服抗凝药的症状性房颤患者最为全面的治疗方案。内科"一站式"介入治疗的安全性、有效性以及消融与封堵操作相互间的关系和影响如何？我们通过对现有文献的报道进行分享。

二、房颤"一站式"治疗国际研究现状

1. **联合术式的安全性及有效性**　最早的"内科一站式治疗"经验发表在 2012 年的 *Journal of the American Heart Association* 上[13]。该研究共入选了 30 例房颤患者，其中阵发性房颤 43%，持续性房颤 40%，长程持续性房颤 17%，平均 $CHADS_2$ 评分 2.5 分，平均 CHA_2DS_2-VASc 评分 3 分，HAS-BLED 评分 2 分。30 例患者均顺利完成房颤导管消融并成功植入 Watchman 封堵器，平均封堵器尺寸 24mm；术中经 TEE 确认封堵器到位，即刻残余漏者 3 例。联合手术效率较高，平均术程 97.3min，其中经皮 LAAC 时间 38 分钟，平均住院日 2 天，可较传统外科杂交或联合手术显著提高手术室及病房周转率。内科联合手术安全性较好，围术期未发生严重并发症（无心包积液、空气栓塞或大出血）。术后随访 1 年，窦性心律维持率为 70%，封堵器残余漏 2 例，所有患者均未出现血栓栓塞事件。另一项发表在 *Europace* 上的研究也得到了类似的结论[14]，35 例 CHA_2DS_2-VASc 及 HAS-BLED 评分均为 3.1 分的症状性房颤患者接受内科联合治疗后，即刻成功率为 97%，其中 Watchman 与 ACP（Amplatzer cardiac plug）封堵器分别为 29 例及 6 例；围术期 3 例出现心脏压塞，未发现其他严重并发症。术后经食管超声心动图（TEE）随访，仅 1 例患者存在 <5mm 的微小残余漏，其余均完全封闭。术后 13 个月随访窦性心律维持率为 78%，97% 停用口服抗凝药，结果令人满意。其中 1 例 Watchman 封堵器植入患者因房颤复发进行了再次消融，术中未见封堵器对消融操作存在不良影响。来自德国汉堡 St.Georg 医院的 Heeger 等进行了相关研究[15]。研究观察了 8 例患者，其中 7 例患者植入了 Watchman 左心耳封堵装置，1 例患者植入了 Amplatzer 左心耳封堵装置（图 2-3-2）。

导管消融在左心耳封堵术后的 149 ± 99 天进行。在所有患者，导管消融操作过程均未损伤左心耳封堵器，在围手术期均无并发症发生。后续随访 387 ± 355 天，6 例患者进行了

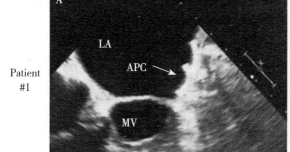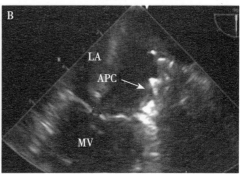

图 2-3-2　消融前后 AMPLATZER 封堵器情况

AMPLATZER 封堵器术后 1 号患者消融前后的超声心电图结果。A. 消融前，B. 消融后。消融前术后均未发现错位、漏或者血栓形成。APC：AMPLATZER 封堵器；MV：二尖瓣

经食管超声心动图检查，未发现封堵器移位或分流。其中 1 例患者发生了封堵器相关的血栓（图 2-3-3，见插页），消融后 5 例患者维持窦性心律。总共随访至 395 ± 238 天，没有出血和卒中事件的发生。该研究为左心耳封堵器植入术后进行左房消融操作的安全性提供了一定的证据，研究者强调应在消融后对患者进行严密随访。

在证实了分步治疗的可行性和有效性后，澳大利亚学者 Karen P. Phillips 报道了一项同时进行 Watchman 左心耳封堵器植入和房颤导管消融治疗的临床研究[16]，共入选 98 例患者，手术总时间 213 ± 40 分钟，封堵完即刻 Watchman 边缘漏 28 例，6 个月后随访 18 例残余漏消失，另 12 例 1 年随访漏 <1~2mm，研究者认为术后即刻的边缘漏与房颤消融时心房组织水肿相关，但随访结果证实由于封堵器最终放置位置位于肺静脉可能水肿部位的远端，因此前庭部位的水肿并没有对封堵器的规格选择造成干扰，也不会最终导致封堵不完全的发生。术后 5 个月 1 例患者自杀，珍贵的解剖资料发现封堵器表面已完全内皮化（图 2-3-4，见插页）。

本次随访中，CHA$_2$DS$_2$-VASc 评分 2.6，总体卒中率 0.5%，与 Leipzig 心脏中心注册实验中病人房颤消融后合并抗凝治疗年卒中率 0.72% 相当（CHA$_2$DS$_2$-VASc 评分 2.1 ± 1.4），明显优于同类患者中未接受心耳封堵者（CHA$_2$DS$_2$-VASc 评分大于 2，仅行房颤消融手术的患者，年卒中率为 5.1%）。上述的研究充分说明房颤消融和左心耳封堵并不冲突，由于单纯的射频消融并不能降低卒中概率，联合治疗策略能够使临床获益更全面。

2. 左心耳封堵器对房颤导管消融疗效的影响　来自俄罗斯联邦 Novosibirsk 循环病理研究所的 Romanov 等[17]报道了一组同时接受左心耳封堵器植入联合环肺静脉电隔离术的房颤患者病例。该研究为前瞻性随机对照研究，共纳入了符合条件的 89 例患者，随机分配到单纯肺静脉隔离组（n=44）和肺静脉隔离 + 左心耳封堵组（n=45）。实际操作过程中，左心耳封堵术 + 肺静脉隔离术组中，6 例患者由于左心耳封堵器植入失败而交叉到单纯肺静脉隔离组。所有患者均随访了 24 个月，单纯肺静脉隔离组中 29 例患者（66%）和肺静脉隔离 + 左心耳封堵器植入组中 27 例患者（60%）在无服用抗心律失常药物的情况下维持窦性心律（P=0.49）。按照实际接受治疗分组进行比较：在随访 24 个月时，单纯肺静脉隔离组中（n=50），33 例患者（66%），以及肺静脉隔离 + 左心耳封堵组（n=39）中 23 例患者（59%）在未服

用抗心律失常药物情况下无房颤复发（$P=0.34$）。研究发现：在空白期，肺静脉隔离 + 左心耳封堵组患者出现房颤的比例较单纯肺静脉隔离组高，差异具有统计学意义（9.7%±10.8% 对 4.2%±4.1%，$P=0.004$）。空白期后，两组房颤负荷差异不再有统计学意义（图 2-3-5，见插页）。随访结束时，两组患者均无严重并发症发生，两组的卒中和血栓栓塞事件发生率均为 0。由此，研究者提出一个有意思的结论：左心耳封堵器植入不能进一步增加肺静脉隔离的成功率，然而却会增加空白期房颤负荷。

区别于心内膜封堵技术，来自加尼福尼亚大学的 Nithsh Badhward 等研究显示[18]，经皮左心耳心外膜套扎术联合传统消融治疗在改善房颤患者 1 年预后方面也优于单纯消融治疗。该前瞻性观察性研究的目的是评估传统房颤消融术前进行左心耳套扎术（Lariat）（图 2-3-6，见插页）对持续性房颤患者的影响。研究共纳入 138 例持续性房颤患者，其中 69 例接受左心耳套扎术治疗 30 天后再进行房颤消融，69 例对照者只进行消融治疗，主要终点是消融后 1 年内无抗心律失常治疗情况下无房颤负荷。研究组患者左心房容积大于对照组，而且前者 $CHADS_2$、CHA_2DS_2Vasc 与 HAS-BLED 评分也较高，但两组患者消融期间的消融策略及损伤程度相似（图 2-3-7，见插页）。研究组与对照组主要终点发生率分别为 65% vs. 39%（$P=0.002$），排除既往消融治疗影响之后总的治疗结果相似（62% vs. 41%；$P=0.028$），但对照组因复发而需再次消融者多于研究组（16% vs. 33%；$P=0.018$），研究者发现在需多次消融的患者中，接受左心耳套扎治疗者更易达到主要终点（77% vs. 58%；$P=0.018$）。对照组与研究组房颤复发平均间隔分别为 19 个月（IQR，11~25 个月）vs. 27 个月（IQR，20~40 个月，$P=0.03$）。多变量分析显示，基线高龄（$OR=1.043$；$P=0.037/$ 年）、左心房容积较大（$OR=1.021$；$P=0.003/ml$）及左心耳套扎术失败（$OR=3.343$；$P=0.004$）均可独立预测 1 年时房颤复发。该研究得出的结论：左心耳是房颤发生及持续存在的重要位置，而左心耳干预联合传统房颤消融似乎还能减少持续性房颤的复发（图 2-3-8）。

3. 房颤"一站式"治疗大型多中心注册研究的长期随访结果 今年 3 月，*Europace* 上发布了一项大型多中心注册研究的长期随访结果[19]，共纳入 2009—2015 年的 349 例患者（男性 58%，年龄 63.1±8.2 年），平均 CHA_2DS_2Vasc 评分 3.0，

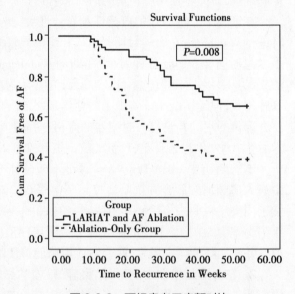

图 2-3-8 两组患者无房颤对比

HAS-BLED 评分 3.0，56% 为阵发性房颤。左心耳封堵的适应证包括既往卒中（38%）、出血史（22%）以及医生 / 患者偏好（29%）。围术期并发症包括心包积液（1.5%）和轻微卒中（0.3%），未发生死亡。4 周后，经食管超声心动图显示 98.9% 患者心耳成功封堵。35 个月随访显示，51% 患者房颤复发。共记录到 9 次缺血性卒中，卒中率为 0.9%。而无抗凝及联合治疗情况下，预期卒中率为 3.2%（图 2-3-9，见插页）。这一大型多中心注册研究结果分析表明，房颤"一站式"治疗是可行，安全和成功的，长期随访显示，尽管有一半以上的患者复发，但卒中和出

血率大大降低。

4. 房颤"一站式"治疗对消融术式的影响 目前肺静脉隔离是消融治疗房颤的基石，尽管肺静脉隔离对治疗阵发性房颤有很好的疗效，但单纯行肺静脉隔离在持续性房颤中的成功率不甚满意。而左心耳是房颤的发生维持机制中一个重要的位点，近年来一些临床研究对持续性房颤患者在射频行肺静脉隔离基础上增加左心耳电隔离，随访结果提示这在提高术后成功率的同时也会增加出现左心耳血栓及缺血并发症的风险。来自土耳其的单中心临床研究[20]对持续性房颤患者使用冷冻球囊消融，分为单纯 PVI 组与 PVI+LAAI 组，该研究连续入组从 2015 年 1 月~2015 年 12 月共 100 例持续性房颤患者，所有患者均使用冷冻球囊行 PVI+LAAI。之后用倾向得分匹配的统计学方法 1：1 匹配筛选出 100 例单纯行 PVI 的持续性房颤患者，组成对照组（即单纯 PVI 组）。左心耳电隔离成功的定义是①左心耳内环形标测电极记录的左心耳电位消失；②当左心耳内环形标测电极起搏时，从左房记录到分离电信号。术后 3 月内定义为空白期，术后 3、6、12 月复查心电图、经胸心超、动态心电图，且 3、12 月时复查经食道心超评估左心耳血栓及血流。研究首要终点是随访 12 月时出现房颤/房扑、房速（>30s）复发。结果显示，两组临床基线资料差异无统计学意义。随访至术后 12 月时，单纯 PVI 组与 PVI+LAAI 组中未复发的患者分别为 67%、86%，具有统计学差异（$P<0.001$）。PVI+LAAI 组在行左心耳电隔离过程中，有 4% 患者被观察到左回旋支动脉痉挛（图 2-3-10）（血管内使用硝酸酯类药物后好转）。多因素校正分析之后发现，单纯行 PVI 是术后复发的预测因素（HR：3.37；95% CI 1.73-6.56；$P<0.001$）。术后随访复查经食道心超未发现左心耳内血栓形成。该研究得出结论对于持续性房颤患者，使用冷冻球囊在行肺静脉隔离基础上增加左心耳电隔离，可提高术后 1 年成功率，且不增加血栓栓塞并发症。

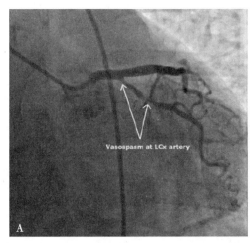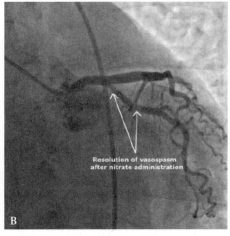

图 2-3-10　冷冻球囊隔离左心耳出现冠脉回旋支痉挛
A：冠脉造影提示冠脉痉挛；B：冠脉内应用硝酸甘油后冠脉痉挛缓解

而一项国际、多中心、随机、对照临床试验（BELIEF 研究）[21]从 4 个中心共入组 173 例药物治疗无效的长程持续性房颤患者，以 1：1 随机分为两组：标准消融 + 经验性左心耳电隔离组（group1，n=85）和单纯标准消融组（group2，n=88）（图 2-3-11，见插页）。结果在 12 个月随访时，LAA 隔离组单次手术成功率显著高于对照组（56% vs. 28%，HR 1.92，P=0.001）；隔离组再次手术后 24 个月随访,LAA 功率依然高于对照组(76% vs. 56%,*HR* 2.24,*P*=0.003)但值得注意的是,在 93 例行 TEE 随访的患者中,有 51.6% 的患者存在 LAA 功能受损,这其中以 LAA 峰流速减慢为主(图 2-3-12)。左心耳可能是未来长程持续患者消融的新靶点,而目前对于左心耳隔离后的左心耳血栓风险是否增加尚存在争议,左心耳隔离后行左心耳封堵为最佳选择。

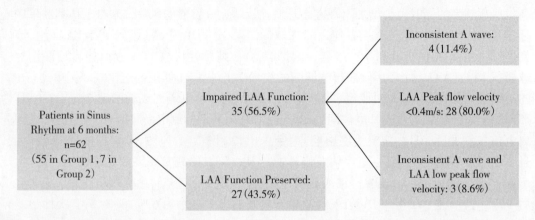

图 2-3-12　进行经食管超声心动图检查的 93 例患者中,左心耳功能保留的为 45 位(48.2%),左心耳功能受损的为 48 位(51.8%)

三、国内研究现状

从 2015 年 5 月宁波市第一医院开展国内首例房颤"一站式"治疗以来,房颤"一站式"治疗在国内得到了大力推广与普及,国内对其进行了多项研究。来自宁波第一医院的杜先锋等[22]报道了关于非瓣膜性房颤行左心耳封堵联合消融的最佳策略,入选 82 例有症状的房颤患者(平均 CHA_2DS_2-VASc 评分 4.4 ± 1.4,平均 HAS-BLED 评分 3.5 ± 1.0)行房颤"一站式治疗",其中 52 例先行左心耳封堵,30 例先行射频消融,两组左心耳封堵的成功率 92.3% vs. 90.0%(*P*=0.719),无论是急性和慢性封堵器周漏,均不大于 5mm,所有患者均口服抗凝药,2 例(每组一例)发生无症状器械相关血栓。平均随访 11.2 ± 7.3 个月,无房颤事件率为 75% vs. 70%(*P*=0.311)新发封堵器周漏为 7.7% vs. 26.7%(*P*=0.019),第一组显著降低(图 2-3-13,见插页)。多元回归分析证明组合策略是新发封堵器周漏的相关因素(*P*=0.025,OR13.3)。

来自四川大学华西医院的胡宏德等[23]报道了非瓣膜性房颤"一站式"介入治疗的安全性与有效性,入选了 34 例有症状的房颤患者(平均 CHA_2DS_2-VASc 评分 4.1 ± 1.3,平均 HAS-BLED 评分 3.8 ± 1.2),患者首先行房颤射频消融术,随后安装 Watchman 或 AMPLATZER 左心耳封堵器,术后在 45 天或 3 个月的随访中未发现封堵器器械相关血栓形成或栓塞。在随访中也未显现严重并发症,包括死亡,短暂性脑缺血发作,缺血性或出血性卒中及大出血。

四、研究展望

综合以上研究以及国内各中心的经验,射频消融 + 左心耳封堵联合的房颤"一站式"治疗策略为房颤患者提供了最为全面的治疗方案,联合术式不增加严重并发症和死亡率,对卒中的预防优于单独消融治疗。从房颤症状控制及卒中预防的整体角度上来讲,开展联合术式对患者临床获益最大。因此,对于不适合抗凝和卒中风险较高的症状性房颤患者,可以考虑给予射频消融合并左心耳封堵术的治疗建议。作为进一步的研究发现,长程持续性房颤患者在左心耳封堵联合肺静脉隔离的基础上再实施左心耳电隔离可能是一种更好的消融策略,从目前的研究发现看可以提高房颤消融的成功率,这可能与心耳参与房颤的维持机制相关。

参 考 文 献

[1] Camm AJ, Kirchhof P, Lip GY, et al. Guidelines for the management of atrial fibrillation:the Task Force for the Management of Atrial Fibrillation of the European Society of Cardiology (ESC). Euro pace,2010,12:1360-1420.

[2] Go AS,Hylek EM,Phillips KA,et al .Prevalence of diagnosed atrial fibrillation in adults:national implications for rhythm management and stroke prevention:the An Tico agulation and Risk Factors in Atrial Fibrillation (ATRIA)Study. JAMA,2001,285:2370-2375.

[3] Stewart S,Hart CL,Hole DJ,et al. Population prevalence,incidence and predictors of atrial fibrillation in the Renfrew/Paisley study. Heart,2001,86:516-521.

[4] Oral H,Pappone C,Chugh A,et al. Circumferential pulmonary-vein ablation for chronic atrial fibrillation. N Engl J Med,2006,354:934-941.

[5] Pappone C,Augello G,Sala S,et al.A randomized trial of circumferential pulmonaryvein ablation versus antiarrhythmic drug therapy in paroxysmal atria lfibrillation:the APAF Study. J Am Coll Cardiol,2006,48:2340-2347.

[6] Stabile G,Bertaglia E,Senatore G,et al. Catheter ablation treatment in patients with drug-refractory atrial fibrillation:a prospective,multi-centre,randomized ,controlled study (Catheter Ablation for the Cure of Atrial Fibrillation Study). Eur Heart J,2006,27:216-221.

[7] Kirchhof P,Benussi S,Kotecha D,et al. 2016 ESC Guidelines for the Management of Atrial Fibrillation Developed in Collaboration With EACTS.Rev Esp Cardiol,2017,70:50.

[8] Eikelboom JW,Wallentin L,Connolly SJ,et al. Risk of bleeding with 2 doses of dabigatrancompared with warfarin in older and younger patients with atrial fibrillation:an analysis of the randomized evaluation of long-term anticoagulant therapy (RE-LY) trial. Circulation,2011,123:2363-2372

[9] Blackshear JL,Odell JA,et al. Appendage obliteration to reduce stroke in cardiac surgical patients with atrial fibrillation. Ann Thorac Surg,1996,61:755-759.

[10] Goldman ME,Pearce LA,Hart RG,et al. Pathophysiologic correlates of thromboembolism in non-valvular atrial fibrillation:I. Reduced flow velocity in the left atrial appendage (The Stroke Prevention in Atrial Fibrillation[SPAF-III]study). J Am Soc Echocardiogr,1999,12:1080-1087.

[11] 周勇,蒋逸风 . 经皮穿刺左心耳闭合装置的研制及临床应用 . 介入放射学杂志,2013,22:698-700.

[12] Weerasooriya R,Khairy P,Litalien J,et al.Catheter ablation for atrial fibrillation:are results maintained at 5 years of follow-up? J Am Coll Cardiol,2011,57:160-166.

[13] Swaans MJ,Post MC,Rensing BJ,et al.Ablation for atrial fibrillation in combination with left atrial appendage closure:first results of a feasibility study. J Am Heart Assoc,2012,1:e002212.

[14] Calvo N,Salterain N,Arguedas H,et al.Combined catheter ablation and left atrial appendage closure as a hybrid procedure for the treatment of atrial fibrillation.Europace,2015,17:1533-1540.

[15] Heeger CH,Rillig A,Lin T,et al. Feasibility and clinical efficacy of left atrial ablation for the treatment of atrial tachyarrhythmias in patients with left atrial appendage closure devices. Heart Rhythm,2015,12:1524-

1531.

［16］Phillips KP, Walker DT, Humphries JA, et al. MBBS Combined catheter ablation for atrial fibrillation and Watchmans left atrial appendage occlusion procedures: Five-year experience. J Arrhythm, 2015, 32: 119-126.

［17］Romanov A, Pokushalov E, Artemenko S, et al. Does left atrial appendage closure improve the success of pulmonary vein isolation? Results of a randomized clinical trial. J Interv Card Electrophysiol, 2015, 44: 9-16.

［18］Nitish Badhward, et al. Adding LAA ligation to conventional ablation improves outcomes. J Cardiovasc Electrophysiol, 2015, 26: 135-139.

［19］Wintgens L, Romanov A, Phillips K, et al. Combined atrial fibrillation ablation and left atrial appendage closure: long-term follow-up from a large multicentre registry. Europace 2018 Mar 13.

［20］Yorgun H, Canpolat U, Kocyigit D, et al. Left atrial appendage isolation in addition to pulmonary vein isolation in persistent atrial fibrillation: one-year clinical outcome after cryoballoon-based ablation. Europace, 2017, 19: 758-768.

［21］Di Biase L, Burkhardt JD, Mohanty P, et al. Left atrial appendage isolation in patients with longstanding persistent af undergoing catheter ablation: BELIEF Trial. J Am Coll Cardiol, 2016, 68: 1929-1940.

［22］Du X, Chu H, He B, et al. Optimal combination strategy of left atrial appendage closure plus catheter ablation in a single procedure in patients with nonvalvular atrial fibrillation. J Cardiovasc Electrophysiol, 2018 May 04.

［23］Hu H, Cui K, Jiang J, et al. Safety and efficacy analysis of one-stop intervention for treating nonvalvular atrial fibrillation. Pacing Clin Electrophysiol, 2018, 41: 28-34.

4. 心房颤动预防研究进展

作　　者：莫斌峰　王群山
作者单位：上海交通大学医学院附属新华医院心内科

一、心房颤动预防概述

心房颤动(房颤)是一种最常见的心律失常,可导致多种严重并发症,包括脑卒中、心力衰竭、心肌缺血等,给家庭和社会带来巨大的经济负担。目前房颤管理的重点集中在房颤治疗及并发症的预防,包括节律控制、心率控制和预防卒中。随着介入治疗(射频消融、冷冻消融、左心耳封堵)的发展和新型口服抗凝药物的问世,针对房颤的治疗成为业界关注的热点,器械治疗和房颤抗凝每每成为大型会议的热点。但是,一个疾病最本质的问题,病因和预防,相比之下明显不足,基本处于被遗忘的角落。房颤作为一种慢性的疾病,会随着不良生活习惯、年龄、潜在心血管疾病等因素的发展而产生、加重、最终恶化,目前备受关注的治疗方案本身并不能减少房颤发病率。

临床上房颤的发生除了少数有遗传相关、甲状腺功能亢进、心脏瓣膜疾病等有明确的病因外,大部分没有明确的单一病因。早年的流行病学观察研究发现高龄、高血压、心力衰竭、冠心病和糖尿病可能合并较高的房颤发生率,被称为房颤的危险因素[1]。近些年来,一些其他可改变的危险因素也逐渐被认识到,包括肥胖、睡眠呼吸暂停综合征(OSA)、酗酒、体育锻炼等。这极大地丰富了房颤预防的内涵,将房颤预防从控制相关心血管疾病扩展到改变生活习惯。而其中这些可改变的危险因素的相关研究的开展为房颤预防积累了循证医学依据[2]。上述危险因素的控制和改变除了有利于普通人群的房颤预防外,对于已发生房颤的患者及时纠正、排除这些因素可能有利于治疗及疗效的长期维持。

房颤机制研究不断进展,其中的心肌重构、肾素 - 血管紧张素 - 醛固酮系统(RAAS)激活、炎症因子和氧化应激等机制[3]的阐明,使针对这些房颤机制的药物研究得以开展,为房颤的药物预防提供基础。这些预防药物主要包括血管紧张素转换酶抑制剂(ACEI)、血管紧张素受体拮抗剂(ARB)、他汀类、多不饱和脂肪酸、糖皮质激素等。如果将房颤预防的概念向外延伸,又可以包含预防房颤病程进展以及预防房颤消融术后复发。房颤从阵发性进展为持续性或永久性房颤,卒中、心梗、住院率和死亡率将会大大增加[4],所以预防房颤的进展也有着重要的临床意义。此外,房颤消融术后的复发因素除了手术本身外,房颤相关的危险因素控制及非抗心律失常药物应用也有着重要的地位。

因此,本文介绍房颤预防相关进展,主要包括预防房颤的发生、进展及复发。具体内容按照可改变的房颤危险因素控制和针对房颤相关机制的上游药物治疗两方面分别就国际和国内研究进展进行综述。

二、国际研究现状

1. 可改变的生活习惯

（1）肥胖：肥胖与房颤有密切联系，研究表明肥胖是房颤的独立危险因素，可使房颤的发生风险提高20%[5]。动物实验研究发现过度肥胖导致心房重构可能是其中的机制，肥胖可增加左心房体积及纤维化程度，降低心房电传导速度，增加电传导的各向异质性，从而增加自发房颤和可诱发房颤的发生率[6]。房颤是一个缓慢进展疾病，肥胖在房颤从阵发性进展到持续性的过程中也扮演着重要的角色。一项纳入3248例阵发性房颤患者的纵向队列研究发现，在校正了年龄和性别之后，体重指数（BMI）是预测房颤进展为永久性房颤的独立危险因素（HR 1.04，CI 1.03-1.06；$P<0.0001$）[7]。与正常BMI（$18.5\sim24.9kg/m^2$）相比，肥胖（$30\sim34.9kg/m^2$）和严重肥胖（$\geqslant35kg/m^2$）的患者房颤进展的风险分别为1.54倍（$P=0.0004$）和1.97倍（$P<0.0001$）。肥胖不仅增加普通人群的房颤发病率，而且还增加心脏外科术后房颤发生风险以及射频消融术后的复发风险。近期的一项荟萃分析发现，BMI每增加5单位就会增加10%心脏术后的房颤发生风险以及13%的房颤消融术后复发风险[8]。

针对肥胖的病因治疗，即控制体重，适当锻炼，可以明确地减少房颤负荷，改善房颤症状。近期一项随机对照研究表明，在合并症状性的阵发性房颤的肥胖患者中，管理体重组相比对照组，体重明显减轻（14.3kg比3.6kg），相对应的房颤负荷评分，房颤症状严重程度评分，房颤发作数，房颤发作时间都明显减少[9]。有趣的是，还有研究表明减少体重不仅可以长期有效地减少房颤负荷，而且体重减少与房颤负荷减少是剂量相关的[10]。该研究中，患者体重减少超过10%与体重减少3%~9%及<3%相比，不再发作房颤的概率为6倍多（95%CI 3.4~10.3，$P<0.001$）。但是对体重波动大于5%的患者，该好处会被抵消，相对的，反而增加了2倍的房颤再发作的风险（95%CI 1.0~4.3，$P=0.02$）。与单纯的体重变化相比，证据表明即使在超重患者中，积极体育锻炼可以少量减少房颤发作风险[11]。所以相对体重减轻本身，通过锻炼使心肺耐力增加可能更重要。近期的一项研究发现，无论是否采用节律控制策略，心肺耐力都与房颤发作的风险相关[12]。在该研究中，心肺耐力增加明显的患者中，无论是房颤负荷还是症状的严重程度都有明显下降。所以通过运动控制体重的同时增加心肺耐力可能是预防房颤的一个好方法。

（2）睡眠呼吸暂停综合征（OSA）：OSA与房颤的相关性已有较多研究所证实，房颤患者中OSA的发病率高达21%~74%[13]。近期的一项研究纳入6841例OSA患者，经过平均11.9年的长时间随访证实，呼吸暂停低通气指数（AHI）>5/h和氧饱和度<90%的时间可以独立预测房颤发生[14]。事实上，睡眠质量与房颤关系非常密切，有研究发现单纯的睡眠质量差就可增加房颤风险[15]。该研究发现有房颤的患者夜间频发觉醒较多（OR 1.47；95%CI 1.14~1.89；$P=0.003$），而且普通人群中夜间频发觉醒会增加33%的房颤发生风险（HR 1.33；95%CI 1.17~1.51；$P<0.001$）。通过多导睡眠仪监测的患者中，快速眼动睡眠每降低一个点的标准差则患房颤的风险增加18%（HR 1.18；95%CI 1.00~1.38，$P=0.047$）。失眠作为一个常见的睡眠问题，也会增加36%的新发房颤的风险（HR 1.36；95%CI 1.30~1.42，$P<0.001$）。OSA导致房颤发生的机制并不完全清楚，对OSA合并房颤患者行电生理检查提示，OSA可能是通过促进心房重构，使得心电压降低，广泛电传导异常和窦房结恢复时间变长，从而促进

房颤的产生[16]。此外,OSA 对房颤消融手术也有较大影响。一项荟萃分析纳入 6 项研究共 3995 例患者发现,合并 OSA 的患者房颤消融术后的房颤复发风险升高 25%(RR 1.25,95% CI 1.08~1.45,P= 0.003)[17]。

有研究表明通过持续性正压通气(CPAP)治疗 OSA 的同时可以帮助房颤患者电复律后窦性心律的维持,以及预防射频消融的术后复发[13]。最近的一项荟萃分析纳入 1217 例合并 OSA 的房颤消融患者,发现 CPAP 治疗组相对于非 CPAP 治疗组,房颤复发风险明显下降(RR 0.60;95%CI 0.51~0.70;P<0.0001),而且 CPAP 治疗还可以明显缩小左房直径,提高左室射血分数[18]。

(3) 饮酒:饮酒与心血管疾病的关系已经有较多文献报道,饮酒因素一直以来并没有被向吸烟一样彻底摒弃,主要就是量的问题。大量饮酒肯定增加房颤的发生风险,那么适量饮酒和少量饮酒呢? 一项大规模的前瞻性研究为了评价饮酒量与房颤的关系,纳入共 79019 例,随访超过 12 年[19]。研究发现,与那些 <1 杯 / 周(12g 酒精 / 杯)的参加者相比,1~6 杯 / 周、7~14 杯 / 周、15~21 杯 / 周和 >21 杯 / 周的参加者患房颤的相对风险分别为 1.01 倍(95%CI: 0.94~1.09)、1.07 倍(95%CI 0.98~1.17)、1.14 倍(95%CI 1.01~1.28)和 1.39 倍(95%CI 1.22~1.58),这说明即使适量饮酒也会增加房颤风险。另一近期的荟萃分析发现,大量饮酒明显增加房颤风险(HR 1.34,95%CI 1.20~1.49,P<0.001);适量饮酒在男性中增加房颤风险(HR 1.26,95%CI 1.04~1.54,P=0.02),但在女性中却不增加风险(HR 1.03,95%CI 0.86~1.25,P=0.74);而少量饮酒(最多 1 个标准杯的酒精量 / 天)与房颤发生并无直接关系(HR 0.95,95%CI 0.85~1.06,P=0.37)[20]。在房颤消融术后的患者中,研究发现戒酒者、中等量饮酒和大量饮酒患者房颤消融成功率分别为 81.3%、69.2% 和 35.1%,饮酒量也是房颤消融后复发的危险因素(HR 1.579;95%CI 1.085~2.298,P=0.017)[21]。所以少量饮酒(控制在 <1 个标准杯 / 天)或者不饮酒不仅可预防房颤发生,对于房颤消融患者也可预防术后复发。

(4) 咖啡因:在我们通常的认知中,咖啡和茶饮料会导致心悸,会引发各种心律失常,因此咖啡因对房颤来说一直被认为是“不好的”。但是荟萃分析研究发现,咖啡因可以减少房颤风险(RR 0.90;95%CI 0.81~1.01,P= 0.07)[22]。亚组分析咖啡因带来的好处还是剂量相关的,低剂量咖啡因摄入降低 11% 的房颤风险,而高剂量摄入降低 16% 房颤风险,呈现每增加 300mg/d 咖啡因摄入降低 6% 的房颤风险的相关现象。最近的一项研究纳入 1475 例参与者,随访 12 年,同样论证咖啡因的摄入可降低房颤的发生风险[23]。此外还有一些更早的研究也表明咖啡因在房颤预防中的作用,但不管怎样,临床实践中房颤患者却还是常常被告诫少喝咖啡或茶。咖啡因可能对房颤预防有一定的作用,但仍需要无赞助的高质量随机对照研究来证实。

(5) 锻炼:通常体育锻炼被认为可以减少包括房颤在内的心血管风险,但是事实上不同的锻炼强度导致的结果是大相径庭的。Karjalainen 等[24]最早发现长期大量的耐力运动与房颤高发的关系。他们经过超过 10 年随访,发现野外定向爱好者中房颤发生率为 5.3%,匹配的普通人中发生率仅为 0.9%,定向运动爱好者与匹配的普通人群相比房颤的相对风险为 5.5 倍(95%CI 1.3~24.4)。相反的,其他的一些研究表明适量的运动却可以减少房颤风险[25]。这其中的原因可能是长期大量的运动会导致心脏出现病理生理学的变化,包括心脏自主神经和心肌的重构,适量运动却可以减少心血管危险因素从而减少房颤发生[25]。所以从房颤预防而言,更推荐适量的体育锻炼,而非长期、大量的耐力锻炼。

2. 可控制的心血管因素

（1）高血压：高血压是最常见的心血管疾病，房颤是最常见的心律失常，这两种疾病常常合并存在，高血压也是房颤最常见的危险因素。在血压控制不佳的患者中，房颤的发生风险尤其显著。挪威一项纳入2014例健康男性，随访近35年的研究发现，与收缩压<128mmHg相比，基础收缩压≥140mmHg可导致1.6倍（95%CI 1.15~2.21）新发房颤风险，基础收缩压128~138mmHg可导致1.5倍（95%CI 1.10~2.03）新发房颤风险[26]。此外该研究还发现基础舒张压≥80mmHg的参加者发生房颤的风险是<80mmHg的参加者的1.79倍（95%CI 1.28~2.59）。

已有研究表明降低血压可以明确减少房颤发生风险，但目前尚没有指南确定高血压患者预防房颤的最佳血压。一项纳入8831例高血压患者的研究发现，收缩压控制在31~141mmHg和≤130mmHg，与收缩压控制≥142mmHg相比分别减少24%（95%CI 7%-38%）和40%（95%CI 18%~55%）的风险[27]。收缩压控制过高会增加房颤风险，收缩压控制过低却也会增加房颤风险。一项病例对照研究发现，与收缩压120~129mmHg相比，收缩压<120，130~139，140~149，150~159，160~169和≥170mmHg相对的房颤发生风险（OR）分别为1.99（95%CI 1.10-3.62）、1.19（95%CI 0.78~1.81）、1.40（95%CI 0.93~2.09）、2.02（95% CI 1.30~3.15）、2.27（95%CI 1.31~3.93）和1.84（95%CI 0.89~3.80）[28]。同样的，在房颤射频消融术后的患者中，过低的血压并不减少房颤复发风险，反而增加低血压事件发生率。一项有关房颤消融的随机对照研究发现是实验组（平均收缩压123.2±13.2mmHg）与对照组（平均收缩压135.4±15.7mmHg）相比，房颤复发的风险并没有降低（HR 0.94；95%CI 0.65~1.38，P=0.763），但是低血压事件发生明显升高（26%比0%）[29]。

因此，高血压患者预防房颤，血压控制可能不能太低，亦不能太高，收缩压120~130mmHg可能是一个理想血压。此外，高血压导致房颤风险增加的机制主要包括心脏重构和RAAS系统激活。在制定高血压药物治疗时，选用改善心脏重构以及抑制RAAS系统的药物也可以起到积极预防作用。

（2）糖尿病：糖尿病是除高血压外另一最常见的心血管疾病的危险因素。糖尿病与房颤的关系目前仍有一定的争议，不同的研究得出的结果并不一致。一项荟萃分析研究共包含1,686,097例患者发现糖尿病是房颤发生的危险因素，糖尿病增加将近40%的房颤风险（RR 1.39，95%CI 1.10~1.75，P<0.001）[30]。而2009年Framingham研究并没有发现糖尿病与房颤的统计学相关[31]。近期丹麦一个全国性的队列研究可能可以解释部分原因，该研究共纳入5 081 087人，其中约5%患糖尿病，糖尿病患者房颤发生风险相对对照人群按照年龄分别为2.34倍（18~39岁）、1.52倍（30~64岁）、1.20倍（65~74岁）和0.99倍（75~100岁）[32]。该研究说明糖尿病会带来更大的房颤风险，但是该风险在老年人不明显，在年轻人中显著。另一项病例对照研究不仅发现糖尿病可增加房颤风险，而且血糖控制情况与房颤的风险相关。与没有糖尿病的患者相比，糖尿病患者糖化血红蛋白控制≤7，7~8，8~9和>9，相对的房颤风险分别为1.06（95%CI 0.74-1.51），1.48（95%CI 1.09~2.01），1.46（95%CI 1.02~2.08）和1.96（95%CI 1.22~3.14）[33]。这说明良好的血糖控制对预防房颤发生有着重要作用。

研究发现，在房颤消融的患者中，血糖异常患者相对血糖正常的患者，电压标测心房电压明显降低，激动标测心房总激动时间明显延长，说明血糖异常可对心房基质产生不利影响[34]。同时，该研究还发现血糖异常的患者相较正常患者中，房颤复发率明显升高（18.5%

比 8.0%,P=0.022)。

综上,糖尿病对房颤产生和房颤复发有着促进作用,良好的血糖控制可以减少风险,糖化血红蛋白控制≤7可能是一个不错的预防目标。

3. 房颤药物预防

(1) RAAS 抑制剂:RAAS 系统激活可引起细胞内钙浓度升高、细胞肥大、凋亡、细胞因子释放、炎症、氧化应激,并对离子通道和缝隙连接蛋白产生调节作用,促进心房结构重构和电重构,是房颤产生和维持的一个重要机制,临床和基础实验都证实 RAAS 系统抑制剂可通过减轻心房重构,降低部分患者的房颤发生风险[3]。一项荟萃分析纳入了 10 项高质量随机对照研究,分析发现与使用钙离子拮抗剂和使用 β 受体阻滞剂相比,使用 ACEI/ARB 可明显减少房颤发生风险,相对风险分别为 0.48(95%CI 0.40~0.58,P<0.00001)和 0.39(95%CI 0.20~0.74,P=0.005)[35]。近期的一项大型队列研究发现,ACEI 和 ARB 对预防房颤的作用是相当的。该研究共纳入 25 075 例患者,随访7.7年,相对于不使用 ACEI/ARB,使用 ACEI(HR 0.53,95%CI 0.47~0.59,P<0.001)和 ARB(HR 0.51,95%CI 0.44~0.58,P<0.001)都可以预防房颤发生,并且多因素校正之后,ACEI 和 ARB 对房颤预防作用差异并无统计学意义[36]。

ACEI/ARB 药物对房颤消融术后的影响并没有被证实,但是对于存在左室射血分数减低的房颤消融患者,有研究发现使用 ACEI 可以获益[37]。在该研究中,左室射血分数正常(>45%)的患者使用 ACEI 和不使用 ACEI 射频消融的成功率相近(71% 比 74%),两者差异无统计学意义。但在左室射血分数减低的患者中(≤45%),不使用 ACEI 是房颤复发的独立危险因素(HR 1.7,95%CI 1.1~2.7,P= 0.026)。

(2) 他汀类药物:炎症和氧化应激是房颤发生和发展的关键机制之一。他汀类药物抗炎抗氧化的作用使其在房颤预防中也占有一定地位。他汀类药物在一般人群中的房颤预防作用的研究结果表现并不一致,但是在心脏外科术后,他汀类药物可以有效预防术后房颤的产生,尤其是术后及早应用[38]。

(3) 其他药物:多不饱和脂肪酸具有预防或降低心血管疾病的作用。动物实验提示多不饱和脂肪酸具有一定的抗心律失常作用,部分临床试验也提示其对房颤的预防作用,但仍需更多有力的证据支持[39]。糖皮质激素主要应用于心脏外科术后预防术后房颤发生,可减少26%~58% 的术后房颤的相对风险,但是也会导致肺炎、尿路感染、消化道出血等问题,所以目前欧洲指南的推荐级别为Ⅱb[39]。

三、国内的研究现状

国内相关的研究开展相对较晚,更多的关注焦点还是房颤消融术后复发的相关因素的研究,针对普通人群的相关研究偏少,针对危险因素的干预性研究也相对偏少。汤日波等[40]纳入 369 例房颤消融患者,发现超重和肥胖是房颤复发的独立危险因素。朱小芳等[41]将合并 OSA 的房颤消融患者分为 CPAP 治疗组和无 CPAP 对照组,研究发现与对照组相比,CPAP 治疗组房颤复发率明显减少(15.38% 比 45.16),同时左房内径减小,左室射血分数增加。师睿等[42]发现大量饮酒者左房内径明显增大,饮酒是房颤消融术后复发的独立危险因素(HR 1.547,95%CI 1.108~2.161,P=0.010)。Lu 等[43]发现在合并糖尿病的房颤消融患者中,糖化血红蛋白 <6.9 % 的患者消融成功率为 69.0%,而糖化血红蛋白≥6.9 % 的患者消融成功率仅为 46.8 %,两者差异有统计学意义(log-rank test,P=0.004)。

四、展望

房颤作为最常见的心律失常，近年来部分机制的阐明为药物进行上游治疗提供了基础，随着机制研究不断深入，相信会有更多的更针对性的上游治疗药物出现。而目前房颤预防实践最重要的还是危险因素的控制。虽然像年龄、遗传等因素不能改变，但饮食、饮酒、运动、体重控制等生活习惯可以潜移默化的改变，高血压、糖尿病等慢性疾病可以通过药物控制，从而达到房颤预防的目的。对于已经发生房颤的患者，进行上述危险因素的评估，及时改变或控制这些危险因素，也能有利于房颤的治疗及疗效的维持。

近年来的研究结果为房颤预防策略制定提供丰富的证据支持，但是我们可以看到房颤预防仍有很多不足：①一些危险因素的研究结论存在冲突，需要更多前瞻性随机对照的研究来论证；②对于已经明确的危险因素则需要更多研究来确定最优的控制方案；③上游药物治疗受限于房颤机制的研究不足，需要更多基础研究来确定更本质的治疗靶点。

国内的相关研究缺乏，很重要的原因之一就是我国人群的房颤相关数据的缺失。随着房颤中心在全国的推广，房颤人群数据库将不断完善，相信会有后续更多的国内房颤预防的相关研究报道。而随着房颤规范化治疗的普及，相信房颤预防会成为房颤节律控制、心率控制和抗凝治疗之外重要的组成部分。

参 考 文 献

[1] Benjamin EJ, Levy D, Vaziri SM, et al.Independent risk factors for atrial fibrillation in a population-based cohort. The Framingham Heart Study. JAMA, 1994, 271:840-844.

[2] Lau D, Nattel S, Kalman J, et al. Modifiable Risk Factors and Atrial Fibrillation [J]. Circulation, 2017, 136: 583-596.

[3] 中国医师协会心律学专业委员会心房颤动防治专家工作委员会, 中华医学会心电生理和起搏分会. 心房颤动：目前的认识和治疗建议 -2015. 中华心律失常学杂志, 2015, 19:321:384.

[4] De Vos C, Pisters R, Nieuwlaat R, et al.Progression from paroxysmal to persistent atrial fibrillation clinical correlates and prognosis.J Am Coll Cardiol, 2010, 55:725-731.

[5] Lee H, Choi E, Lee S, et al.Atrial fibrillation risk in metabolically healthy obesity: A nationwide population-based study. Int J Cardiol, 2017, 240:221-227.

[6] Abed H, Samuel C, Lau D, et al. Obesity results in progressive atrial structural and electrical remodeling: implications for atrial fibrillation. Heart Rhythm, 2013, 10:90-100.

[7] Tsang T, BarneS M, Miyasaka Y, et al. Obesity as a risk factor for the progression of paroxysmal to permanent atrial fibrillation: a longitudinal cohort study of 21 years. Eur Heart J, 2008, 29:2227-2233.

[8] Wong C, Sullivan T, Sun M, et al.Obesity and the risk of incident, post-operative, and post-ablation atrial fibrillation: A Meta-Analysis of 626603 Individuals in 51 Studies. JACC Clin Electrophysiol, 2015, 1: 139-152.

[9] Abed H, Wittert G, Leong D, et al.Effect of weight reduction and cardiometabolic risk factor management on symptom burden and severity in patients with atrial fibrillation: a randomized clinical trial [J]. JAMA, 2013, 310:2050-2060.

[10] Pathak RK, Middeldorp ME, Meredith M, et al.Long-Term Effect of Goal-Directed Weight Management in an Atrial Fibrillation Cohort: A Long-Term Follow-Up Study (LEGACY). J Am Coll Cardiol, 2015, 65:2159-2169.

［11］Huxley R，Misialek J，Agarwal S，et al. Physical activity，obesity，weight change，and risk of atrial fibrillation：the Atherosclerosis Risk in Communities study. Circ Arrhythm Electrophysiol，2014，7：620-625.

［12］Pathak R，Elliott A，Middeldorp M，et al. Impact of CARDIO respiratory FITness on Arrhythmia Recurrence in Obese Individuals With Atrial Fibrillation：The CARDIO-FIT Study［J］. J Am Coll Cardiol，2015，66：985-996.

［13］Linz D，Mcevoy R，Cowie M，et al.Associations of obstructive sleep apnea with atrial fibrillation and continuous positive airway pressure treatment：a review. JAMA Cardiol，2018，3：532-540.

［14］Cadby G，Mcardle N，Briffa T，et al. Severity of OSA is an independent predictor of incident atrial fibrillation hospitalization in a large sleep-clinic cohort. Chest，2015，148：945-952.

［15］Christensen M，Dixit S，Dewland T，et al. Sleep characteristics that predict atrial fibrillation. Heart Rhythm，2018，20，pii：S1547-5271（18）30474-0.

［16］Dimitri H，Ng M，Brooks AG，et al. Atrial remodeling in obstructive sleep apnea：implications for atrial fibrillation. Heart Rhythm，2012，9：321-327.

［17］Ng C，Liu T，Shehata M，et al. Meta-analysis of obstructive sleep apnea as predictor of atrial fibrillation recurrence after catheter ablation. Am J Cardiol，2011，108：47-51.

［18］Deng F，Raza A，Guo J. Treating obstructive sleep apnea with continuous positive airway pressure reduces risk of recurrent atrial fibrillation after catheter ablation：a meta-analysis. Sleep Med，2018，46：5-11.

［19］Larsson S，Drca N，Wolk A. Alcohol consumption and risk of atrial fibrillation：a prospective study and dose-response meta-analysis. J Am Coll Cardiol，2014，64：281-289.

［20］Gallagher C，Hendriks J，Elliott A，et al. Alcohol and incident atrial fibrillation-A systematic review and meta-analysis. Int J Cardiol，2017，246：46-52.

［21］Qiao Y，Shi R，Hou B，et al. Impact of alcohol consumption on substrate remodeling and ablation outcome of paroxysmal atrial fibrillation. J Am Heart Assoc，2015，4：pii：e002349.

［22］Cheng M，Hu Z，Lu X，et al. Caffeine intake and atrial fibrillation incidence：dose response meta-analysis of prospective cohort studies. Can J Cardiol，2014，30：448-454.

［23］Casiglia E，Tikhonoff V，Albertini F，et al. Caffeine intake reduces incident atrial fibrillation at a population level. Eur J Prev Cardiol，2018，25：1055-1062.

［24］Karjalainen J，Kujala U，Kaprio J，et al. Lone atrial fibrillation in vigorously exercising middle aged men：case-control study. BMJ，1998，316：1784-1785.

［25］Morseth B，Løchen ML，Ariansen I，et al. The ambiguity of physical activity，exercise and atrial fibrillation. Eur J Prev Cardiol，2018，25：624-636.

［26］Grundvold I，Skretteberg P，Liest LK，et al. Upper normal blood pressures predict incident atrial fibrillation in healthy middle-aged men：a 35-year follow-up study. Hypertension，2012，59：198-204.

［27］Okin P，Hille D，Larstorp A，et al. Effect of lower on-treatment systolic blood pressure on the risk of atrial fibrillation in hypertensive patients. Hypertension，2015，66：368-373.

［28］Thomas M，Dublin S，Kaplan R，et al.Blood pressure control and risk of incident atrial fibrillation. Am J Hypertens，2008，21：1111-1116.

［29］Parkash R，Wells G，Sapp J，et al. Effect of aggressive blood pressure control on the recurrence of atrial fibrillation after catheter ablation：a randomized，open-label clinical trial（SMAC-AF［Substrate Modification With Aggressive Blood Pressure Control］）. Circulation，2017，135：1788-1798.

［30］Huxley R，Filion K，Konety S，et al.Meta-analysis of cohort and case-control studies of type 2 diabetes mellitus and risk of atrial fibrillation. Am J Cardiol，2011，108：56-62.

［31］Schnabel R，Sullivan L，Levy D，et al. Development of a risk score for atrial fibrillation（Framingham Heart

Study）: a community-based cohort study. Lancet, 2009, 373: 739-745.

［32］ Pallisgaard J, Schjerning A, Lindhardt T, et al. Risk of atrial fibrillation in diabetes mellitus: A nationwide cohort study. Eur J Prev Cardiol, 2016, 23: 621-627.

［33］ Dublin S, Glazer N, Smith N, et al. Diabetes mellitus, glycemic control, and risk of atrial fibrillation. J Gen Intern Med, 2010, 25: 853-858.

［34］ Chao T, Suenari K, Chang S, et al. Atrial substrate properties and outcome of catheter ablation in patients with paroxysmal atrial fibrillation associated with diabetes mellitus or impaired fasting glucose. Am J Cardiol, 2010, 106: 1615-1620.

［35］ Zhao D, Wang Z, Wang L. Prevention of atrial fibrillation with renin-angiotensin system inhibitors on essential hypertensive patients: a meta-analysis of randomized controlled trials. J Biomed Res, 2015, 29: 475-485.

［36］ Hsieh Y, Hung C, Li C, et al. Angiotensin-receptor blocker, angiotensin-converting enzyme inhibitor, and risks of atrial fibrillation: A Nationwide Cohort Study. Medicine (Baltimore), 2016, 95: e3721.

［37］ Mohanty S, Mohanty P, Trivedi C, et al. Association of pretreatment with angiotensin-converting enzyme inhibitors with improvement in ablation outcome in atrial fibrillation patients with low left ventricular ejection fraction. Heart Rhythm, 2015, 12: 1963-1971.

［38］ Groves D, Mihos C, Larrauri-reyes M, et al. The Use of Statins in the Treatment and Prevention of Atrial Fibrillation. Cardiol Rev, 2016, 24: 224-229.

［39］ Savelieva I, Kakouros N, Kourliouros A, et al. Upstream therapies for management of atrial fibrillation: review of clinical evidence and implications for European Society of Cardiology guidelines. Part I: primary prevention. Europace, 2011, 13: 308-28.

［40］ 汤日波, 马长生, 董建增, 等. 超重和肥胖对心房颤动导管消融复发的影响. 中国心脏起搏与心电生理杂志, 2009, 23: 127-130.

［41］ 朱小芳, 李良海. 持续正压通气联合导管消融术治疗阻塞性睡眠呼吸暂停综合征伴阵发性房颤患者的疗效观察. 内科急危重症杂志, 2014, 20: 264-265.

［42］ 师睿, 姚焰, 黄雯, 等. 饮酒对男性心房颤动患者导管消融疗效的影响. 中华心律失常学杂志, 2012, 16: 297-301.

［43］ Lu Z, Liu N, Bai R, et al. HbA1c levels as predictors of ablation outcome in type 2 diabetes mellitus and paroxysmal atrial fibrillation. Herz, 2015, 40: 130-136.

5. 心房颤动筛查技术及卒中风险评估的研究进展

作　　者：赵爽 张澍
作者单位：中国医学科学院阜外医院心律失常中心

心房颤动(房颤)是临床上最常见的心律失常,其发病率呈逐年递增的趋势。据统计,全球成年人房颤的总发病率约为 3%,65 岁以上人群房颤的发病率为 4.4%~6%[1,2]。我国 30~85 岁的居民中,房颤患病率达 0.77%[3],随着老龄化的加剧,房颤的患病率将进一步增加。房颤具有较高的病死率和致残率,现已成为全球重要的疾病负担,严重的危害着公众的健康,可使全因死亡风险增加 1.5~2 倍,卒中风险增加 5 倍[4]。尽管部分房颤患者会因为心悸、呼吸困难、头晕、胸闷等症状就诊并进行相关治疗,但是仍约有 1/3 的房颤患者因无明显自觉症状而不能早期就诊[5]。抗凝治疗能使房颤相关的卒中减少 60%,全因死亡率降低 25%[6]。因此通过准确可靠的房颤筛查技术早期发现房颤,及时给予抗凝治疗可有效地预防房颤相关卒中及死亡的发生并有望获得巨大的社会经济获益。

一、房颤筛查技术的发展简史

1. 房颤检测的发展简史　1874 年 Edme Felix Alfred Vulpian 教授等在动物实验中,首次发现不规则的心房电活动并称之为"fremissement fibrillaire"。1876 年 Carl Wilhelm Hermann Nothnagel 教授首次记录到不规则的脉搏与房颤相关,并将其定义为"心房纤维性颤动"。1906 年由 Willem Einthoven 教授首次在心电图中记录到房颤,从此开启了房颤检测技术不断发展与完善的世纪之旅。

2. 心电技术的发展简史　房颤的检测离不开心电技术的支持。英国生理学家 Augustus Waller 教授于 1887 年应用毛细管静电计,首次成功的描记出人体体表心电图波群,同时也标志着心电技术时代的正式开启[7]。被誉为"心电图之父"的 Einthoven 教授于 1902 年用弦线式心电图机记录了第一份完整的心电图,并将各波命名为 P、QRS、T 波,这一命名沿用至今[7]。此后随着科技的进步,心电技术也在不断的发展。1949 年由来自美国的 Norman Jeff Holter 医师发明了一个重达 75 磅的背包用以记录佩戴者的心电信号并逐渐演变成当今临床上广泛应用的动态心电图(Holter),开始患者只能在医院佩戴,随着科技的发展 Holter 的体积逐渐减小为 30 磅、10 磅,直至目前大小[8]。心电技术从问世至今,已享百年盛誉,并在当今的临床实际应用中不断的发展与创新。

二、国际研究现状

房颤时心搏频率往往快而不规则,脉搏短促。典型的心电图表现为 RR 间期绝对不齐,无可辨别的 P 波。基于此,目前的房颤筛查技术主要可分为四大类:脉搏触诊、血压测量、心电图筛查和人工智能筛查[9]。

1. 脉搏触诊 脉搏触诊是临床上最简单的房颤筛查方式,发现脉律不齐对筛查房颤具有较高的敏感性,而持续的脉律不齐对筛查房颤具有较高的特异性[10]。研究发现脉律不齐筛查房颤的敏感性为 87%~97%,特异性为 70%~81%[11]。脉搏触诊后经心电图确认的机会性筛查,是诊断新发房颤的便捷有效手段。因此 2016 年 ESC 房颤管理指南将对 65 岁以上诊所就诊的患者进行房颤机会性筛查,即采用脉搏触诊结合 12 导联心电图检查进行房颤筛查作为 I,B 类推荐[4]。

2. 自动血压测量 自动血压测量仪基于示波器的分析可以通过检测不规律的脉律进而筛查房颤。研究结果表明通过自动血压测量仪筛查房颤较脉搏触诊更为准确,其筛查房颤的敏感性为 93%~100%,特异性为 86%~92%[12,13]。一款名为 WatchBP Home A 的自动血压测量仪经英国国立卫生与临床技术优化研究所(NICE)评估后认为较脉搏触诊更为经济有效[14]。

3. 心电图筛查 近年来心电图筛查领域可谓群雄并起,涌现了如单导联手持心电图记录仪、无创长程心电记录仪、心脏植入性治疗器械、植入式心电事件记录仪等房颤筛查的新技术。

(1) 单导联手持心电记录仪:Kaleschke 等[15]在 4 个中心连续入选 508 例患者。每例患者记录了标准的 12 导联心电图和自觉出现症状后激活的手持单导联心电记录仪(Omron HeartScan 801w,图 2-5-1,见插页)所记录的心电图。结果发现由患者激活的单导联心电图具有较高的房颤检出率及准确性,其筛查房颤的敏感性为 99%,特异性为 96%。STROKESTOP 研究对瑞士 2 个地区半数的 75~76 岁人群(7173 例)进行了大规模筛查,对无房颤的参与者,采用手持单导联心电记录仪(Zenicor 单导联心电记录仪,图 2-5-2,见插页)每日两次或有心悸不适时手动记录心电图,进行连续 2 周的监测。结果发现 3.0% 的新发房颤者,新检出的房颤患者中只有 0.5% 通过单次心电图或普通 Holter 确诊[16]。

(2) 无创长程心电记录仪:Michael 等为评估 Zio patch 心电记录仪(图 2-5-3,见插页)与 Holter 对房颤的诊断共纳入 74 例阵发性房颤患者,同时给予患者 Zio patch 和 Holter 检测房颤,并要求患者佩戴 Zio patch 两周,Holter 一天。研究发现在总的佩戴时间内,Zio patch 较 Holter 多检测出 18 例房颤患者且检出 21 例不同于 Holter 诊断的房颤类型(阵发性或持续性)。该研究表明在房颤的检测上,Zio patch 较传统的 Holter 更为敏感[17]。另一项纳入 146 例患者为对比 Zio patch 与 Holter 对心律失常事件检测敏感性的研究中,发现在总的佩戴时间内 Zio patch 检测到 96 例心律失常事件,而 Holter 检测到 61 例心律失常事件($P<0.001$)[18]。说明新型 Zio patch 与 Holter 相比可检测到更多的心律失常事件。

EMBRACE 研究是一项多中心随机对照研究,入选 572 例无房颤病史的隐源性卒中或 TIA 患者,分别纳入 30 天佩戴无创穿戴式长程心电监测仪(可连续记录 30d 的心脏事件)的干预组或 24 小时 Holter 的对照组。研究结果显示干预组中房颤的检出率为 16.1% 而对照组仅为 3.2%($P<0.001$)[19]。该研究结果表明穿戴式长程心电监测仪在筛查房颤上明显优

于传统的 24 小时 Holter。

(3) 心脏植入性治疗器械:心脏植入性治疗器械包括起搏器、植入型心律转复除颤器(ICD)和心脏再同步治疗,心脏植入性治疗器械不仅可以治疗心律失常,同时也能够提供长时间、随时随地的心电监测数据,使得终身心电监测成为可能。心脏植入器械大多有心房感知电极,因此具有检测房颤的优势。近年来通过心脏植入性治疗器械检测房颤已成为研究热点。ASSERT 研究纳入来自 23 个国家 2580 例新近植入起搏器或 ICD 的患者,随访 3 个月,发现 10.1% 患者的起搏装置检出亚临床房颤(定义为心房率≥190 次 / 分,持续 5 分钟以上且未合并任何临床症状的房性心律失常),这些患者在平均 2.5 年的随访期间发生临床房颤的风险比未发生亚临床房颤的患者增加 5.6 倍。多因素分析结果显示术后 3 个月发生无症状房颤的患者发生卒中的风险增加至少 2.5 倍[20]。SOS AF 研究对 10016 例起搏器植入患者平均随访 24 个月,43% 的患者出现持续≥5 分 / 天的房颤负荷,研究者将房颤负荷分成以下 5 组:5 分 ~1 小时、1~6 小时、6~12 小时、12~23 小时、≥23 小时,同时将房颤 <5 分 / 天作为对照组。Cox 多因素回归分析证明房颤负荷是缺血性脑卒中的一个预测因子,且房颤负荷≥1 小时 / 天,预测缺血性脑卒中的风险比最高[21]。MOST 研究亚组分析纳入 312 例MOST 试验研究患者,在超过 27 个月的随访期间,51.3% 的患者存在心房率 >220 次 / 分且持续至少 5 分钟以上的心房高频事件(AHRE)。结果显示,AHRE 是总死亡率、死亡、非致死性卒中和房颤的独立预测因素[22]。

此外心脏植入性治疗器械的远程监测同样惠及房颤的筛查。CONNECT 研究结果表明远程监测大幅度缩短事件发生到干预的时间,ICD 远程监测组从发现超过 12 小时的房颤事件开始治疗的时间间隔仅是常规随访组的近 1/5(4.6 天对 22 天,P<0.001)[23]。经研究证实,远程监测可降低新发房颤患者卒中的住院率及医疗花费[24]。

通过心脏植入性治疗器械监测房颤也存在其不足之处,当房颤的发作时间非常短时,可能因检测不到而出现假阴性;心房导线的过感知或远场感知可能导致假阳性;此外有时房性心动过速或心房扑动也会被当成房颤进行诊断[25]。2016 年 ESC 房颤管理指南推荐定期进行起搏器及 ICD 程控以监测心房高频事件。发现心房高频事件后应进一步行 Holter 检查确认房颤事件,后行房颤治疗(Ⅰ,B)[4]。

(4) 植入式心电事件记录仪(ICM):ICM 是一种植入式、可由患者或自动激活的监测系统,用于记录皮下心电图,能提供长达 3 年的持续性心电监测。随着心电监护技术的不断发展,ICM 已作为长程心电监测的方法之一应用于临床。CRYSTAL-AF 试验是一项前瞻性全球多中心随机临床试验,入选 441 例不明原因的卒中患者,所有患者在卒中 90 天内接受至少 24 小时的标准心脏监测,其中一半患者随后使用 ICM 监测 3 年。研究结果显示,ICM 的房颤检出率明显优于传统随访方法,和对照组相比,ICM 在 6 个月 ~3 年内使房颤诊断率提高了 5~7 倍[26]。此外 PREDATE-AF,REVEAL AF,SURPRISE 以及 ASSERT-Ⅱ 的研究结果均表明 ICM 具有较高的房颤检出率。以上结果提示,在房颤高风险患者中,应用 ICM 进行持续监测有利于房颤的早期诊断。因此 2016 年 ESC 房颤管理指南推荐,在卒中患者中,如果普通心电图或 Holter 没有检测到房颤,应该考虑长程非侵入性的心电监测或植入式心电记录仪以筛查房颤(Ⅱa)[4]。

4. 人工智能助力房颤筛查 近年来人工智能的发展及数码媒体平台的兴起极大的改变了患者的行为并加速了当今医疗卫生的发展。近期的研究结果显示人工智能同样惠及房颤的筛查。2013年Lau等[27]研究发现通过智能手机应用程序所记录的单导联心电图(iPhone ECG,图2-5-4,见插页)可用于筛查无症状房颤并预防卒中。为了评估iPhone ECG诊断房颤的敏感性及特异性并对算法进行优化,研究纳入109例患者,在行12导联心电图检查的6小时中,同时对患者进行iPhone ECG记录,随后将记录分别发给医师A和B,并将由第三名心内科医师对12导联心电图的诊断作为实际心律。研究发现医师A和B均能通过iPhone ECG所记录的心电图做出高灵敏度及特异度的诊断。经过优化后的iPhone ECG算法诊断房颤的敏感性为100%、特异性为97%。该研究表明通过iPhone所记录的单导联ECG诊断房颤的灵敏度和特异度均很高,随着智能手机的普及,该方法也将成为理想的社区房颤筛查手段。

AliveCor手持单导联心电图记录系统是一种基于iPad或iPhone平台的心电监测设备,具备两个触感器,通过干电极采集、记录双极肢体I导联心电图(图2-5-5,见插页)。采用房颤自动检测算法进行心律分析。目前已被美国食品和药品监督管理局(FDA)批准用于房颤筛查。REHEARSE-AF研究纳入65岁以上、CHA_2DS_2-VASc评分≥2、既往无房颤诊断、尚未接受抗凝治疗,且无抗凝药物禁忌的1003例患者,随机分为接受12个月远程AliveCor心电记录的干预组或就诊时行常规心电图检查的对照组。应用AliveCor记录仪的患者,12个月内每周至少两次监测单导联心电图(30秒),通过互联网传送给研究人员进行分析。随访12个月,干预组共有19例(3.8%)患者被检出房颤,而对照组只有5例,每例房颤的检出费用约为8255英镑(7.5万)[28]。

2018年Joseph等[29]报道了一项通过智能手表表带筛查房颤的研究。KardiaBand(KB)系统是将检测心律的仪器精简微化到表带上(图2-5-6,见插页),用户将自己的手指放在KB表带的感知电极上即可实时记录心律。KB随即通过蓝牙将数据发送给苹果手表,再通过APP的人工智能算法将心律标记为窦性心律、房颤心律和未分类心律。一旦APP检测到房颤心律将及时提醒用户或发送给医生。研究纳入100例房颤患者,在其进行复律前行12导联心电图检查和KB记录,如果患者进行复律,则记录其复律后的心电图及KB,并对KB分析结果和12导联心电图结果进行对比。结果发现与心电图相比,KB检测房颤的敏感性为93%,特异性为84%,K系数为0.77。而由内科医师解读KB结果的敏感性为99%,特异性为83%,K系数为0.83。研究结果显示,内科医师根据KB记录的结果可以较准确的识别房颤和窦性心律,该项技术便捷有效,将有助于房颤患者的筛查。

上述人工智能、无线、无创心律检测方法的诞生,使得患者能够随时随地记录自身的心律并接受反馈。不仅可促进患者接受抗凝治疗并起到预防卒中效果,同时能够促进移动医疗与数据收集的推广及普及,未来必将引领房颤筛查与一级预防的新趋势。

三、国内研究现状

1. 人工智能在国内房颤筛查中的研究现状 国际上通过人工智能筛查房颤的研究正在紧锣密鼓的进行中,国内相关研究也接轨国际如火如荼。2016年来自香港大学的Chan等[30]评估了智能手机应用——Cardiio Rhythm(图2-5-7,见插页)筛查房颤的性能。研究中通过AliveCor心脏监测器记录单导联心电图,且由两名心脏病专家查看后提供参照。同时使用智能手机应用Cardiio Rhythm记录脉搏。最终在所纳入的1013例受试者中有2.76%的患者被确诊为房颤。结果显示,Cardiio Rhythm诊断房颤的灵敏度高于AliveCor心脏监测器(92.9% 对 71.4%)。两者特异性相当(97.7% 对 99.4%),Cardiio Rhythm 阳性预测值低于 AliveCor;两者的阴性预测值均较高(99.8% 对 99.2%)。鉴于 Cardiio Rhythm 优异的灵敏度和特异度以及智能手机的普及,作者认为 Cardiio Rhythm 应用程序可作为房颤筛查准确可靠的工具。

武汉亚洲心脏病医院的苏晞等应用 AliveCor 手持单导联心电图记录系统在医院及诊所进行机会性房颤筛查用以评价 AliveCor 手持单导联心电图记录系统诊断房颤的准确性,并分析了在医疗场所进行房颤机会性筛查的人群特征。研究人员同时于武汉市 2 个社区门诊、武汉亚洲心脏病医院门诊应用 AliveCor 手持单导联心电图记录系统进行筛查。研究共纳入 1742 名自愿参与者,共筛查出房颤心律者 116 例,房颤筛查率为 6.7%,其中初次诊断房颤患者 106 例(6.1%)。根据 AliveCor 记录的图形及心电图自动分析报告由医疗助理做出正确诊断者 1730 人,所有房颤心律均被 AliveCor 正确识别。12 例筛查者因心电振幅过低或频发房性早搏节律不整,AliveCor 未能正确诊断,需由心脏专科医师做出心电图诊断(0.7%),该研究认为 AliveCor 手持单导联心电图记录系统诊断房颤便捷、高效、准确,可用于大规模人群房颤的筛查[31]。

2. 房颤筛查技术之中国造　在国际房颤筛查技术不断升级与创新的时代风口,国内自主研发的房颤筛查技术也在奋勇向前。"掌上心电"是由南京熙健信息技术有限公司生产的动态心电记录仪,已经获得中国国家食品药品监督管理总局(CFDA)和欧盟 CE(医疗器械指令)认证检测资质,产品包括贴片式动态心电记录仪、卡片式心电记录仪、穿戴式心电记录仪和手持式心电记录仪。来自南京医科大学附第一附属医院的蔡铖等[32]用传统动态心电图和"掌上心电"对房颤射频消融术后患者的心律情况进行随访监测,比较两种方式的有效性及依从性,研究回顾性分析了 52 例行房颤射频消融的患者,分别同时应用 24h 动态心电图和掌上心电随访其术后 12 个月以内有无房性心律失常事件发生。随访期间共收集 169 份动态心电图和 1218 份掌上心电图记录,动态心电图和掌上心电所诊断的房颤射频消融术后房性心律失常的发生率分别为 20.4% 和 46.3%,差异具有统计学意义(P= 0.004)。掌上心电对房性心律失常事件检测的灵敏度为 86.2%,准确度为 92.6%,阴性预测值为 86.2%,均高于动态心电图。共收到 175 份《掌上心电使用情况调查问卷》的问卷反馈,大部分患者认为掌上心电更节约时间、性价比更高、更能了解自己病情。该研究结果提示掌上心电作为一种房颤射频消融术后的随访手段,其对房性心律失常事件的检测效能在随访 12 个月后显著优于动态心电图,甚至其灵敏度、准确度、阴性预测值均高于动态心电图。同时,大部分患者认为相较于传统动态心电图,掌上心电更为便捷、经济、易于接受。然而掌上心电仍然有其局限性:①其使用需要和智能手机结合,部分高龄患者无法掌握其使用方法;②掌上心电只能得到单一导联心电图,对心律失常精确定位和心肌缺血的诊断价值有限;③心电采集过程需要电极贴片,对患者的使用产生了一定的限制[32]。Smartpatch 是由我国上海恩识医疗科技有限公司自主研发的一款无线、无创、具有防水功能的超长时程动态心电记录仪(图 2-5-8),可连续记录 14 天的动态心电图。来自中国医学科学院阜外医院的王倩等[33]纳入 30 例患者以验证 Smartpatch 在心律失常方面的诊断价值,结果表明 Smartpatch 较 24 小时 Holter 的房颤检出率更高(Smartpatch 共检测出 3 例房颤患者,Holter 检测出 0 例)。

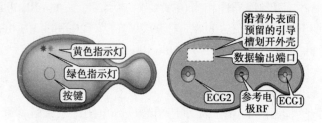

图 2-5-8　Smartpatch 正反面示意图

正面显示按键位置及指示灯,可进行记录操作及观察记录状态。反面显示
电极位置及数据传输口,ECG1 和 ECG2 为信号输入电极,RF 为参考电极,
划开硅胶外壳可露出数据输出口与电脑接口连接进行数据传输[33]

四、研究展望

房颤相关卒中是死亡的主要原因,同时也是疾病负担的首要原因。2017 年由 AF-SCREEN 国际协作组发布的《心房颤动筛查》白皮书在 *Circulation* 网站正式发布,其明确指出在 65 岁及以上人群筛查无症状性心房颤动并给予抗凝药物治疗,每年可避免成千上万的卒中事件[34]。可防可治的房颤,须有筛查技术做保驾。以家庭为单位的房颤筛查、院外监护和救治网络将是今后的发展方向,而与之相应的可提供智能化、及时、便捷、准确、有效、无创、持续的房颤筛查技术将是今后研究的主题和发展趋势。

参 考 文 献

[1] Haim M,Hoshen M,Reges O,et al. Prospective national study of the prevalence,incidence,management and outcome of a large contemporary cohort of patients with incident non-valvular atrial fibrillation. J Am Heart Assoc,2015,4:e001486.

[2] Lowres N,Neubeck L,Redfern J,et al. Screening to identify unknown atrial fibrillation. A systematic review. Thromb Haemost,2013,110:213-222.

[3] Hu D,Sun Y. Epidemiology,risk factors for stroke,and management of atrial fibrillation in China. J Am Coll Cardiol,2008,52:865-868.

[4] Kirchhof P,Benussi S,Kotecha D,et al. 2016 ESC Guidelines for the management of atrial fibrillation developed in collaboration with EACTS. Eur Heart J,2016,37:2893-2962.

[5] Boriani G,Valzania C,Biffi M,et al. Asymptomatic lone atrial fibrillation - how can we detect the arrhythmia? Curr Pharm Des,2015,21:659-666.

[6] Hart RG,Pearce LA,Aguilar MI. Meta-analysis:antithrombotic therapy to prevent stroke in patients who have nonvalvular atrial fibrillation. Ann intern Med,2007,146:857-867.

[7] 郭继鸿. 百年盛誉再创辉煌——纪念心电图临床应用一百周年. 中华医学杂志,2002,82:1225-1226.

[8] Holter NJ,Generelli JA. Remote recording of physiological data by radio. Rocky Mt Med J,1949,46:747-751.

[9] Mairesse GH,Moran P,Van Gelder IC,et al. Screening for atrial fibrillation:a European Heart Rhythm Association (EHRA) consensus document endorsed by the Heart Rhythm Society (HRS),Asia Pacific Heart Rhythm Society (APHRS),and Sociedad Latinoamericana de Estimulacion Cardiaca y Electrofisiologia (SOLAECE). Europace,2017,19:1589-1623.

[10] Morgan S,Mant D. Randomised trial of two approaches to screening for atrial fibrillation in UK general

practice. Br J Gen Pract,2002,52:373-374,377-380.

［11］ Harris K,Edwards D,Mant J. How can we best detect atrial fibrillation?J R Coll Physicians Edinb,2012,42:5-22.

［12］ Wiesel J,Wiesel D,Suri R,et al. The use of a modified sphygmomanometer to detect atrial fibrillation in outpatients. Pacing Clin Electrophysiol,2004,27:639-643.

［13］ Wiesel J,Fitzig L,Herschman Y,et al. Detection of atrial fibrillation using a modified microlife blood pressure monitor. Am J Hypertens,2009,22:848-852.

［14］ Willits I,Keltie K,Craig J,et al. WatchBP Home A for opportunistically detecting atrial fibrillation during diagnosis and monitoring of hypertension:a NICE Medical Technology Guidance. Appl Health Econ Health policy,2014,12:255-265.

［15］ Kaleschke G,Hoffmann B,Drewitz I,et al. Prospective,multicentre validation of a simple,patient-operated electrocardiographic system for the detection of arrhythmias and electrocardiographic changes. Europace, 2009,11:1362-1368.

［16］ Svennberg E,Engdahl J,Al-Khalili F,et al. Mass Screening for Untreated Atrial Fibrillation:The STROKESTOP Study. Circulation,2015,131:2176-2184.

［17］ Rosenberg M A,Samuel M,Thosani A,et al. Use of a noninvasive continuous monitoring device in the management of atrial fibrillation:a pilot study. Pacing Clin Electrophysiol,2013,36:328-333.

［18］ Barrett P M,Komatireddy R,Haaser S,et al. Comparison of 24-hour Holter monitoring with 14-day novel adhesive patch electrocardiographic monitoring. Am J Med,2014,127:95 e11-97.

［19］ Gladstone D J,Spring M,Dorian P,et al. Atrial fibrillation in patients with cryptogenic stroke. New Engl J Med,2014,370:2467-2477.

［20］ Healey J S,Connolly S J,Gold M R,et al. Subclinical atrial fibrillation and the risk of stroke. New Engl J Med,2012,366:120-129.

［21］ Boriani G,Glotzer T V,Santini M,et al. Device-detected atrial fibrillation and risk for stroke:an analysis of >10 000 patients from the SOS AF project (Stroke preventiOn Strategies based on Atrial Fibrillation information from implanted devices). Eur Heart J,2014,35:508-516.

［22］ Glotzer TV,Hellkamp AS,Zimmerman J,et al. Atrial high rate episodes detected by pacemaker diagnostics predict death and stroke:report of the Atrial Diagnostics Ancillary Study of the MOde Selection Trial(MOST) ［J］. Circulation,2003,107:1614-1619.

［23］ Crossley G H,Boyle A,Vitense H,et al. The CONNECT (Clinical Evaluation of Remote Notification to Reduce Time to Clinical Decision)trial:the value of wireless remote monitoring with automatic clinician alerts ［J］. J Am Coll Cardiol,2011,57:1181-1189.

［24］ Piccini J P,Mittal S,Snell J,et al. Impact of remote monitoring on clinical events and associated health care utilization:A nationwide assessment. Heart rhythm,2016,13:2279-2286.

［25］ Plummer CJ,Mccomb JM,Trial SA. Detection of atrial fibrillation by permanent pacemakers:observations from the STOP AF trial［J］. Card Electrophysiol Rev,2003,7:333-340.

［26］ Sanna T,Diener HC,Passman RS,et al. Cryptogenic stroke and underlying atrial fibrillation. New Engl J Med,2014,370:2478-2486.

［27］ Lau J K,Lowres N,Neubeck L,et al. iPhone ECG application for community screening to detect silent atrial fibrillation:a novel technology to prevent stroke. Intern J Cardiol,2013,165:193-194.

［28］ Halcox J P J,Wareham K,Cardew A,et al. Assessment of Remote Heart Rhythm Sampling Using the AliveCor Heart Monitor to Screen for Atrial Fibrillation:The REHEARSE-AF Study. Circulation,2017,136:1784-1794.

［29］Bumgarner J M,Lambert C T,Hussein A A,et al. Smartwatch Algorithm for Automated Detection of Atrial Fibrillation. J Am Coll Cardiol,2018,71:2381-2388.

［30］Chan PH,Wong CK,Poh YC,et al. Diagnostic performance of a smartphone-based photoplethysmographic application for atrial fibrillation screening in a primary care setting. J Am Heart Assoc,2016,5(7): pii: e003428.

［31］苏晞,张劲林,韩宏伟,等 . 单导联心电图记录系统进行心房颤动机会性筛查的首个国内经验 . 中华心律失常学杂志,2017,21:485-488.

［32］蔡铖,杨刚,孙国珍等 . 家庭式心电监测仪在心房颤动患者导管消融术后的随访应用 . 中华心律失常学杂志,2017,21:331-335.

［33］王倩,唐闽,张竞涛,等 . 超长时程动态心电图对心律失常的诊断价值 . 中华心律失常学杂志,2015,19:385-387.

［34］Freedman B,Camm J,Calkins H,et al. Screening for atrial fibrillation:a report of the AF-SCREEN International Collaboration. Circulation,2017,135:1851-1867.

三、脑卒中预防治疗研究进展

1. 左心耳封堵研究进展

作　　者：黄鹤
作者单位：武汉大学人民医院心内科

心房颤动(房颤)是临床上常见的持续性心律失常,其最为严重的并发症为缺血性脑卒中,显著增加致残率和致死率。长期以来,口服抗凝药物是房颤患者预防血栓栓塞事件的主要方法。然而,由于长期口服抗凝治疗的诸多弊端和不足,真实世界中房颤患者接受口服抗凝药物治疗的比例严重不足。左心耳是房颤患者血栓形成的重要部位。近年来,左心耳封堵在国内外发展迅速,已成为血栓栓塞风险高危的房颤患者的重要治疗方法。

一、左心耳与房颤卒中

左心耳位于左上肺静脉与左心室游离壁之间,是胚胎时期原始左心房的残余,呈狭长、弯曲的管状形态。房颤患者左心耳口部增大,呈球形或半球形改变,失去有效的规律收缩,心耳壁的内向运动难以引起足够的左心耳排空,导致左心耳血流速度降低,血液在左心耳淤积,进而形成血栓的病理基础[1,2]。与发育成熟的左心房不同,左心耳内有丰富的梳状肌及肌小梁,易使血流产生漩涡和流速减慢,也是促使血栓形成的条件。

除了左心耳的结构与功能改变外,左心耳的形态也与房颤卒中相关。既往研究根据影像学结果(测量长度、角度及分叶数等结构特点)将左心耳形态分成四类:"鸡翼形"(chicken wing)、"仙人掌形"(cactus)、"风袋形"(windsock)和"菜花形"(cauliflower),其中鸡翼形比例最多,占48%,其卒中/短暂性脑缺血发作(TIA)发生率显著低于其他形态左心耳患者[3]。国内研究也显示,中国房颤患者左心耳约半数为"鸡翼形",且非"鸡翼形"左心耳是房颤患者卒中的独立预测因子[4]。尸检和超声学研究提示,非瓣膜病房颤患者90%以上心源性血栓形成于左心耳。

二、国外研究现状

PLAATO左心耳封堵器系统于2001年最早应用于临床,一项纳入64例患者的临床研究随访5年发现,脑卒中/短暂性脑缺血发生率为3.8%/年,显著低于CHADS2评分预测的年发生率 6.6%/ 年,提示左心耳封堵可有效预防房颤卒中[5]。

Watchman 是临床应用最多的左心耳封堵器系统,ASAP 注册研究显示,对于口服抗凝药物有禁忌或不能耐受抗凝药物的房颤患者,植入 Watchman 封堵器预防房颤卒中是有效的[6]。由 Mayo 医学中心牵头,59 个研究中心参与,共纳入美国和欧洲的 707 例患者的 PROTECT-AF 随访 18 个月结果显示,Watchman 封堵器预防脑卒中的有效性不劣于长期华法林抗凝治疗[7]。Protect AF 研究平均 3.8 年长期随访结果显示,Watchman 封堵器在预防卒中、体循环栓塞和心血管死亡的复合终点上优于华法林,在预防心血管性死亡和全因死亡的终点上也优于华法林[8]。为进一步证实 WATCHMEN 封堵器预防房颤卒中的有效性,另一项比较 Watchman 封堵器与华法林抗凝治疗的随机、对照临床试验 PREVAIL 研究随访 18 个月结果证实,对于非瓣膜性房颤患者,左心耳封堵术的有效性不劣于华法林[9]。PREVAIL 研究 5 年结果显示,左心耳封堵组主要终点(卒中、系统性栓塞、心血管死亡 / 不明原因死亡)没有达到非劣效性标准,但次要终点(器械置入 7 天后缺血性卒中以及系统性栓塞)达到了非劣效性标准。将 Protect AF 和 PREVAIL 两个临床研究的长期随访结果汇总分析发现,左心耳封堵较华法林可明显减少出血性卒中、心血管死亡 / 不明原因死亡、全因死亡、非手术相关的大出血,此外,左心耳封堵对致残性 / 致死性卒中的预防作用更为突出,与华法林相比,左心耳封堵可使该类严重卒中事件减少 55%[10]。

AMPLATZER Cardiac Plug(ACP)封堵器结构与 PLAATO 和 Watchman 封堵器不同,为双碟样结构。由 22 个中心参与,共入选 1047 例患者,平均随访 13 个月的多中心临床试验结果显示,植入 ACP 左心耳封堵器患者年血栓栓塞事件发生率为 2.3%,较预期发生率降低 59%,年大出血事件发生率为 2.1%,较预期发生率降低 61%,提示 ACP 封堵器可有效预防房颤卒中[11]。这些研究结果提示左心耳封堵对非瓣膜性房颤患者的卒中预防效果与华法林相当,除了明显减少大出血,特别是出血性卒中,左心耳封堵治疗的致残或致死事件也少于华法林。

安全性方面,EWOLUTION 注册研究证实,随着经验积累,LAA 封堵植入成功率增加,围术期并发症发生率降低:植入后 7 天内严重不良事件发生率在 PROTECT-AF、CAP、PREVAIL 和 EWOLUTION 研究中分别为 8.7%、4.1%、4.2% 和 2.7%[12]。此外,纳入美国 169 个医疗中心、3822 例患者的 WATCHMAN 上市后临床注册研究显示,围术期总的相关不良事件发生率仅为 1.36%,而导致死亡的比例为 0.104%,表明目前左心耳封堵技术的安全性是可接受的[13]。

三、国内研究现状

2013 年 3 年,北京阜外医院、武汉大学人民医院在国内率先开展左心耳封堵术。尽管我国左心耳封堵治疗较国外起步较慢,但发展十分迅速,全国范围内 28 个省份、140 余中心、约 4000 例房颤患者已接受了左心耳封堵治疗。

2014 年 3 月,武汉大学人民医院黄从新教授牵头组织了国产 LAmbre 左心耳封堵器预防房颤患者脑卒中的有效性和安全性的前瞻性、多中心临床研究,共入选 12 个中心、153 例病例,结果显示围术期严重并发症发生率仅为 3.3%,随访 1 年期间缺血性脑卒中的实际发生率为 1.3%,较根据患者 CHADS2 评分预测的卒中发生率 6.4% 降低 80%。研究结果提示中国房颤患者行左心耳封堵治疗安全、有效的[14]。

武汉亚洲心脏病医院苏晞教授等回顾性分析了真实世界中 Watchman 装置作为非瓣膜性房颤患者脑卒中一级和二级预防的安全性和有效性。122 例患者中 115 例尝试进行左心耳封堵，其中一级预防 68 例，二级预防 47 例。二级预防组患者 CHA_2DS_2-VASc 评分和 HASBLED 评分均显著高于一级预防组患者。研究结果表明，两组 Watchman 左心耳封堵术都获得很高的植入成功率（一级预防组 98.53%，二级预防组 100%）和较低的并发症发生率，脑卒中发生事件在两组中也都处于低水平（一级预防组 1.47%，二级预防组 2.13%）。研究结果提示中国房颤患者通过经皮左心耳封堵术进行脑卒中的一级预防与二级预防是安全可行的[15]。

宁波市第一医院储慧民教授等探讨了导管消融和左心耳封堵一站式治疗的效果。该研究入选 82 例患者，分先导管消融再左心耳封堵组和先左心耳封堵再导管消融组，封堵器选择 Watchman 装置，研究发现，两组患者左心耳完全封堵的比例、安全性和平均随访 11.2 个月期间导管消融成功率无显著差异，但先导管消融再左心耳封堵组随访期间封堵器残余漏的发生率高于先左心耳封堵再导管消融组[16]。研究结果提示，房颤导管消融和左心耳封堵一站式治疗时先行左心耳封堵可能更为合理。

四、展望

左心耳封堵预防房颤患者血栓栓塞事件的临床应用已历经 10 余年，通过经验的不断积累和器械技术的改进，其安全性和有效性已得到初步证实。但是左心耳封堵术作为一项新技术，仍有诸多争论需要进一步研究明确：①目前左心耳封堵与抗凝药物治疗的随机、对照临床试验证据主要来自 Protect AF 和 PREVAIL 两个临床研究，且均使用 Watchman 装置，尚需更多高质量临床试验结果证实左心耳封堵术的远期疗效和安全性；②目前新型口服抗凝药物已广泛应用于临床，大量临床证据提示其有效性和安全性优于华法林，被相关指南推荐为口服抗凝的首选、一线药物，但缺乏其与左心耳封堵直接对比的高质量临床证据；③左心耳封堵术后抗栓治疗策略目前尚不明确。回顾性研究结果提示不同抗栓策略似乎不影响术后血栓栓塞事件，但需前瞻性临床试验证实[17]；④部分患者术后封堵器表面可形成血栓，可能增加患者脑卒中风险[18]。如何识别相关危险因素，减少封堵器表面血栓形成，早期发现并正确处理封堵器表面血栓具有重要意义；⑤房颤仅为卒中的发生机制之一，左心耳封堵治疗的"局部"干预理论上不能预防其他原因导致的卒中。因此，十分有必要进一步研究、筛选治疗获益最大的患者人群，以充分发挥该技术的临床作用。

总之，从目前的实践和临床研究来看，随着左心耳封堵器械的进步以及经验的积累，左心耳封堵可作为房颤患者预防血栓栓塞事件的重要措施之一。临床医生在充分认识左心耳封堵适应证的基础上，合理应用左心耳封堵治疗。未来仍需进一步深化左心耳封堵的临床研究，提高左心耳封堵预防房颤患者血栓栓塞的治疗质量。

参 考 文 献

[1] Lee JM, Shim J, Uhm JS, et al. Impact of increased orifice size and decreased flow velocity of left atrial appendage on stroke in nonvalvular atrial fibrillation. Am J Cardiol, 2014, 113:963-969.

[2] Iwama M, Kawasaki M, Tanaka R, et al. Left atrial appendage emptying fraction assessed by a feature-tracking echocardiographic method is a determinant of thrombus in patients with nonvalvular atrial fibrillation. J

Cardiol,2012,59:329-336.

[3] Di Biase L,Santangeli P,Anselmino M,et al. Does the left atrial appendage morphology correlate with the risk of stroke in patients with atrial fibrillation? Results from a multicenter study. J Am Coll Cardiol,2012,60:531-538.

[4] Kong B,Liu Y,Hu H,et al. Left atrial appendage morphology in patients with atrial fibrillation in China: implications for stroke risk assessment from a single center study . Chin Med J(Engl),2014,127:4210-4214.

[5] Block PC,Burstein S,Casle PN,et al. Percutaneous left atrial appendage occlusion for patients in atrial fibrillation suboptimal for warfarin therapy. 5-year results of the PLAATO study. JACC Cardiovasc Interv, 2009,2:594-600.

[6] Reddy VY,Möbius-Winkler S,Miller MA,et al. Left atrial appendage closure with the watchman device in patients with a contraindication for oral anticoagulation:The ASAP Study (ASA Plavix Feasibility Study with Watchman Left Atrial Appendage Closure Technology). J Am Coll Cardiol,2013,61:2551-2556.

[7] Holmes D,Reddy V,Turi Z,et al. Percutaneous closure of the left atrial appendage versus warfarin therapy for prevention of stroke in patients with atrial fibrillation:a randomised non-inferiority trial. Lancet,2009,374: 534-542.

[8] Reddy VY,Sievert H,Halperin J,et al. Percutaneous left atrial appendage closure vs warfarin for atrial fibrillation:a randomized clinical trial. JAMA,2014,312:1988-1998.

[9] Holmes DR Jr,Kar S,Price MJ,et al. Prospective randomized evaluation of the watchman left atrial appendage closure device in patients with atrial fibrillation versus long-term warfarin therapy:The PREVAIL Trial. J Am Coll Cardiol,2014,64:1-12.

[10] Reddy VY,Doshi SK,Kar S,et al. 5-Year Outcomes after left atrial appendage closure:From the PREVAIL and PROTECT AF Trials. J Am Coll Cardiol,2017,70:2964-2975.

[11] Tzikas A,Shakir S,Gafoor S,et al. Left atrial appendage occlusion for stroke prevention in atrial fibrillation: multicentre experience with the AMPLATZER Cardiac Plug. Euro Intervention,2016,11:1170-1179.

[12] Boersma LV,Schmidt B,Betts TR,et al. Implant success and safety of left atrial appendage closure with the WATCHMAN device:peri-procedural outcomes from the EWOLUTION registry. Eur Heart J,2016,37:2465-2474.

[13] Reddy VY,Gibson DN,Kar S,et al. Post-Approval U.S. experience with Left atrial appendage closure for Stroke Prevention in Atrial Fibrillation. J Am Coll Cardiol,2017,69:253-261.

[14] Huang H,Liu Y,Xu Y,et al. Percutaneous left atrial appendage closure with the lambre device for stroke prevention in atrial fibrillation:a prospective,multicenter clinical Study. JACC Cardiovasc Interv,2017,10: 2188-2194.

[15] Chen Y,Zhang Y,Huang W,et al.Primary and secondary stroke prevention using left atrial appendage closure with watchman devices in atrial fibrillation patients:A Single Center Experience from Mainland China. Pacing Clin Electrophysiol,2017,40:607-614.

[16] Du X,Chu H,He B,et al. Optimal combination strategy of left atrial appendage closure plus catheter ablation in a single procedure in patients with nonvalvular atrial fibrillation. J Cardiovasc Electrophysiol. 2018 May 4.

[17] Boersma LV,Ince H,Kische S,et al. Efficacy and safety of left atrial appendage closure with WATCHMAN in patients with or without contraindication to oral anticoagulation:1-Year follow-up outcome data of the EWOLUTION trial. Heart Rhythm,2017,14:1302-1308.

[18] Fauchier L,Cinaud A,Brigadeau F,et al. Device-related thrombosis after percutaneous left atrial appendage occlusion for atrial fibrillation. J Am Coll Cardiol,2018,71:1528-1536.

2. 抗凝药临床应用研究进展

作　　者：杨艳敏　任佳梦
作者单位：中国医学科学院阜外医院心内科

一、心房颤动患者的卒中预防与非维生素 K 拮抗口服抗凝药的简介

心房颤动(房颤)是最常见的心律失常之一。在人群中的发病率为 1%~2%。根据 2004 年发表的中国数据,我国 30~85 岁居民房颤患病率为 0.77%,其中 80 岁以上人群患病率达 30%以上。

非瓣膜病房颤占房颤患者的绝大多数。在瓣膜病中,二尖瓣狭窄患者房颤的患病率最高,约占 40%。其次为二尖瓣关闭不全、三尖瓣病变和主动脉瓣病变。在发展中国家,房颤合并瓣膜性心脏病仍较为常见。

血栓栓塞性并发症是房颤致死、致残的主要原因,而卒中是最常见的表现类型。在非瓣膜病房颤患者中,缺血性卒中的年发生率约 5%,是无房颤患者的 2~7 倍,而瓣膜病房颤卒中发生率是无房颤患者的 17 倍,随着年龄的增长,风险进一步增高。发生卒中的风险在不同的房颤类型(阵发性、持续性、永久性房颤)是相似的。房颤所致卒中占所有卒中的 20%。在不明原因的卒中患者中应注意心电监测以明确是否存在房颤。研究数据表明房颤患者在相同的栓塞风险评分下,亚洲人群发生卒中风险高于非亚洲人群。房颤相关卒中与非房颤相关的卒中相比:症状重,致残率高,致死率高,易复发;死亡率 2 倍于非房颤相关的卒中;医疗费用 1.5 倍于非房颤相关卒中。

虽然已有确凿研究证据表明,抗凝治疗降低血栓栓塞事件风险及改善预后,但由于华法林诸多局限性,在非瓣膜病房颤中的应用始终不甚理想。

非维生素 K 拮抗口服抗凝药(non-vitamin K antagonist oral anticoagulants,NOACs)可特异性阻断凝血瀑布中某一关键环节,在保证抗凝疗效的同时显著降低出血风险。NOAC 克服了华法林的局限,具有稳定的剂量相关性抗凝作用,受食物和其他药物的影响小,应用过程中勿需常规监测凝血功能,便于患者长期治疗。2005 年 JAMA 杂志首次发表了 NOACs ——Ximelagatran 与华法林相比在房颤患者中预防卒中的国际多中心随机对照研究[1],研究显示 Ximelagatran 的预防卒中(缺血性或出血性)、体循环栓塞的有效性不劣于华法林,出血事件与华法林相比没有统计学差异,但是该药由于肝毒性的原因后来撤市。随后,随着大型临床研究结果公布,先前批准用于髋关节或膝关节置换术后预防深静脉血栓形成的直接凝血酶抑制剂达比加群酯以及 Xa 因子抑制剂利伐沙班,分别于 2010 年、2011 年获美国 FDA 批准用于非瓣膜性房颤,另外两种国内未上市 Xa 因子抑制剂阿哌沙班与艾多沙班也紧随其后获批。

二、国际研究现状

1. NOACs 在非瓣膜性房颤患者中的应用　　在房颤患者脑卒中的预防中,NOACs 是维生素 K 拮抗剂(vitamin K antagonists,VKAs)的替代品,而奠定 NOACs 在房颤卒中预防治疗地位的是下述五项大型全球多中心随机对照Ⅲ期临床试验:

(1) RE-LY 研究[2]提示,口服低剂量达比加群酯(110mg,2 次 / 日)预防房颤患者血栓栓塞事件的有效性与华法林相似,并可降低大出血的发生率,明显降低颅内出血的发生率;而大剂量达比加群酯(150mg,2 次 / 日)与华法林相比可进一步降低卒中和系统性血栓栓塞事件,大出血的发生率与华法林相近;且大剂量达比加群酯和华法林相比可以减少缺血性脑卒中。

(2) ROCKET-AF 研究[3]发现,利伐沙班(20mg,1 次 / 日)在预防非瓣膜病房颤患者血栓栓塞事件方面的疗效不劣于、甚至优于华法林,且具有更好的安全性。

(3) AVERROES 研究[4]表明,对于不适于华法林治疗的房颤患者,应用阿哌沙班(5 mg,2 次 / 日)较阿司匹林可更有效地预防卒中与全身血栓栓塞事件,且不增加严重出血的风险。

(4) ARISTOTLE 研究[5]发现,与调整剂量的华法林相比,阿哌沙班能够更为有效地降低卒中和体循环栓塞发生率,并降低出血事件的风险和全因死亡率。

(5) ENGAGE AF-TIMI 研究[6]提示,两种剂量的艾多沙班(60mg 或 30mg,1 次 / 日)预防房颤患者卒中和体循环栓塞的疗效不劣于华法林,但大出血和心血管死亡率均低于华法林,在卒中、体循环栓塞和心血管死亡率的复合终点方面,标准剂量艾多沙班(60mg,1 次 / 日)获益风险比优于华法林,而低剂量艾多沙班(30mg,1 次 / 日)与华法林相近。

以上的证据表明 NOAC 在卒中及体循环栓塞方面不劣于或优于华法林,大出血及颅内出血方面少于华法林,较华法林净获益增加。

达比加群的真实世界研究[7]显示两种剂量达比加群的卒中和体循环栓塞事件率和华法林没有显著差异,但是全因死亡、肺栓塞、颅内出血、心肌梗死的事件发生率均低于华法林。而 2018 年新发表在 JACC 的利伐沙班前瞻观察性全球真实世界研究[8]显示,服用利伐沙班的患者大出血发生率为 1.7%/ 人年(95%CI 1.5-2.0);全因死亡率为 1.9%/ 人年(95%CI 1.6-2.2);卒中或体循环栓塞为 1.0%/ 人年(95%CI 0.8-1.2);一年治疗后仍在服药的比率 77.4%。由此可见 NOAC 在真实世界中的疗效及安全性也得到了验证,与随机对照研究中的结论相似。

亚洲人群的真实世界数据[9]显示,与华法林相比,利伐沙班和达比加群均可显著降低缺血性卒中和体循环栓塞的风险(分别为 $P=0.0004$、$P=0.0006$)、颅内出血风险(分别为 $P=0.0007$、$P=0.0005$)、全因死亡(分别为 $P< 0.0001$、$P< 0.0001$),并且未发现两种 NOAC 在降低缺血性卒中或体循环栓塞、颅内出血、心肌梗死、全因死亡、胃肠道出血方面有统计学上的差别,但该研究的随访时间不足一年。

2010 年 ESC 房颤指南首次指出 NOAC 可以作为华法林的代替品用于卒中预防,但是要根据患者的出血风险选择合适的剂量。随着临床研究证据的增加,2014 年被 ACC/AHA/HRS 的房颤指南作为ⅠB 类推荐用于非瓣膜性房颤,2016 年 ESC 房颤指南将 NOACs 作为ⅠA 类推荐,对于新启动抗凝治疗的患者,如果没有禁忌证,鉴于 NOAC 较华法林的净获益增加,推荐优先选用 NOAC。

2. NOAC 在特殊情况下的应用

（1）房颤合并急性冠脉综合征（ACS）和（或）经皮冠状动脉介入治疗（PCI）的患者：房颤合并 ACS 或 ACS 合并房颤在临床中均较常见。房颤的卒中预防需要抗凝治疗；ACS 和（或）PCI 术后患者冠脉事件的预防需要抗血小板治疗；当房颤合并 ACS 和（或）PCI 时需要联合抗血小板与抗凝药物。在抗凝治疗基础上加用单个或双联抗血小板药物治疗可减少房颤卒中及冠脉事件的发生，但增加出血风险。联合抗栓治疗的方式、剂量及联合治疗的时程尚缺乏循证医学证据。目前的建议基于小规模研究、回顾性分析及专家共识。目前尚无有循证医学证据的统一用药方案。

一项基于华法林的联合抗栓治疗前瞻性研究[10]（WOEST）评价两联（华法林加氯吡格雷）与三联抗栓治疗（华法林加阿司匹林联合氯吡格雷）安全性及有效性的前瞻性研究，显示华法林加氯吡格雷组较三联抗栓的出血事件减少，并且栓塞等心血管事件亦较三联治疗减少。

另一项 2017 年公布的随机前瞻性评价联合抗栓策略在房颤合并 PCI 患者中的研究（PIONEER-PCI）[11]评价三种不同的联合抗栓治疗方法的安全性及有效性。研究显示两种不同剂量利伐沙班（利伐沙班每日 15mg 加氯吡格雷；利伐沙班每次 2.5mg，每日两次，联合双联抗血小板）比传统的三联抗栓（华法林加双联抗血小板）减少 TIMI 大出血、小出血或临床相关出血。虽然在疗效指标方面，卒中、心肌梗死、心血管死亡事件三组间无显著差异，但是有效性结果仅是探索性结果，未能达到统计学效能。另外一项去年公布结果的旨在验证达比加群联合一种 P2Y12 受体拮抗剂与华法林联合两种抗血小板制剂相比在这类患者中的安全性和疗效的研究（RE-DUAL PCI）[12]，结果显示两种以达比加群为基础的双联抗栓策略（达比加群 150mg 每日两次，加 P_2Y_{12} 抑制剂、达比加群 110mg 每日两次，加 P_2Y_{12} 抑制剂）不仅在降低首次大出血或临床相关非大出血事件方面优于华法林三联策略（华法林加阿司匹林加 P_2Y_{12} 抑制剂），而且由于研究对有效性终点进行预先分层，结果显示达比加群两组合并与对照组相比疗效终点达到了非劣效性，统计学效能达到 83%。

至此，上述三项前瞻性研究显示：以华法林或 NOAC 为基础的两联治疗比华法林为基础的三联抗栓治疗明确减少出血风险。但两联治疗比三联治疗在减少卒中、心肌梗死及心血管死亡方面是否具有相似效果尚需更多研究证实。

（2）稳定冠心病和（或）外周血管疾病患者：除了在房颤卒中预防方面不断深入探索之外，利伐沙班也在冠心病和或外周血管疾病方面进行尝试。2012 年 NEJM 发表了 ATLAS ACS 2-TIMI 51[13]的结果，该研究是评价在近期 ACS 患者标准治疗之外加用两种剂量利伐沙班（2.5mg 每日两次或 5mg 每日两次）与安慰剂相比对心血管结局的影响。两组不同剂量利伐沙班降低了主要有效性复合终点（心血管死亡、心肌梗死、卒中）的发生率，有统计学意义，然而均增加了 TIMI 大出血风险，综合分析，只有低剂量利伐沙班组较安慰剂有生存获益。

2017 年公布结果 COMPASS 研究[14]评价了小剂量利伐沙班联合阿司匹林是否会进一步减少冠状动脉疾病或外周动脉疾病患者的心血管事件残余风险，结果显示主要复合终点方面，心血管性死亡、卒中或者心肌梗塞的发生率在利伐沙班联合阿司匹林组是 4.1%，利伐沙班组是 4.9%，阿司匹林组是 5.4%。在安全性终点方面，与阿司匹林组相比，大出血发生率在联合治疗组和利伐沙班组中都有升高。联合治疗组大出血发生率是阿司匹林组的 1.7 倍。但致死性出血发生率与阿司匹林组没有显著差异。严重脏器出血发生率也没有统计学意义。

对于临床净获益的分析显示,卒中、心肌梗死、心血管相关死亡和致死性出血、严重脏器出血(比如脑出血、肾出血)的总体发生率上,联合治疗组较阿司匹林组发生率降低20%且有显著统计学差异。针对外周血管疾病亚组的结果,在主要不良心血管事件方面,相比于单用阿司匹林,利伐沙班联合阿司匹林可降低28%,具有显著统计学差异。主要肢体不良事件(MALE,包括严重肢体缺血导致以下治疗措施:血管成形、旁路移植、溶栓;由于血管原因导致足部以上截肢)是该亚组患者的重要疗效终点,联合治疗组可降低46%的风险,具有显著的统计学差异。

上述两项研究显示,NOACs可能会在标准抗栓治疗之外额外降低冠心病或外周血管疾病的卒中、心肌梗死、心血管死亡的风险,但是也难以避免的增加了出血风险,此种情况下,降低抗栓治疗效果可能会被出血风险抵消,因此还需要更多大型临床研究来探索NOAC在该领域的应用。

(3) 房颤合并慢性肾脏疾病(CKD)患者:研究提示,肌酐清除率<60ml/min是卒中和体循环栓塞的独立危险因素[15]。一些数据显示抗凝治疗对轻到中度肾脏疾病患者比肾功能正常人群更大的获益[16]。RE-LY研究数据的事后分析显示,与达比加群相比,服用华法林(特别是低TTR)者试验期间肾功能下降速度明显加快,说明与华法林相比,达比加群可延缓肾功能恶化[17]。

但所有NOACs都部分经过肾脏清除。因此评估肾脏功能对于估测从体内的清除率十分重要。药代动力学研究或模型显示,给予肾功能损害(肌酐清除率,CrCl 30~50ml/min)患者利伐沙班、和(或)合并个体因素如体重和高龄的患者应用阿哌沙班、艾多沙班低剂量,同肾功能正常、使用标准剂量的患者相比有类似的血药浓度。这些减少剂量的方案已经在前瞻性的Ⅲ期临床试验中得到验证[2; 3; 5; 6; 18]。但是值得注意的事,一项大型"真实世界"的房颤队列[19]显示,对于肾功能正常或轻度减低的患者,阿哌沙班剂量不足时,其有效性降低(即较高的卒中率),且没有额外的安全性获益。

对于终末期肾脏疾病以及透析的患者,卒中和出血风险均有所增加,口服抗凝药是否获益尚不清楚。一些人认为华法林可能有害,另一些人认为华法林治疗增加临床净效应[20]。在终末期肾脏疾病的患者中,还没有使用华法林或NOAC治疗的前瞻性数据。注册研究的数据显示在透析患者起始治疗使用NOAC(尽管是禁忌证),与使用华法林相比,有更高的住院率和致死性出血[21]。因此,对于肾功能严重损害(GFR <30mL/min)的人群口服抗凝药的临床净效应需仔细评估。

目前美国(而非欧洲),阿哌沙班5mg,每日两次,被批准用于慢性稳定性透析依赖患者。但近期研究[22]表明,阿哌沙班5mg,每日两次,血浆水平是超出治疗范围的。对于少数透析患者应用阿哌沙班2.5mg每日两次[22],艾多沙班15mg每日1次(日本严重肾功能不全患者)[23],终末期肾病患者应用利伐沙班10mg每日1次时[24],其NOAC的血浆水平分别与其各自肾功能正常患者水平相似。但是,血浆水平只是替代终点,严重肾功能不全(CrCl<15ml/min)及透析患者应尽量避免常规使用NOAC。事实上,由于该类患者中VKA的应用也缺乏强有力的证据,所以此类患者抗凝决策仍是多学科、高度个体化治疗方案,并需遵从患者的个人意愿。

(4) 房颤行射频消融术时的抗凝治疗:房颤行射频消融术肺静脉隔离(pulmonary vein isolation,PVI)增加出血及血栓栓塞的风险[25]。

在服用华法林治疗的患者中行 PVI 时,目前国际性的共识推荐不中断华法林治疗,因为这一策略不仅血栓栓塞的风险低,而且出血并发症少。这些专家共识已经过大型对照试验证实。目前房颤消融倾向于 INR 在 2~2.5 范围时不中断华法林治疗。但这些策略对服用 NOACs 的患者是否安全并不清楚。

目前已有许多服用 NOACs 的房颤患者行 PVI 的报道,但多数为小的系列研究,且常为观察性研究甚至是历史对照资料。不同研究使用的方案差别很大(从停用不同的时间到完全中断 NOACs 治疗)。荟萃分析显示达比加群和不中断华法林治疗相比,血栓栓塞和出血的发生率相似[26]。利伐沙班的荟萃分析也报道了相似的结果,并且 NOACs 组出血并发症略低[27]。一项观察性研究比较了不中断利伐沙班或阿哌沙班和不中断华法林治疗,两组的血栓栓塞和出血并发症的发生率相似[28]。

随机试验 RE-CIRCUIT(围介入期肝素使用基础上加用达比加群与加用华法林比较)[29]和 VENTURE AF(围介入期肝素使用基础上加用利伐沙班与加用华法林的比较)[30]显示不中断 NOAC 组和不中断 VKA 组有相似的栓塞风险,尽管两个研究都无足够效力明确终点事件存在统计学差异。在 VENTURE AF 试验中,患者多在术前一晚服用最后一次利伐沙班,而在 RE-CIRCUIT 试验中,患者在消融手术当日早晨仍服用达比加群。因此,大约 80% 的患者在术前 8 小时内最后一次服药,41% 患者在末次服用达比加群 4 小时内行消融术。在 VENTURE AF 试验中利伐沙班和华法林组大出血风险相似,而在 RE-CIRCUIT 试验中,与华法林相比,达比加群大出血风险明显下降。类似的针对阿哌沙班(AXAFA-AFNET 5)[31]和艾多沙班(ELIMINATE-AF)的试验正在进行。注册数据和 ENGAGE-AF 试验亚组分析(有不同的 NOAC 中断计划和时间)未显示阿哌沙班或艾多沙班组在房颤射频消融术中卒中或出血的风险增加[32-34]。

上述两项随机前瞻性研究为房颤导管消融围术期不中断 NOACs 提供了证据。

2018 年 EHRA 房颤 NOACs 应用指导中建议:对服用 NOAC 拟行房颤消融的患者应建立一套本院的方案,以保证患者能得到一致的处理。选择在术前短时间内仍服药(真正不中断治疗)还是短期停药(在术前一天服用最后一次 NOAC),需要考虑很多因素,包括肾功能,CHA_2DS_2-VASC 评分,术者经验,以及房间隔穿刺术前常规肝素应用方案。在术前 12 小时服用最后一次 NOAC 是可接受的,特别是在不使用显像的情况下实施房间隔穿刺术(主要是欧洲的常规方案)。特别要注意的是,如果术前数周的抗凝治疗情况不明确,在行消融术前需排除左房血栓。如果末次服用 NOAC 是在术前 36 小时之前,即患者可能未得到充分抗凝,或患者有很高的血栓栓塞风险的情况下,需采取相同的措施。

三、国内研究现状

RE-LY 中国亚组[35]和 ROCKERT AF 中国亚组[36]分析结果显示,与华法林相比,中国房颤人群应用达比加群或利伐沙班后卒中或体循环栓塞的事件发生率均比华法林组低,出血事件发生率与华法林相比没有明显差异。该结果与全球范围内的 III 期临床试验结果类似。这提示,NOACs 或许可能同样适用于中国人群。

从 2017 年的一项纳入了 2099 例房颤患者的真实世界研究[37]来看,达比加群或利伐沙班都比 TTR 达标或不达标的服用华法林患者的缺血性卒中和颅内出血发生率低(缺血性卒中年发生率:TTR<65% 组 5.24%、TTR>65% 组 3.35%、利伐沙班组 3.74%、达比加群组 1.89%;

颅内出血年发生率：达比加群 0.39%、利伐沙班组 0.52%、TTR<65% 组 0.95%、TTR>65% 组 0.58%），但由于观察性研究本身的局限性，无法明确得出在中国人群中 NOACs 与 TTR 达标的华法林相比可以降低缺血性卒中和颅内出血的结论。一项来自香港的研究[38]在 571 例年龄 >80 岁的房颤患者中比较达比加群和 TTR>55% 的华法林治疗效应发现，平均随访 2.6 年后，服用达比加群的患者缺血性卒中年发生率更低（达比加群组 1.4% vs 华法林组 5.4% ），而颅内出血的发生率两组相似（达比加群组 0.35% vs 华法林组 0.36%）。

此外，基于我国多个小样本 RCT 研究的荟萃分析[39]显示，与华法林相比，NOACs 治疗非瓣膜性房颤患者脑卒中（$P=0.04$）、非严重性出血（$P<0.001$）及严重性出血（$P=0.03$）发生率更低，非神经系统性血栓栓塞发生卒与华法林无差异（$P=0.16$）。

四、研究展望

房颤仍旧是心律失常领域的一个热点问题，随着国际上大型临床试验的进行，NOAC 在多种人群中应用的证据和经验愈加丰富。尽管 NOAC 在非瓣膜性房颤中的应用证据充足，但是在除了风湿性二尖瓣狭窄及机行械瓣置换术以外的瓣膜性房颤方面的数据仍然稀缺。目前仅有两个小样本的观察性研究[40,41]提示，服用 NOACs 的患者可能同样获益，相关领域的大型临床研究仍在进行当中（NCT02303795）。虽然低剂量利伐沙班在冠心病领域的研究在不同终点事件上取得了阳性结果，但是 NOAC 能否用于冠心病的二级预防仍然需要更多的大型临床研究来验证。而肾功能不全患者方面，目前有两项在血液透析、终末期肾病比较 NOAC 和华法林安全性和疗效的研究（NCT02942407，NCT02933697）正在进行，相信随着结果的公布会给临床实践带来更多的指导。相比国外大量高质量的 NOACs 临床研究，中国人群 NOAC 的研究匮乏。然而中国人群具有房颤负担重、卒中风险高、人口基数大的特点，因此亟需大量研究来探索 NOACs 在中国人群的使用经验。

参 考 文 献

［1］Albers GW，Diener HC，Frison L，et al. Ximelagatran vs warfarin for stroke prevention in patients with nonvalvular atrial fibrillation：a randomized trial. JAMA，2005，293：690-698.

［2］Connolly S J，Ezekowitz M D，Yusuf S，et al. Dabigatran versus warfarin in patients with atrial fibrillation. N Engl J Med，2009，361：1139-1151.

［3］Patel MR，Mahaffey KW，Garg J，et al. Rivaroxaban versus warfarin in nonvalvular atrial fibrillation. N Engl J Med，2011，365：883-891.

［4］Connolly SJ，Eikelboom J，Joyner C，et al. Apixaban in patients with atrial fibrillation. N Engl J Med，2011，364：806-817.

［5］Granger CB，Alexander JH，Mcmurray JJ，et al. Apixaban versus warfarin in patients with atrial fibrillation. N Engl J Med，2011，365：981-992.

［6］Giugliano RP，Ruff CT，Braunwald E，et al. Edoxaban versus warfarin in patients with atrial fibrillation. N Engl J Med，2013，369：2093-104.

［7］Larsen TB，Rasmussen LH，Skjoth F，et al. Efficacy and safety of dabigatran etexilate and warfarin in "real-world" patients with atrial fibrillation：a prospective nationwide cohort study. J Am Coll Cardiol，2013，61：2264-2273.

［8］Kirchhof P，Radaideh G，Kim YH，et al. Global prospective safety analysis of rivaroxaban. J Am Coll Cardiol，

2018,72:141-153.

［9］ Chan YH,Kuo CT,Yeh YH,et al. Thromboembolic,bleeding,and mortality risks of rivaroxaban and dabigatran in asians with nonvalvular atrial fibrillation.J Am Coll Cardiol,2016,68:1389-1401.

［10］ Dewilde WJM,Oirbans T,Verheugt FWA,et al. Use of clopidogrel with or without aspirin in patients taking oral anticoagulant therapy and undergoing percutaneous coronary intervention:an open-label,randomised, controlled trial. Lancet,2013,381:1107-1115.

［11］ Gibson CM,Mehran R,Bode C,et al. Prevention of Bleeding in Patients with Atrial Fibrillation Undergoing PCI. N Engl J Med,2016,375:2423-2434.

［12］ Cannon C P,Bhatt D L,Oldgren J,et al. Dual antithrombotic therapy with dabigatran after PCI in atrial fibrillation. N Engl J Med,2017,377:1513-1524.

［13］ Mega J L,Braunwald E,Wiviott S D,et al. Rivaroxaban in patients with a recent acute coronary syndrome. N Engl J Med,2012,366:9-19.

［14］ Eikelboom J W,Connolly S J,Bosch J,et al. Rivaroxaban with or without aspirin in stable cardiovascular disease. N Engl J Med,2017,377:1319-1330.

［15］ Camm A J,Savelieva I. "R" for "renal" and for "risk":refining risk stratification for stroke in atrial fibrillation. Circulation,2013,127:169-171.

［16］ Nielsen PB,Lane DA,Rasmussen L H,et al. Renal function and non-vitamin K oral anticoagulants in comparison with warfarin on safety and efficacy outcomes in atrial fibrillation patients:a systemic review and meta-regression analysis. Clin Res Cardiol,2015,104:418-429.

［17］ Bohm M,Ezekowitz MD,Connolly SJ,et al. Changes in renal function in patients with atrial fibrillation:An Analysis From the RE-LY Trial. J Am Coll Cardiol,2015,65:2481-2493.

［18］ Flaker G,Lopes RD,Al-Khatib SM,et al. Efficacy and safety of apixaban in patients after cardioversion for atrial fibrillation:insights from the ARISTOTLE Trial (Apixaban for Reduction in Stroke and Other Thromboembolic Events in Atrial Fibrillation). J Am Coll Cardiol,2014,63:1082-1087.

［19］ Yao X,Shah ND,Sangaralingham LR,et al. Non-Vitamin K antagonist oral anticoagulant dosing in patients with atrial fibrillation and renal dysfunction ［J］. J Am Coll Cardiol,2017,69:2779-2790.

［20］ Bonde AN,Lip GY,Kamper AL,et al. Net clinical benefit of antithrombotic therapy in patients with atrial fibrillation and chronic kidney disease:a nationwide observational cohort study. J Am Coll Cardiol,2014,64:2471-2482.

［21］ Chan KE,Edelman ER,Wenger JB,et al. Dabigatran and rivaroxaban use in atrial fibrillation patients on hemodialysis. Circulation,2015,131:972-979.

［22］ Mavrakanas TA,Samer CF,Nessim SJ,et al. Apixaban pharmacokinetics at steady state in hemodialysis patients. J Am Soc Nephrol,2017,28:2241-2248.

［23］ Koretsune Y,Yamashita T,Kimura T,et al. Short-term safety and plasma concentrations of edoxaban in japanese patients with non-valvular atrial fibrillation and severe renal impairment. Circ J,2015,79:1486-1495.

［24］ De Vriese A S,Caluwe R,Bailleul E,et al. Dose-finding study of rivaroxaban in hemodialysis patients. Am J Kidney Dis,2015,66:91-98.

［25］ Sticherling C,Marin F,Birnie D,et al. Antithrombotic management in patients undergoing electrophysiological procedures:a European Heart Rhythm Association (EHRA) position document endorsed by the ESC Working Group Thrombosis,Heart Rhythm Society (HRS),and Asia Pacific Heart Rhythm Society (APHRS). Europace,2015,17:1197-1214.

［26］ Providencia R,Albenque J P,Combes S,et al. Safety and efficacy of dabigatran versus warfarin in patients undergoing catheter ablation of atrial fibrillation：a systematic review and meta-analysis. Heart，2014，100：324-335.

［27］ Aryal M R，Ukaigwe A，Pandit A，et al. Meta-analysis of efficacy and safety of rivaroxaban compared with warfarin or dabigatran in patients undergoing catheter ablation for atrial fibrillation. Am J Cardiol，2014，114：577-582.

［28］ Nagao T，Inden Y，Shimano M，et al. Efficacy and safety of apixaban in the patients undergoing the ablation of atrial fibrillation. Pacing Clin Electrophysiol，2015，38：155-163.

［29］ Calkins H，Willems S，Gerstenfeld EP，et al.Uninterrupted dabigatran versus warfarin for ablation in atrial fibrillation. N Engl J Med，2017，376：1627-1636.

［30］ Cappato R，Marchlinski FE，Hohnloser SH，et al. Uninterrupted rivaroxaban vs. uninterrupted vitamin K antagonists for catheter ablation in non-valvular atrial fibrillation. Eur Heart J，2015，36：1805-1811.

［31］ Di Biase L，Callans D，Haeusler KG，et al. Rationale and design of AXAFA-AFNET 5：an investigator-initiated，randomized，open，blinded outcome assessment，multi-centre trial to comparing continuous apixaban to vitamin K antagonists in patients undergoing atrial fibrillation catheter ablation. Europace，2017，19：132-138.

［32］ Ukaigwe A，Shrestha P，Karmacharya P，et al. Meta-analysis of efficacy and safety of apixaban and uninterrupted apixaban therapy compared to vitamin K antagonists in patients undergoing catheter ablation for atrial fibrillation. J Interv Card Electrophysiol，2017，48：223-233.

［33］ Steffel J，Ruff CT，Hamershock RA，et al. First experience with edoxaban and atrial fibrillation ablation-Insights from the ENGAGE AF-TIMI 48 trial. Int J Cardiol，2017，244：192-195.

［34］ Kottmaier M，Bourier F，Pausch H，et al. Safety of uninterrupted periprocedural edoxaban versus phenprocoumon for patients who underwent left atrial catheter ablation procedures. Am J Cardiol，2018，121：445-449.

［35］ 高鑫，杨艳敏，朱俊，戴研，等．达比加群与华法林在中国非瓣膜病心房颤动患者卒中预防中的对照研究：RE-LY 研究中国亚组分析．中华心血管病杂志，2016，44：929-934.

［36］ Sun Y，Hu D，Stevens S，et al. Efficacy and safety of rivaroxaban versus warfarin in patients from mainland China with nonvalvular atrial fibrillation：A subgroup analysis from the ROCKET AF trial. Thromb Res，2017，156：184-190.

［37］ Li WH，Huang D，Chiang CE，et al. Efficacy and safety of dabigatran，rivaroxaban，and warfarin for stroke prevention in Chinese patients with atrial fibrillation：the Hong Kong Atrial Fibrillation Project. Clin Cardiol，2017，40：222-229.

［38］ Chan PH，Huang D，Hai JJ，et al. Stroke prevention using dabigatran in elderly Chinese patients with atrial fibrillation. Heart Rhythm，2016，13：366-373.

［39］ 颜建龙，赛音夫，LAM HOANG TRUC，等．新型口服抗凝药对我国非瓣膜性心房颤动患者治疗效果与安全性的 Meta 分析．中国全科医学，2017：1341-1347.

［40］ Russo V，Attena E，Mazzone C，et al. Nonvitamin K antagonist oral anticoagulants use in patients with atrial fibrillation and bioprosthetic heart valves/prior surgical valve repair：a multicenter clinical practice experience. Semin Thromb Hemost，2018，44：364-369.

［41］ Yadlapati A，Groh C，Malaisrie SC，et al. Efficacy and safety of novel oral anticoagulants in patients with bioprosthetic valves. Clin Res Cardiol，2016，105：268-272.

3. 脑卒中立体预防研究进展

作　　者：郦明芳
作者单位：南京医科大学第一附属医院心血管内科

房颤是最常见的可持续性心律失常。普通人群房颤发病率为1%~2%，且其发病率随着年龄的增长而增加，80岁以上人群的房颤发病率可达10%[1,2]。房颤时心房激动频率达300~600次/分，心室率往往快而且不规则。房颤时除了因心室率快而不规则导致心悸症状以外，更为严重的是心房丧失了有效收缩功能，引起心排血量下降15%~25%，导致心功能不良或加重。同时房颤时心房易产生血栓，造成脑卒中及体循环栓塞事件发生率显著增加。房颤已经成为本世纪心律失常工作的主战场之一。

一、房颤患者的卒中风险

流行病学调查显示，房颤是脑卒中最重要的独立危险因素之一。房颤患者脑卒中风险是窦性心律患者的5倍，且随着年龄增长有骤增趋势，房颤占所有年龄段人群卒中原因的15%，占80岁以上人群卒中原因的30%[3]。平均每5个卒中患者中就有一个罹患房颤。房颤患者5年致命性卒中的发生率高达18%[4]。房颤相关的卒中临床症状更加严重。房颤患者和非房颤患者相比，死亡风险增高1倍，而存活患者致残率高，生活质量和认知能力等明显降低[5]。房颤患者卒中后再次卒中的风险明显高于非房颤患者[6]。

二、房颤患者预防卒中的治疗措施

非瓣膜病房颤患者发生卒中由心房血栓脱落导致。房颤时心房血栓产生机制比较复杂，目前认为心房失去有效收缩导致血液淤滞、心房解剖结构改变导致血管壁异常、凝血功能异常、及炎症及生长因子分泌异常等机制均参与心房内血栓形成。

欧洲房颤诊疗指南将非瓣膜病房颤的危险因素分为主要危险因素(卒中史或一过性脑缺血发作及年龄≥75岁)和临床相关的次要危险因素(心力衰竭、高血压、糖尿病，以及女性、年龄65~74岁和血管疾病，即心肌梗死、复合型主动脉斑块以及外周动脉疾病等)[7]。指南建议直接根据危险因素选择抗栓治疗策略，存在一个主要危险因素或两个以上临床相关的非主要危险因素，即CHA₂DS₂-VASc积分≥2分者需口服抗凝药物；存在一个临床相关的非主要危险因素，即CHA₂DS₂-VASc积分为1分者，建议口服抗凝药物治疗；无危险因素，即CHA₂DS₂-VASc积分0分者，可不进行抗凝治疗，不抗栓治疗优先。指南同时建议使用HAS-BLED出血风险评分，采用高血压、肝肾功能损害、卒中、出血史、INR波动、年龄>65岁、药物或嗜酒等指标综合评价房颤患者出血风险，积分≥3分时提示出血"高危"。出血高危患者使用口服抗凝药物时需小心谨慎。

华法林作为口服抗凝药物,已有 60 年的使用历史。研究证实华法林预防栓塞效果约60%。 其价格便宜,而且为保证华法林用药的安全性及有效性,可定期检测凝血酶原时间的国际标准化时间(PT-INR)来调整华法林的剂量。但缺点有:①治疗窗窄,指南推荐华法林抗凝时,INR 的靶目标 2.0~3.0。INR<2.0 时,栓塞风险明显增加;INR>3.0 时,出血风险显著增加。②尤其在老年患者中,频繁抽血检查会给患者带来诸多的不便,同时也降低了患者长期服药的依从性。③华法林与很多药物和食物有相互影响,增加了剂量调整的难度。④亚洲人群华法林的抗凝效果只有欧美人群的 1/2,而出血风险为欧美人的 4 倍。

近年来,一批新型口服抗凝药引起了广泛关注。RELY 研究显示达比加群 150mg 每日 2次的卒中预防效果优于华法林,而出血风险与华法林相当;达比加群 110mg 每日 2 次的卒中预防效果与华法林相当,而出血风险低于华法林[8]。利伐沙班 20mg 每日 1 次的卒中预防效果与华法林相当,而出血风险低于华法林[9]。阿哌沙班 5mg 每日 2 次的卒中预防效果优于华法林,而出血风险比华法林小[10]。新型口服抗凝药有良好的疗效和安全性,无需常规检测凝血功能,药物相互影响小,与食物几乎无相互作用。但其仍有严重缺陷:①价格昂贵,如长期使用必定给患者带来沉重的经济负担。②目前仅达比加群有特异的拮抗剂,但仍未在中国获批使用。③肾功能不全者要减量或慎用。

对于非瓣膜病房颤患者,我们应该遵循指南,根据卒中及出血风险评估结果进行抗凝一级预防治疗。国家目前已成立脑卒中防治委员会,旨在推动和加强卒中一级预防工作的开展,彰显了一级预防工作的重要性。目前全球范围内开展的 GLORIA-AF 研究也是针对房颤卒中一级预防的注册队列研究。房颤引发的卒中有高死亡率、高致残率、高复发率三大特点,而抗凝药物治疗有增加此类患者二级预防时颅内出血风险的可能,因此房颤伴卒中长期存在"抗凝 - 出血"与"不抗凝 - 再卒中"这一进退两难的治疗矛盾。因此,与一级预防相比,房颤卒中二级预防更为棘手。

已有研究显示,消融手术通过对房颤进行节律控制也有助于卒中的预防[11,12]。另因非瓣膜病房颤患者接近 90% 的心房血栓源于左心耳[13],故针对左心耳的非药物治疗也逐渐成为房颤卒中的预防策略,如经皮左心耳封堵及外科左心耳切除。因此,我们提出了"抗、消、堵、切"(抗凝、消融、左心耳封堵及左心耳切除)这一房颤卒中立体化预防模式。

前文中已对抗凝药物、左心耳封堵、房颤消融等治疗方式的最新研究进展进行了详细阐述,故本章节不再赘述。

三、外科左心耳干预

总体而言,外科左心耳干预可分为外科缝合(经心内膜、经心外膜、切割 + 经心外膜缝合)及外科装置(atriclip、endoloop、LigaSure、Stapler、TigerPaw 等)[14]。因缺乏大型随机对照研究结果,目前 2016 年 ESC 和 2014 年 AHA/ACC 指南均把接受心脏外科手术时同时切除左心耳预防卒中作为Ⅱb 类推荐[7,15]。

Mayo Clinic 针对外科术中左心耳切除对术后早期房颤发生率、卒中及死亡率的影响展开了一项大型队列研究[16]。从 2000 年 1 月到 2005 年 12 月,共 10 633 例患者接受了冠脉旁路移植手术和(或)瓣膜手术,其中 9792 例患者资料完整。高倾向度匹配后,接受左心耳切除组的术后早期房颤发生率高于未接受左心耳切除的患者(68.6% vs. 31.9%,P<0.001);左心耳切除对卒中及死亡率无显著性影响。

但是,另外两项美国大型全国性的回顾性队列研究显示左心耳切除对卒中预防有意义[17,18]。其中一项入选了2011-2012年接受心脏外科手术(单纯冠脉搭桥、伴或不伴冠脉旁路移植手术的二尖瓣手术、伴或不伴冠脉旁路移植手术的主动脉手术)的≥65岁房颤患者,随访至2014年12月31日[17]。主要终点为因栓塞(卒中、TIA或体循环栓塞)再住院。结果显示,10 524例患者中,3892例(37%)在外科手术时同时接受了左心耳切除。所有患者平均随访了2.6年时间。与未接受左心耳切除的患者相比,左心耳切除患者因栓塞(卒中、TIA或体循环栓塞)的再住院率显著下降(非校正,4.2% vs. 6.2%;校正过的风险比值0.67)。美国另一项大型全国性的回顾性研究[18],入选了2009年1月1日至2014年3月30日接受冠脉旁路移植手术或瓣膜手术的≥18岁患者,随访至2017年3月31日结束。主要终点为栓塞(缺血性卒中或体循环栓塞)和全因死亡。结果显示,75 782例患者中,25721例(33.9%)合并房颤,4374例(5.8%)在外科手术时同时接受了左心耳切除。所有患者平均随访时间2.1±1.9年。经1∶1高倾向度匹配后,左心耳切除组的卒中年发生率为1.14%,非左心耳切除组为1.59%,左心耳切除能显著降低卒中风险(风险比值0.73,95%CI 0.56-0.96;P=0.03);左心耳切除组的年死亡率为3.01%,非左心耳切除组为4.30%,左心耳切除能显著降低全因死亡风险(风险比值,0.71,95%CI 0.60-0.84;P<0.001)。

目前,孤立性房颤接受外科心耳切除预防卒中的证据仍不充分。2013年日本团队全球范围首次报道了31例接受胸腔镜下左心耳切除手术进行孤立性房颤卒中二级预防的随访结果[19]。平均随访16.0±9.7个月后,在不抗凝的情况下,所有患者未再发生栓塞。最近,这一日本团队报道了201例接受胸腔镜下左心耳切除手术进行孤立性房颤卒中预防的随访结果[20]。平均随访48个月后,2例患者发生了心源性栓塞(年发生率0.25%)。因此,胸腔镜下行左心耳切除手术有希望作为非瓣膜病房颤预防卒中的抗凝替代治疗。2016年ESC指南I类推荐外科心耳切除后,高危患者仍需接受抗凝治疗,但证据级别为B级[7]。

四、左心耳干预手术的不足之处

目前左心耳封堵或切除术式种类繁多,且各家中心经验参差不齐,左心耳封堵后装置相关血栓及封堵不完全的问题仍有待解决,而左心耳切除后的残端率可能差异很大;另外因左心耳是分泌心房钠尿肽主要部位之一,且左心房收缩功能主要由左心耳完成,左心耳干预后对血流动力学的影响及是否会促进和维持房颤均需进一步研究。左心耳干预对房颤卒中的预防仍在探索中,目前的术式可能还需改进和优化。总之,左心耳封堵或切除术仍属新技术,其有效性和安全性仍存在一定的争议,寻找合适人群行左心耳干预仍是关注热点。

五、我国房颤卒中预防现状

目前我国房颤患病人数超1000万,房颤至卒中约52.5万/年。房颤治疗成本达300亿人民币/年,其中房颤导致脑卒中的治疗成本达49亿人民币/年。中国房颤管理存在早期诊断率低、药物治疗不规范、新技术普及不够、长期管理不规范等四大问题。

六、展望

总而言之,房颤卒中带来的高致残率、高死亡率、高复发率和高额医疗费用,带来严重的医疗和社会问题,因此对房颤患者,脑卒中的一级和二级预防至关重要。"抗、消、堵、切"这一房颤卒中立体化预防模式的建立,将有助于一线临床医生根据房颤患者病情制定个体化卒中预防策略。

参 考 文 献

［1］ Heeringa J, van der Kuip DA, Hofman A, et al. Prevalence, incidence and lifetime risk of atrial fibrillation: the Rotterdam study. Eur Heart J, 2006, 27: 949-953.

［2］ Go AS, Hylek EM, Phillips KA, et al., Prevalence of diagnosed atrial fibrillation in adults: national implications for rhythm management and stroke prevention: the AnTicoagulation and Risk Factors in Atrial Fibrillation (ATRIA) Study. JAMA, 2001, 285: 2370-2375.

［3］ Wolf PA, Abbott RD, Kannel WB. Atrial fibrillation: a major contributor to stroke in the elderly. The Framingham Study. Arch Intern Med, 1987, 147: 1561-1564.

［4］ Cardiogenic brain embolism. The second report of the Cerebral Embolism Task Force. Arch Neurol, 1989, 46: 727-743.

［5］ Goldstein LB, Bushnell CD, Adams RJ, et al. Guidelines for the primary prevention of stroke: a guideline for healthcare professionals from the American Heart Association/American Stroke Association. Stroke, 2011, 42: 517-584.

［6］ Marini C, De Santis F, Sacco S, et al. Contribution of atrial fibrillation to incidence and outcome of ischemic stroke: results from a population-based study. Stroke, 2005, 36: 1115-1119.

［7］ Kirchhof P, Benussi S, Kotecha D, et al. 2016 ESC Guidelines for the management of atrial fibrillation developed in collaboration with EACTS. Eur Heart J, 2016, 37: 2893-2962.

［8］ Connolly SJ, Ezekowitz MD, Yusuf S, et al. Dabigatran versus warfarin in patients with atrial fibrillation. N Engl J Med, 2009, 361: 1139-1151.

［9］ Patel MR, Mahaffey KW, Garg J, et al. Rivaroxaban versus warfarin in nonvalvular atrial fibrillation. N Engl J Med, 2011, 365: 883-891.

［10］ Granger CB, Alexander JH, McMurray JJ, et al. Apixaban versus warfarin in patients with atrial fibrillation. N Engl J Med, 2011, 365: 981-992.

［11］ Bunch TJ, Crandall BG, Weiss JP et al. Patients treated with catheter ablation for atrial fibrillation have long-term rates of death, stroke, and dementia similar to patients without atrial fibrillation. J Cardiovasc Electrophysiol, 2011, 22: 839-845.

［12］ Bunch TJ, May HT, Bair TL, et al. Atrial fibrillation ablation patients have long-term stroke rates similar to patients without atrial fibrillation regardless of CHADS2 score. Heart Rhythm, 2013, 10: 1 272-1277.

［13］ Onalan O, Crystal E. Left atrial appendage exclusion for stroke prevention in patients with nonrheumatic atrial fibrillation. Stroke, 2007, 38 (2 Suppl): 624-630.

［14］ Turagam MK, Velagapudi P, Kar S, et al. Cardiovascular therapies targeting left atrial appendage. J Am Coll Cardiol, 2018, 72: 448-463.

［15］ January CT, Wann LS, Alpert JS, et al. 2014 AHA/ACC/HRS guideline for the management of patients with atrial fibrillation: a report of the American College of Cardiology/American Heart Association Task Force on Practice Guidelines and the Heart Rhythm Society. J Am Coll Cardiol, 2014, 64: e1-76.

［16］ Melduni RM, Schaff HV, Lee HC, et al. Impact of left atrial appendage closure during cardiac surgery on the occurrence of early postoperative atrial fibrillation, stroke, and mortality: a propensity score-matched analysis of 10 633 patients. Circulation, 2017, 135: 366-378.

［17］ Friedman DJ, Piccini JP, Wang T, et al. Association between left atrial appendage occlusion and readmission for thromboembolism among patients with atrial fibrillation undergoing concomitant cardiac surgery. JAMA, 2018,319:365-374.

[18] Yao X,Gersh BJ, Holmes DR Jr,et al. Association of surgical left atrial appendage occlusion with subsequent stroke and mortality among patients undergoing cardiac surgery. JAMA,2018,319:2116-2126.

[19] Ohtsuka T,Ninomiya M,Nonaka T,et al.Thoracoscopic stand-alone left atrial appendectomy for thromboembolism prevention in nonvalvular atrial fibrillation. J Am Coll Cardiol,2013,62(2):103-107.

[20] Ohtsuka T,Nonaka T, Hisagi M,et al.Thoracoscopic stapler-and-loop technique for left atrial appendage closure in nonvalvular atrial fibrillation:Mid-term outcomes in 201 patients. Heart Rhythm,2018, pii:S1547-5271(18)30513-7.

4. 心房颤动卒中风险评估进展

作　　者：李延广 王玉堂
作者单位：中国人民解放军总医院心血管内科

　　心房颤动(房颤)是临床最常见的心律失常。2010 年世界范围内流行病调查显示,约有 3000 万人罹患房颤[1]。中国人群房颤患病率 0.5~1.4/1000 患者·年[1,2]。据估计,至 2045 年中国将有 2500 万房颤患者[3]。房颤的主要危害在于增加脑卒中风险。房颤时左心房、左心耳血液瘀滞、内皮功能障碍、凝血系统激活将促进局部血栓的形成[4]。血栓脱落后循血液流动至外周循环,由于解剖学原因,血栓容易经颈内、外动脉上行栓塞脑动脉,导致脑卒中。房颤脑卒中往往血管堵塞严重,脑损伤面积大,致残率、致死率均高于其他原因导致的脑卒中[5]。总体来说,房颤患者的卒中风险是非房颤患者的 5~7 倍,但个体面临的卒中风险与合并症等因素有关,需要个体化评估。本文旨在对房颤卒中风险评估进展进行简要介绍,同时提供了流程化的卒中风险评估策略用以指导临床决策(图 3-4-1)。

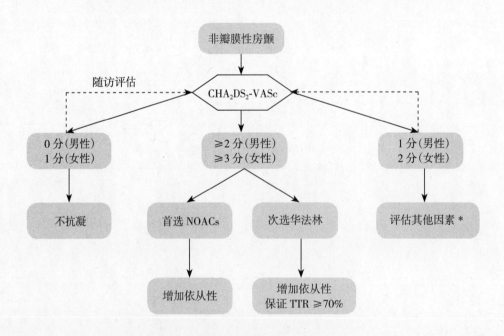

图 3-4-1　流程化的卒中风险评估策略

CHA_2DS_2-VASc:心力衰竭,高血压,年龄 ≥75 岁(2 分),糖尿病,既往卒中、一过性脑缺血发作、周动脉栓塞史,血管疾病,女性;NOACs:新型口服抗凝药物;TTR:治疗窗内时间。* 考虑出血风险,左心房大小,左心耳形态,心房纤维化程度,左心房、左心耳排空速度,患者意愿、依从性等因素

一、房颤卒中风险评估发展史

从最初 1991 年 Framingham 研究证实房颤增加卒中风险开始,卒中风险评估经历了预测精度提高和从识别高危患者转为排除低危患者的主要历程。

2001 年,CHADS$_2$ 评分首次建立,发表于美国医学会杂志(JAMA)。在这项美国人群的队列研究中(n=1733),CHADS$_2$ 评分凭借较高的预测准确度(C 指数 0.82),被用于进行房颤患者卒中风险的评估[6]。该评分综合了最主要的卒中风险因素,包括心力衰竭(C-congestive heart failure)、高血压(H-hypertension)、高龄(A-age ≥75)、卒中及短暂性脑缺血发作史(S-stroke or transient ischemic attack)。该评分的优点在于能够识别卒中高危患者(CHADS$_2$ ≥2 分),但该评分中 0~1 分的患者也有相当高的卒中风险。

2010 年,在 CHADS$_2$ 评分的基础上,一项研究对卒中风险进行了再分层,建立了 CHA$_2$DS$_2$-VASc 评分,成为目前房颤卒中风险评估和抗凝策略制定的基石[7]。该评分增加了血管疾病(V-vascular disease)和性别(S-sex category)因素,同时将年龄分为三层(<65,65-74,≥74)。借此,CHA$_2$DS$_2$-VASc 评分提高了房颤卒中风险评估的准确性。更重要的是该评分能有效识别卒中低危患者(0~1 分)。在被 CHADS$_2$ 评分判定为低危的患者中,仍然有 1.4%/年的卒中风险;而被 CHA$_2$DS$_2$-VASc 判定为低危的患者未发生栓塞、卒中事件,可以不进行抗凝治疗。目前该评分在众多人群中得到验证,受到诸多国际权威指南的推荐。

二、卒中风险评估国际研究现状

目前针对房颤卒中风险评估研究主要集中于以下方面:现有评分模型的验证及改进;应用生物标志物进行卒中风险分层;卒中风险的动态评估;各房颤亚型对卒中风险的影响;房颤射频消融后卒中风险评估与决策制定。

1. CHA$_2$DS$_2$-VASc 评分的验证与改进   CHA$_2$DS$_2$-VASc 建立应用的数据来自欧洲 35 个中心群,但在其他人群的非瓣膜性房颤患者中也得到了充分验证[8-12],并受到众多国际指南的推荐[13-16]。在一项亚洲人群队列研究的 Meta 分析中,CHA$_2$DS$_2$-VASc 评分 0~1 分的患者比 CHADS$_2$ 评分 0~1 分的患者的卒中发生率更低[10]。长达 5 年的韩国人群队列研究(n=5855)也证实 CHA$_2$DS$_2$-VASc 较 CHADS$_2$ 评分在预测卒中事件方面具有更高的阳性预测值(98.8% vs. 85.7%)和阴性预测值(98.8% vs. 95.3%)[17]。

目前针对 CHA$_2$DS$_2$-VASc 评分的主要研究在于通过增加新的风险因素进一步改善其识别低危患者的能力。在 CHA$_2$DS$_2$-VASc 评分中,年龄 ≥65 岁被认为是卒中的危险因素。考虑到亚洲人群具有较高的卒中风险,该年龄阈值可能在亚洲人群需要进一步降低。在一项涉及 186 570 名房颤患者的研究中,即使是年龄 50~64 岁的 CHA$_2$DS$_2$-VASc 评分为 0 分的患者也面临 1.78%/年的卒中风险,已经达到应用抗凝药的风险阈值(1.7%/年);而年龄 <50 岁的 CHA$_2$DS$_2$-VASc 为 0 分的患者年卒中风险仅为 0.53%,可以判定为真正的低危患者[18]。因此该研究建议,可以将年龄 >50 岁作为亚洲人群的卒中风险因素[18]。该假设也在进一步的研究中得到证实。修改年龄阈值后的 CHA$_2$DS$_2$-VASc 评分(mCHA$_2$DS$_2$-VASc)(年龄 50~74 为 1 分)较原有 CHA$_2$DS$_2$-VASc 评分具有更高的诊断价值(C 值)。而且对 mCHA$_2$DS$_2$-VASc 评分为 1 分(男性)或 2 分(女性)的房颤患者进行抗凝治疗能明显降低卒中风险 30%,不增加脑出血风险,导致明显的净临床获益[19]。

2. ATRIA 评分 ATRIA 评分最初发表于 2013 年美国心脏协会杂志,研究应用了美国房颤 ATRIA 队列数据库(n=13 559),在 ARTIA-CVRN 队列中进行了外部验证(n=33 247)。ATRIA 评分纳入了年龄、既往卒中、女性、糖尿病、心力衰竭、高血压、尿蛋白、肾小球滤过率(eGFR)<45mL/(min·1.73m^2)(或终末期肾病)作为危险因子,同时考虑了年龄和既往卒中间的交互作用。该评分系统在来源队列和验证队列中都得到了较好预测准确性,其 C 值分别为 0.73 和 0.70[20]。但一项来自亚洲人群的研究显示 ATRIA 评分并不能真正识别低危患者;在被 ATRIA 评分判定为低危组的患者中,年卒中发生率高达 2.95%;而在 CHA$_2$DS$_2$-VASc 评分为 0 分的患者年卒中发生率仅为 1%,似乎后者更适合亚洲人群[21]。

3. R$_2$CHADS$_2$ 评分 在 ROCKET-AF 研究人群中,肾功能不全(CrCl <60mL/min)是导致房颤卒中的重要危险因素;研究者将肾功能不全(R)纳入卒中危险分层,形成了 R$_2$CHADS2 评分[22]。在该人群中,R$_2$CHADS$_2$ 评分较 CHADS$_2$ 评分和 CHA$_2$DS$_2$-VASc 评分具有更好的预测效能(C 值 0.635 vs. 0.575 vs. 0.578)。净重新分类指数(net reclassification index)也有明显的提高(R$_2$CHADS$_2$ vs. CHADS$_2$,8.2%;R$_2$CHADS$_2$ vs. CHADS$_2$,6.2%)[22]。但 2015 年的一项研究证明,CHA$_2$DS$_2$-VASc 评分与栓塞事件关联性更强(HR=1.58[1.01-2.46]),R$_2$CHADS$_2$ 并未显示出明显的相关性(HR=1.23[0.86-1.77])。该研究样本量偏小(n=154),终点事件发生率低(n=9),可能不足以提供足够的证据证明其优劣[23]。也有少数研究比较了 R$_2$CHADS$_2$ 和 CHA$_2$DS$_2$-VASc 评分在预测房颤射频消融后卒中/栓塞事件发生率,结论尚不统一。

4. 基于生物标志物的卒中风险分层 可能被用于房颤卒中风险分层的生物标志物主要有血清学指标、影像学指标、血流动力学指标等。ABC 评分是基于生物标志物的卒中风险分层系统的主要代表。ABC 评分选取了年龄、肌钙蛋白 I、脑钠肽前体作为危险分层因素,对每个因子赋以不同的比重[24]。在来源队列和验证队列中,ABC 评分表现出了较好的卒中预测准确性(ABC 评分 vs. CHA$_2$DS$_2$-VASc 评分:0.67 vs. 0.62[来源队列,n=14 701];0.66 vs. 0.58[验证队列,n=1 400])。ABC 评分在排除低危患者中也有较好的表现(年栓塞事件率 0.56%)[24]。2016 年的研究也显示 ABC 评分较 CHA$_2$DS$_2$-VASc 评分和 ATRIA 评分的卒中预测价值更高[25]。但该评分缺陷在于太过复杂,需要借助一定的计算,很难进行临床大规模应用,比如门诊、床旁等情况。

某些影像学指标也属于生物标志物的一种,有研究证实其对预测房颤卒中有一定的指导意义,例如左心房内径、左心耳形态、左心房纤维化程度、左心房/左心耳排空速度等。目前此类研究尚无定论,各大指南也未推荐应用此类指标指导卒中风险评估和抗凝决策的制定。针对此类指标的临床日常评估也有一定的困难。但其有可能成为针对处于抗凝阈值边缘的中危患者(CHA$_2$DS$_2$-VASc=1[男性],=2[女性])制定决策的进一步考虑因素。

5. 卒中风险的动态评估 房颤患者的卒中风险并非一成不变,定期随访非常重要。随着新发危险因素的出现,如高血压、糖尿病、年龄增长等,个体的卒中风险也会相应增加。最近一项韩国国家范围内的研究纳入了 167 262 例房颤患者,研究起始时有 15.4% 的患者为卒中低危,10.6% 为中危。平均随访 10 年后,46.6% 的"低危患者"和 72.0% 的"中危患者"由于出现新发危险因素,卒中风险分层提高[26]。一项涉及 31 039 例房颤患者的研究发现,在随访过程中,60% 的患者出现新发卒中危险因素而达到抗凝标准[27]。因此房颤患者卒中风险需要动态评估、定期随访。

针对仅有一项次要危险因素的患者(CHA$_2$DS$_2$-VASc=1[男性]/=2[女性]),卒中风险的评估应该更加灵活。该组房颤患者被称为卒中中等危险者,抗凝的决策需要考虑出血风险、患者意愿、药物选择、依从性等。如果卒中风险低,而大出血风险高危(比如 HAS-BLED 评分≥3),可能抗凝并非最佳决策。对于只能服用华法林的患者,需要将患者抗凝治疗窗内时间(TTR)控制在 >70%,并注意提高依从性,因为反复停用/启用华法林会明显增加卒中风险。对中危患者来说,新型口服抗凝药物(NOACs)明显优于华法林,其出血风险低(尤其是颅内出血减少约 70%),能使患者获得明显临床净获益。

对于 CHA$_2$DS$_2$-VASc=1(男性)/2(女性)的患者来说,个体的卒中风险并非相同。例如年龄 74 岁和 65 岁患者相比,控制良好的高血压和顽固性高血压相比,糖尿病控制情况不同,不同程度血管病变所导致的卒中风险并不一致。临床实践中需要综合考虑,例如年龄 64 岁的血压轻度升高但未诊断高血压的患者可能也面临一定的卒中风险。同时,是否合并其他卒中危险因素(左心耳排空慢、心房纤维化严重、肾功能不全)也是个体化卒中风险评估的重要内容,在临床实践中都应该进行考虑。

6. 各房颤亚型卒中风险评估 目前的风险评分系统是针对的是所有类型的房颤,包括阵发性、持续性、永久性房颤。国际指南推荐的抗凝策略也针对所有类型房颤,并未考虑不同类型房颤对卒中风险的影响。但研究发现房颤亚型导致的卒中风险不同,永久性房颤的卒中风险(4.2%/年)高于持续性房颤(3.0%/年),而后者高于阵发性房颤(2.1%/年)[28]。日本的 Fushimi 房颤研究也发现持续性房颤卒中风险高于阵发性房颤(HR=2.2[1.3-3.7])[29]。单次房颤患者是否应当进行卒中风险评估并启动抗凝尚有争议。亚临床房颤或心房高频事件也可能是导致卒中的独立危险因素,是否针对此类患者启用抗凝治疗也存在争议,相关研究正在进行。

7. 房颤射频消融后的卒中风险评估 对于射频消融治疗后恢复窦性心律的患者,卒中风险是否下降,是否需要继续长期抗凝尚不十分清楚。可能个体的卒中风险与房颤是否复发并不密切相关,而与卒中风险分层有关[30]。最近一项纳入 26 个研究的 Meta 分析显示,房颤射频消融能较华法林和新型口服抗凝药降低长期栓塞事件风险[31],似乎在患者恢复窦性心律后停用抗凝药是安全的[32]。此类研究证据尚不足以支撑临床决策,因此目前对于"成功"消融的房颤患者,指南也建议进行口服抗凝药物,其原因可能包含:①射频消融后远期窦性心律维持率为 30%~50%;②短阵复发房颤难以监测;③既往支持停用抗凝药物的研究质量不佳,缺乏前瞻性、随机对照研究证据。

三、国内研究现状

国内在卒中风险评分的验证方面也有诸多研究,均认为 CHA$_2$DS$_2$-VASc 评分较 CHADS$_2$ 评分更适用于中国房颤人群。中国人群中 CHA$_2$DS$_2$-VASc 评分与其它评分的比较研究尚不充分。

1. CHA$_2$DS$_2$-VASc 评分优于 CHADS$_2$ 评分 2013 年的一项中国房颤人群研究证实 CHA$_2$DS$_2$-VASc 评分较 CHADS$_2$ 评分具有更高的卒中预测准确性(C 值:0.72 vs. 0.58),净重新分类指数(NRI)提高了 16.6%[33]。此结果在一项大型中国人群队列研究中得到了验证(n=186 570),CHA$_2$DS$_2$-VASc 评分较既往的 CHADS$_2$ 评分具有更高的预测准确性(C 值:0.698 vs. 0.659)。CHA$_2$DS$_2$-VASc 评分在识别低危者中更加有效。CHADS$_2$ 评分为 0 的患者的 CHA$_2$DS$_2$-VASc 评分介于 0~3,年卒中风险为 1.2%~4.5%[34]。

2. CHA$_2$DS$_2$-VASc 评分与左心房血栓形成 来自中国的研究显示 CHA$_2$DS$_2$-VASc 可

能与左心房凝血状态和血栓形成有一定的相关性。2014年的一项研究发现随着 CHA_2DS_2-VASc 评分和 $CHADS_2$ 评分得分的增加,左心房血栓形成的比例也逐渐增加。校正其他混杂因素后,只有 CHA_2DS_2-VASc ≥2 分是左心房血栓形成的独立危险因素[35]。但2017年的一项最新研究并没有得出同样的结论(n=2695)。该研究发现左心房血栓形成与两个评分有明显的相关性并不明显(C 值:0.574[$CHADS_2$],0.569[CHA_2DS_2-VASc]),并对两个评分通过预测心源性血栓形成来与脑卒中进行关联的机制提出质疑。该研究建立了一个简单的模型来预测左心房血栓形成,该模型包括既往卒中/一过性脑缺血、非阵发性房颤、中重度左心室功能不全、左心房扩大、心肌病,其能很好的预测左心房血栓(C 值 0.743)[36]。

笔者认为 CHA_2DS_2-VASc 评分预测脑缺血事件(包括脑卒中、一过性脑缺血)的机制包括左心房/左心耳血栓形成导致的心源性栓塞事件和血管源性卒中(脑动脉粥样硬化、颈动脉斑块破裂栓子形成)等。因此 CHA_2DS_2-VASc 评分通过纳入最常见的导致房颤患者卒中/一过性脑缺血的风险因素来指导抗凝,而并非用来预测左房血栓形成(虽然后者与卒中相关)。

3. CHA_2DS_2-VASc 评分的改进　由于中国房颤人群脑卒中风险明显高于西方房颤人群,CHA_2DS_2-VASc 评分在中国人群中可能有进一步改进的空间。2016年的中国房颤人群研究(n=1198)显示,即使是50~64岁的房颤患者其年卒中风险也高达5.87%;只有年龄<50岁的中国患者是真正的低危人群(年卒中率0.43%)[37]。该研究结果有待更大、前瞻性队列研究的证实。

香港一项涉及9727例房颤的研究发现,在关注 CHA_2DS_2-VASc 评分具体得分的同时也应该关注具体患者存在哪些或哪个危险因素。该研究发现在 CHA_2DS_2-VASc 为1分患者中,高血压导致的卒中风险增加是最明显的,其次是年龄65~74和女性;单独的心力衰竭、糖尿病、血管疾病并未增加卒中风险[38]。因此对于中危患者来说,个体化评估显得尤为重要。

四、研究展望及临床实践

房颤卒中风险评估研究将主要向精准化方向发展,并将以指导制定卒中预防策略为目的。准确识别卒中低危患者并将其排除在卒中预防措施之外将是主要趋势。针对不同人群/人种的评分验证、改进、新建等研究将继续进行;以生物标志物为依托的评分模型虽然有一定的准确性,但应当考虑其临床实际意义(简捷性)及生物标志物波动带来的评估模型的不稳定。各评分系统,尤其是 CHA_2DS_2-VASc 评分,虽然能帮助进行简单化的卒中风险分层,但并不能纳入所有的危险因素;临床医生实践过程中需要"量体裁衣",考虑更多因素,比如左心房大小、左心耳形态、血流动力学因素,甚至患者家庭/社会角色等。

另外,来自中国人群的数据和证据尚不充分。人种/人群间的差异不可忽视,应当考虑到亚洲人群/中国人群固有的高卒中、高脑出血风险,改进甚至建立更加适合亚洲/中国人群的卒中风险评估模型。人口学、卫生经济学、医患行为模式、依从性等因素对卒中风险的影响都需要研究证据的支持,以制定相应更加适宜的卒中风险评估策略及预防措施。

参 考 文 献

[1] Chugh SS,Havmoeller R,Narayanan K,et al. Worldwide epidemiology of atrial fibrillation:a Global Burden of Disease 2010 Study. Circulation,2014,129:837-847.

[2] Guo Y,Tian Y,Wang H,et al.Prevalence,incidence,and lifetime risk of atrial fibrillation in China:new

insights into the global burden of atrial fibrillation. Chest,2015,147:109-119.

[3] Ma CS WQ. Management of atrial fibrillation in Chinese patients. CVD Prevention and Control 2009,2009:79-83.

[4] 李延广,时向民,林琨,等 . 心房颤动血栓形成机制研究进展 . 心血管病学进展,2015,36:691-695.

[5] Freedman B,Potpara TS,Lip GY. Stroke prevention in atrial fibrillation. Lancet(London,England),2016,388: 806-817.

[6] Gage BF,Waterman AD,Shannon W,et al.Validation of clinical classification schemes for predicting stroke: results from the National Registry of Atrial Fibrillation. JAMA,2001,285:2864-2870.

[7] Lip GY,Nieuwlaat R,Pisters R,et al.Refining clinical risk stratification for predicting stroke and thromboembolism in atrial fibrillation using a novel risk factor-based approach:the euro heart survey on atrial fibrillation. Chest,2010,137:263-272.

[8] Komatsu T,Sato Y,Ozawa M,et al.Comparison between CHADS2 and CHA2DS2-VASc score for risk stratification of ischemic stroke in Japanese patients with non-valvular paroxysmal atrial fibrillation not receiving anticoagulant therapy. Int Heart J,2014,55:119-125.

[9] Siu CW,Lip GY,Lam KF,et al. Risk of stroke and intracranial hemorrhage in 9727 Chinese with atrial fibrillation in Hong Kong.Heart rhythm,2014,11:1401-1408.

[10] Xiong Q,Chen S,Senoo K,et al. The CHADS2 and CHA2DS2-VASc scores for predicting ischemic stroke among East Asian patients with atrial fibrillation:A systemic review and meta-analysis. Intern J Cardiol, 2015,195:237-242.

[11] Pieri A,Lopes TO,Gabbai AA. Stratification with CHA2DS2-VASc score is better than CHADS2 score in reducing ischemic stroke risk in patients with atrial fibrillation. Int J Stroke,2011,6:466.

[12] Mason PK,Lake DE,DiMarco JP,et al.Impact of the CHA2DS2-VASc score on anticoagulation recommendations for atrial fibrillation. Am J Med,2012,125:603 e601-606.

[13] Kirchhof P,Benussi S,Kotecha D,et al. 2016 ESC Guidelines for the management of atrial fibrillation developed in collaboration with EACTS. Eur Heart J,2016,37:2893-2962.

[14] Jones C,Pollit V,Fitzmaurice D,et al.Guideline Development G. The management of atrial fibrillation: summary of updated NICE guidance. BMJ,2014,348:g3655.

[15] January CT,Wann LS,Alpert JS,et al. 2014 AHA/ACC/HRS guideline for the management of patients with atrial fibrillation:a report of the American College of Cardiology/American Heart Association Task Force on Practice Guidelines and the Heart Rhythm Society. J Am Coll Cardiol,2014,64:e1-76.

[16] Chiang CE,Okumura K,Zhang S,et al.2017 consensus of the Asia Pacific Heart Rhythm Society on stroke prevention in atrial fibrillation. J Arrhythm,2017,33:345-367.

[17] Kim TH,Yang PS,Uhm JS,et al.CHA2DS2-VASc Score(Congestive Heart Failure,Hypertension,Age >/=75 [Doubled],Diabetes Mellitus,Prior Stroke or Transient Ischemic Attack [Doubled],Vascular Disease,Age 65-74,Female) for Stroke in Asian Patients With Atrial Fibrillation:A Korean Nationwide Sample Cohort Study. Stroke,2017,48:1524-1530.

[18] Chao TF,Wang KL,Liu CJ,et al. Age Threshold for increased stroke risk among patients with atrial fibrillation:A Nationwide cohort study from Taiwan. J Am Coll Cardiol,2015,66:1339-1347.

[19] Olesen JB,Lip GY,Hansen ML,et al.Validation of risk stratification schemes for predicting stroke and thromboembolism in patients with atrial fibrillation:nationwide cohort study. BMJ,2011,342:d124.

[20] Singer DE,Chang Y,Borowsky LH,et al.A new risk scheme to predict ischemic stroke and other thromboembolism in atrial fibrillation:the ATRIA study stroke risk score. J Am Heart Assoc,2013,2:e000250.

[21] Chao TF,Liu CJ,Wang KL,et al.Using the CHA2DS2-VASc score for refining stroke risk stratification in 'low-risk' Asian patients with atrial fibrillation. J Am Coll Cardiol,2014,64:1658-1665.

［22］ Piccini JP，Stevens SR，Chang Y，et al. Renal dysfunction as a predictor of stroke and systemic embolism in patients with nonvalvular atrial fibrillation：validation of the R（2）CHADS（2）index in the ROCKET AF（Rivaroxaban Once-daily，oral，direct factor Xa inhibition Compared with vitamin K antagonism for prevention of stroke and Embolism Trial in Atrial Fibrillation）and ATRIA（AnTicoagulation and Risk factors In Atrial fibrillation）study cohorts. Circulation，2013，127：224-232.

［23］ Abumuaileq RR，Abu-Assi E，Lopez-Lopez A，et al.Comparison between CHA2DS2-VASc and the new R2CHADS2 and ATRIA scores at predicting thromboembolic event in non-anticoagulated and anticoagulated patients with non-valvular atrial fibrillation. BMC Cardiovascu Dis，2015，15：156.

［24］ Hijazi Z，Lindback J，Alexander JH，et al. The ABC（age，biomarkers，clinical history）stroke risk score：a biomarker-based risk score for predicting stroke in atrial fibrillation. Eur Heart J，2016，37：1582-1590.

［25］ Oldgren J HZ，Lindback J，Alexander JH，et al. Performance and validation of a novel biomarker-based stroke risk score for atrial fibrillation. Circulation，2016，134：1697-1707.

［26］ Yoon M，Yang PS，Jang E，et al.Dynamic changes of CHA_2DS_2-VASc score and the risk of ischaemic stroke in asian patients with atrial fibrillation：A nationwide Cohort study. Thromb Haemost，2018，118：1296-1304.

［27］ Chao TF，Lip GYH，Liu CJ，et al.Relationship of aging and incident comorbidities to stroke risk in patients with atrial fibrillation. J Am Coll Cardiol，2018，71：122-132.

［28］ Vanassche T，Lauw MN，Eikelboom JW，et al. Risk of ischaemic stroke according to pattern of atrial fibrillation：analysis of 6563 aspirin-treated patients in ACTIVE-A and AVERROES. Eur Heart J ，2015，36：281-287a.

［29］ Takabayashi K，Hamatani Y，Yamashita Y，et al.Incidence of stroke or systemic embolism in paroxysmal versus sustained atrial fibrillation：The Fushimi atrial fibrillation registry. Stroke，2015，46：3354-3361.

［30］ Chao TF，Lin YJ，Chang SL，et al.Can oral anticoagulants be stopped safely after a successful atrial fibrillation ablation? J Thorac Dis，2015，7：172-177.

［31］ Toso E，Peyracchia M，Matta M，et al. Incidence of thromboembolic events following atrial fibrillation catheter ablation and rate control strategies according to the kind of oral anticoagulation：A systematic review and meta-analysis. Int J Cardiol，2018，pii：S0167-5273（18）30865-9.

［32］ Karasoy D，Gislason GH，Hansen J，et al.Oral anticoagulation therapy after radiofrequency ablation of atrial fibrillation and the risk of thromboembolism and serious bleeding：long-term follow-up in nationwide cohort of Denmark. Eur Heart J，2015，36：307-314.

［33］ Guo Y，Apostolakis S，Blann AD，Wang H，Zhao X，Zhang Y，Zhang D，Ma J，Wang Y，Lip GY. Validation of contemporary stroke and bleeding risk stratification scores in non-anticoagulated Chinese patients with atrial fibrillation. International journal of cardiology Sep 30 2013；168：904-909.

［34］ Chao TF，Liu CJ，Tuan TC，et al.Comparisons of CHADS2 and CHA2DS2-VASc scores for stroke risk stratification in atrial fibrillation：Which scoring system should be used for Asians? Heart rhythm ，2016，13：46-53.

［35］ Gu J，Jia F，Feng P. CHADS（2）versus CHA（2）DS（2）-VASc scoring systems for predicting left atrial thrombus in patients with nonvalvular atrial fibrillation. Nan Fang Yi Ke Da Xue Xue Bao，2014，34：1601-1605.

［36］ Huang J，Wu SL，Xue YM，et al.Association of CHADS2 and CHA2DS2-VASc scores with left atrial thrombus with nonvalvular atrial fibrillation：a single center based retrospective study in a Cohort of 2695 Chinese Subjects. Biomed Res Int ，2017：6839589.

［37］ Chan PH，Lau CP，Tse HF，et al.CHA2DS2-VASc Recalibration With an additional age category（50-64 years）enhances stroke risk stratification in chinese patients with atrial fibrillation.Can J Cardiol Dec，2016，32：1381-1387.

［38］ Huang D，Anguo L，Yue WS，et al. Refinement of ischemic stroke risk in patients with atrial fibrillation and CHA2 DS2 -VASc score of 1. Pacing Clin Electrophysiol，2014，37：1442-1447.

四、心力衰竭与室性心律失常治疗研究进展

1. 心力衰竭装置治疗进展

作　　者：樊晓寒
作者单位：中国医学科学院阜外医院心律失常中心

心力衰竭(心衰)作为许多心血管疾病的终末期表现,是心血管疾病死亡的重要原因之一。流行病学调查显示,目前全世界有 2.6 亿慢性心衰患者,中国心衰患者约 450 万,随着人口老龄化,心衰人群及其相关治疗费用均在飞速增长[1]。慢性心衰患者生活质量差,预后甚至劣于恶性肿瘤。器械治疗作为心衰药物治疗基础上的辅助治疗,能够有效降低心力衰竭的病死率,逆转左室重构,改善生活质量。心力衰竭的器械治疗最初主要包括双室起搏再同步治疗(CRT)、植入型心律转复除颤器(ICD),近年来还出现了心肌收缩力调节器(CCM)、左心室辅助装置、迷走神经及脊髓刺激、希氏束 - 浦肯野系统(希浦系统)起搏治疗实现心脏再同步等多种器械治疗方式。

一、心力衰竭装置治疗的历史

目前临床广泛应用的心衰治疗装置主要包括心脏再同步治疗和 ICD。心脏起搏技术用于心衰治疗已近 30 年。1990 年,Hochleitner 首次提出双室起搏概念[2],但由于当时双室起搏理论基础及临床医师植入经验的缺乏,双室起搏效果并不肯定。2000 年北美心脏起搏与电生理协会甚至曾否定其价值[3]。然而,随着研究证据的逐渐补充以及植入技术的逐渐完善,双室起搏可行性增加,相应的临床研究如雨后春笋般出现,包括 2003 年 COMPANION 研究[4]和 2005 年的 CARE-HF 研究[5]等,结果均明确表明双室起搏能在心衰患者药物治疗基础上显著改善患者的症状,降低死亡率,CRT 进入欧洲心脏病学会(ESC)和 ACC/AHA 的 I 类推荐[6],随着后期研究的推动,使得 CRT 适应证得以扩展。ICD 的发展历史远早于双室起搏治疗。20 世纪 60 年代,美国 Mirowski 医生首次提出体内植入式除颤器设想,然而真正第一台 ICD 植入体内已然 20 年后:Mirowski 与约翰·霍普金斯大学医院同时首次植入第一台经静脉 ICD[7]。从第一代经静脉 ICD 用于临床,到 20 世纪 90 年代,ICD 功能逐渐完备,已

经开始分层次治疗,即低频室速的抗心动过速起搏(ATP)以及低能量和高能量的电除颤治疗,然而仍以室性心律失常事件的二级预防为主要指征[8]。ICD 广泛应用于心衰患者心脏性猝死一级预防始于 2005 年左右[9]。后期的 SCD-HeFT 研究[10](2006 年)和 MADIT Ⅱ 研究[11](2011 年)以及后期的荟萃分析分别证明了 ICD 在稳定性心衰、心梗后心衰患者心脏性猝死方面预防作用,指南开始推荐 ICD 的猝死一级预防。目前欧美国家 ICD 植入患者一级预防患者比例高达 80%[11],然而我国由于医患双方面的认识及经济和各方面原因的限制,ICD 植入比例仍不足 50%[12]。

二、心力衰竭装置治疗国外研究现状

1. 心脏再同步治疗心衰　传统双室起搏再同步治疗目前已进行了一系列随机临床试验,包括 MUSTIC、MIRACLE、COMPANION、MADIT-CRT、CAREHF、REVERSE、MEDIT-CRT、RAFT 等研究,证实了双室起搏治疗心力衰竭患者的有效性及安全性,可降低中重度心衰患者再住院风险、逆转心室重构、降低患者死亡率[13]。基于上述研究,目前双室起搏指南推荐 Ⅰ 类适应证主要如下[14]:对于经过药物优化治疗 3~6 个月后仍有症状、LVEF ≤ 35%、完全左束支阻滞且 QRS 时间 >150ms、预期寿命在 1 年以上的慢性心衰患者,建议双室起搏以改善双室失同步。目前国内外指南对于双室起搏的推荐在适应证方面略有争议。首先,对于 QRS 时限 130~149ms 合并左束支阻滞患者,2016 年 ESC 指南[15]中双室起搏为 Ⅰ 类推荐,而在 2013 年 AHA/ACCF 心衰管理指南[16]中双室起搏为 Ⅱa 类推荐。随着 HF-BLOCK 研究[17]的发表,心衰合并房室传导阻滞也逐渐成为双室起搏适应证。在 2013 年 AHA/ACCF 指南中,对于 LVEF 低于 35%,需新植入起搏器或行起搏器更换患者,如预期心室起搏比例在 40% 以上,双室起搏 Ⅱa 类推荐[16],而 2016 年 ESC 指南双室起搏为 Ⅰ 类适应证[14]。另外 2016 ESC 已明确指出 QRS 时限 <130ms 患者双室起搏并不能获益(Ⅲ类推荐),而 2013 年 AHA/ACCF 指南对左束支阻滞 QRS 时限 <130ms 的患者 Ⅱa 类推荐双室起搏。

传统双室起搏能使 70% 的符合 CRT 指征的心衰患者获益,但仍有 30% 左右患者 CRT 治疗无反应,心功能甚至恶化。CRT 无反应的主要原因可能在于导线放置位置不佳、房颤和室早影响双室起搏比例、CRT 参数设置不当以及药物治疗依从性不佳等[1]。近年来,国内外研究一直致力于提高双室起搏反应率的研究。左室四极导线可通过调节左室 10 个不同起搏向量避开高起搏阈值以及膈神经刺激位点,得到左室电极满意的阈值,同时植入心尖起搏心底的特征既降低了左室导线的脱位风险,又提高了 CRT 反应率。多位点起搏技术随着左室四极导线的应用而简单化,可通过同时起搏左室四极中两个电极达到左室多部位起搏的推广。

除了四极导线技术,左室心内膜起搏技术也在逐渐发展。ALSYNC 研究[18]针对传统 CRT 植入失败患者或者 6 个月无反应患者尝试通过 3830 电极穿过房间隔进入左室进行左室心内膜起搏。研究纳入 18 个中心 118 例患者,随访 6 个月结果显示,CRT 反应率 56% 左右。但该手术操作复杂,左室电极植入困难,对操作者要求较高,术中及术后出血、电极脱位以及卒中并发症也高于心外膜起搏,而且需要长期接受抗凝治疗,接受人群范围较小。

随着无导线起搏技术在全球范围的开展,左室无导线起搏技术也为双室同步提供新的思路。该技术与普通双腔起搏器、ICD 或 CRT 一起使用,包括胶囊大小左室内膜电极、皮下电池及传输器系统。该设备通过皮下脉冲发生器(传输器)发出超声波,左室内膜电极接受后转化为电能起搏左室。同时脉冲发生器感知右室 R 波后发放冲动,实现双室起搏(图 4-1-1,见插页)。WiSE-CRT 研究[15]是一项多中心、前瞻性观察性研究,探索了无导线起搏在心衰患者再同步治疗中的安全性和有效性。该研究纳入 17 例 CRT 植入失败、无反应或需要升级双室起搏患者。左室内膜无导线起搏器植入成功率 76.5%,平均 R 波感知 5.6 ± 3.2mV,阈值 1.6 ± 1.0V。1 个月随访和 6 个月随访双室起搏比例分别为 83% 和 92%,平均 QRS 时限缩短 40ms,射血分数平均提升 6%。SELECT-LV 研究[19]是另一项评估 WiSE 系统安全性及有效性的全球多中心研究。研究纳入 35 例左室电极植入失败、无反应或需要升级患者,植入成功率提升到 97.1%(n=34),其中 33 例在 1 个月时达到双室同步起搏,6 个月随访 CRT 反应率达 66%,QRS 时限由基线的 165ms 降低至 129ms。但该技术目前并发症发生率仍较高,植入患者中 3 例出现术中室颤动、电极栓塞下肢动脉、股动静脉瘘,有 8 例患者在 24 小时至 1 个月时出现脑梗死、股动脉假性动脉瘤、囊袋血肿、囊袋感染,1 例患者死亡。未来随着该技术的逐渐成熟,并发症会逐渐降低,可能成为心衰患者新的器械植入选择。

希浦系统起搏技术是另一项纠正心衰患者心室收缩失同步的新技术。该技术将 3830 电极旋入在希氏束区域,通过起搏希浦系统可纠正左束支阻滞,恢复正常电传导夺获心室,缩窄 QRS 时限,改善心功能[20]。希浦系统起搏技术的原理目前包括三个学说[21]:①希氏束内束支纵向分离学说,即希氏束内纤维呈纵向排列,左、右束支纤维可在希氏束主干内提前分化,并相互分离,因此左束支阻滞的部位可能在希氏束内;②电压依赖学说,即增加输出电压可重塑希浦系统传导;③虚拟电极极化学说,即局部电刺激形成虚拟电极,重塑局部病变组织的兴奋性,使电传导正常化。该技术最早在 1977 年开始尝试在心衰患者中应用,研究纳入 22 例患者,通过希氏束起搏达到 100% 的纠正左束支阻滞,但因植入成功率低、起搏阈值较高而一直未被广泛应用。2014 年前后,随着美敦力公司 C315 His 鞘及 3830 电极的应用,成功率较前有明显提升,有经验的中心可达 80%~90%,希氏束起搏作为"最生理的起搏",成为心衰再同步治疗中的明星。目前希氏束起搏用于再同步治疗纳入样本量最大的研究为 2018 年发表在 Heart Rhythm 的多中心、前瞻性研究[22]。研究纳入 106 例患者,分为两组:左室电极植入失败或无反应组,以及房室传导阻滞组,90% 患者成功植入希氏束电极。平均随访 14 个月,研究而结果发现,QRS 时限明显缩窄(157ms vs.117ms),LVEF 由基线30% 升至 43%,纽约心功能分级由平均降低 1 级,研究结果令人振奋。但电极放置在希氏束,仍需考虑远期阈值升高、需植入右室备用电极、频繁更换脉冲发生器,增加植入风险和囊袋感染风险等。

2. ICD 预防心脏性猝死　ICD 在治疗心脏性猝死的一级和二级预防患者中降低死亡率的临床获益已经在一系列临床研究中得到证实。然而,随着 2016 年 ESC 大会 DANISH 研究[23]的公布,ICD 在非缺血性心肌病患者中心脏性猝死一级预防的效果得到质疑。DANISH 研究[23]是一项多中心、非盲对照、优效研究,研究共纳入 1116 例非缺血性心肌病患者,NYHA Ⅱ ~ Ⅲ级(如植入 CRT、NYHA Ⅳ级),LVEF ≤ 35%。研究主要终点为全因死亡率。平均随访 67.6 个月后,ICD 植入组和对照组患者相比,全因死亡率差异无统计学意义。基于DANISH 研究,2016 年 ESC 心衰指南中非缺血性心肌病植入 ICD 一级预防为ⅠB 类指征[14],证据级别弱于缺血性心肌病。尽管随后的荟萃分析提示 ICD 在非缺血性心肌病中的获益,但 DANISH 研究开启了一个新的趋势,即 ICD 植入的获益可能被其他治疗因素减弱。在后DANISH 时代,对于非缺血性心肌病,可能需要探讨新的危险分层方法以指导 ICD 植入。

全皮下ICD（S-ICD）和全新非静脉ICD是近年心衰患者心脏性猝死预防的新技术进展。S-ICD包含1个脉冲发生器和1个三极放电导联。脉冲发生器植于左侧腋中线，放电导联位于胸骨旁1~2cm处（图4-1-2，见插页）。其优点在于整个系统全在皮下，毋需经静脉导线植入，避免了导线相关并发症，减少透视需要。EFFORTLSS S-ICD多中心前瞻性研究[24]证明了S-ICD的安全性及有效性，发现S-ICD双区域参数调整可将误放电率降低6.4%。START研究[25]中也表明经过参数调整的S-ICD在心律失常感知方面不劣于经静脉植入的ICD。既往有导线相关并发症（如反复断裂或感染）及肾衰、糖尿病、免疫抑制状态等经静脉入路风险较大又无需起搏功能的心衰患者可考虑选择S-ICD。

尽管S-ICD除颤效率高，但并无起搏功能，无法进行抗心动过速起搏治疗，除颤时输出能量高，而且尺寸偏大，限制了其应用，而新型非静脉ICD（EV-ICD）的出现，弥补了S-ICD的缺陷。2018年美国心律学年会，ASD2研究首次公布新型非静脉ICD研究结果。ASD2研究是一项前瞻性、多中心、非盲队列研究[26]，旨在探索EV-ICD急性期可行性。研究入选的患者是因病情需要开胸、同时需要ICD植入或更换患者。研究排除了既往开胸手术、LVEF低于20%、NYHA Ⅳ级以及严重的慢性阻塞性肺病患者。通过剑突下小切口及钝性分离，于胸骨后放入起搏/除颤电极。该电极包含2个除颤线圈和2个起搏/感知电极环（图4-1-3），电极尾端连接皮下定制化的Evera ICD。研究共筛选87例患者，最终79例患者完成ASD2研究。研究结果发现，急性期起搏成功率最高可达97%，但起搏阈值明显高于经静脉起搏器；除颤30J电转复成功率首次81%，二次86%。共6例患者发生了7件不良事件，其中心包炎、短阵房性心动过速、切口红肿、切口出血、心包积液、心脏压塞和心脏骤停，但均在36小时内恢复。EV-ICD为非静脉途径ICD植入又提供了一个新选择，随着植入技术的成熟，未来可能成为皮下ICD植入新的方向。

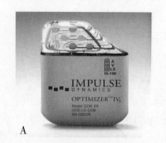 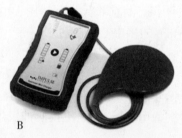 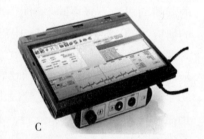

A   B   C

图4-1-3　心肌收缩调节器
A.脉冲发生器，小且定位灵活，可充电；B.便携充电器；C.直观的程控操作界面，支持远程操作

3. 心脏收缩调节器治疗慢性心衰　心脏收缩力调节器（CCM）主要用于心电图窄QRS（<120ms）的慢性心力衰竭患者。CCM系统包括1根右房电极和2根右室电极，经静脉途径分别置于右心耳部、右心室间隔中位及低位，在感知到心室收缩后在绝对不应期发放高电压的电刺激：在双心室电极在感知到合适的AV间期（70~398ms）后，第2根心室电极右心室QRS起始后35ms时，2根电极同时发放电刺激；可在不增加心脏耗氧的情况下增加心肌收缩力Ⅳ[27]。CCM不仅通过局部电刺激增加心肌细胞钙离子内流提高心肌收缩力，改善自主神经平衡，从而达到心衰治疗目的。CCM的效应相当于联合应用β受体阻滞剂和迷走神

经刺激,但是该效应局限于心脏,无全身不良反应。CCM 的脉冲发生器可用便携式充电设备定期体外充电。当慢性心衰患者心功能Ⅱ~Ⅲ级、LVEF<35%且窄 QRS 间期(<120ms)时推荐 CCM 治疗。FIX-CHF-4 随机临床研究[28]显示 CCM 可有效改善心衰患者的摄氧峰值、明尼苏达生活质量评分以及 NYHA 心功能分级。2018年HRS上公布了FIX-CHF-5C研究[29],为多中心、随机临床试验,以 1:1 随机入药物治疗组和CCM组,共纳入 389 例窄 QRS(<130ms)心衰患者,随访 24 周。研究结果表明,CCM 可明显降低患者心脏性死亡和心衰再住院发生风险,这种获益对于基线 LVEF 偏高(LVEF>35%)患者更明显。目前全球已超过 3000 例心衰患者植入 CCM。CCM 能显著提高心衰患者活动耐力,改善心衰患者生活质量,对于窄 QRS 心衰患者获益较肯定,但仍需更大样本的长期随访研究进一步证实。

4. 经皮左室重塑术(PVR) PVR 是通过动脉导管系统,将降落伞样的心室隔离装置(parachute,图 4-1-4)送达左心室心尖部,达到缩小左室容积、改善心衰症状、逆转心室重构的效果。 其适用人群主要为前壁心梗后心尖部运动减弱或消失导致射血分数下降的心衰高危患者。目前临床试验主要入选人群为优化药物治疗 3 个月以上、心功能Ⅱ~Ⅲ级、前壁心梗 60 天以上合并前壁无运动或反常运动的患者。Costa 等[30]纳入 39 例符合上述标准的多中心、前瞻性研究中,31 例成功植入心室隔离装置,平均随访 3 年后,85%患者心功能得到改善或维持,左室舒张末期容积及收缩末期容积指数均有所改善。

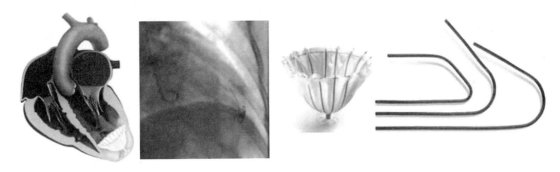

图 4-1-4　左室植入降落伞样心室隔离装置(Heart failure. 2014;7:752-758)

5. 心力衰竭的其他治疗器械 心衰其他器械治疗主要有迷走神经刺激疗法(VNS)和脊髓刺激疗法(SCS)等。两者的主要原理为增强副交感神经/迷走神经的调节作用,从而改变心衰患者出现的交感-副交感神经调节失衡状态[31]。VNS 目前候选人群入选适应证主要包括 NYHA 心功能Ⅱ或Ⅲ级、LVEF ≤ 35%、LVEDD ≥ 55mm、优化药物治疗 30 天以上的心衰患者。相关的临床试验包括 INOVATE 试验、NECTAR 试验 ANTHEM 试验,短期(6个月)随访结果表明 NYHA 心功能分级、6 min 步行试验以及明尼苏达生活评分有所改善。但其安全性及有效性尚待更长时间的随访结果检验[32]。SCS 是将电极送入硬膜外腔,将电极固定在 T1~T4 位点。间断或持续发放冲动。候选人群目前认为主要为 LVEF ≤ 35%、LVEDD<80mm、QRS 时限 <120ms 患者,目前尚无绝对禁忌证,但目前临床试验多排除有左室辅助装置植入史、心脏移植、瓣膜修复或置换、近期心梗以及起搏器依赖的患者[31]。SCSHEART 研究中,持续全天刺激,随访 2 年,结果表明左室收缩末期容积、LVEF 及 NYHA 心功能分级均有所改善[33]。但 DEFEAT-HF 研究中间断刺激随访 6 个月未能证明其有效

性[34]。

三、国内研究现状

1. **心脏再同步治疗心衰** 国内 1999 年首次开展双心室起搏治疗心力衰竭,随着植入技术的进步以及全国范围的推广,CRT 年植入量呈迅速增长、幅度先增后降的趋势[12]。自 2002—2007 年,CRT 植入量年平均增长 30% 以上。近年增长幅度略有下降。2017 年国家卫计委网上注册资料(部队医院除外)统计,全国 CRT 总植入量已达 4138 台。因符合 CRT-P 适应证的患者同时符合 CRT-D 适应证,CRT-D 的植入比例在逐年增长。2013—2015 年 22 家中心纳入 454 例 CRT-P/D 的研究结果显示[35],52.2% 患者选择 CRT-D。2017 年接受 CRT 治疗的病例中 CRT-D 的比例进一步增长(61%)。在 CRT-D/P 临床选择方面,高龄及临床合并症较多患者更倾向于选择 CRT-P,而对于有晕厥史或猝死抢救成功病史、射血分数更低、左室内径更大、服用更多抗心律失常药物的患者更倾向于选择 CRT-D。另外医院级别及地区的经济发达水平同样是 CRT 类型选择的一项重要原因:年植入 40 例以上的医院 CRT-D 植入比例更高,而 GDP 水平较低地区 CRT-D 的植入比例更低。

心脏再同步治疗新技术方面,四极导线已在全国范围内广泛应用,增加了 CRT 反应率。2018 年由国内主导的全球多中心四极导线临床观察性研究对比了 278 例双极导线与 238 例四极导线在心衰患者中的应用效果[36],结果表明,相较于双极导线,四极导线植入成功率更高,电极调整以及电极废弃风险更低(4.6% vs. 11.2%),1 年反应率更高(62.9% vs. 50.3%)。

左室电极放置是 CRT 植入过程中重要的限速步骤,对于靶血管严重狭窄、甚至缺如等原因导致左室电极放置失败以及传统双室起搏无反应患者,过房间隔穿刺进行左室心内膜起搏国内最早由上海中山医院宿燕岗教授团队 2012 年开展,截止目前全国范围内左室心内膜植入左室电极患者不足 20 例仅限于国内较大心律失常中心的个案报道。

希浦系统起搏用于心衰再同步治疗在国内近年来逐渐开展,温州医科大学黄伟剑教授团队率先在 2017 年美国心律学年会分别报道了希氏束起搏在心衰治疗中的可行性和长期有效性[37]。在可行性方面,希氏束起搏纠正左束支阈值约在 2V/0.4ms 左右,长期随访阈值有升高趋势;但患者心功能却有明显恢复(平均 LVEF 变化:33% vs. 55%),但希氏束起搏仍存在 LBBB 纠正率略低、远期阈值升高等缺点。随后黄伟剑教授在 2017 年首次报道了左束支起搏在 CRT 无反应患者中的应用[38],一例左室电极植入失败,希氏束起搏不能纠正左束支阻滞的患者成功通过起搏左束支纠正了左束支阻滞。随访 1 年患者 LVEF 由基线 32% 升至 62%,左室舒张末期内径由基线 76mm 降低至 42mm。左束支起搏技术的原理是将电极植于希浦系统阻滞位点远端,低输出联合调整房室间期纠正左束支传导阻滞,实现心肌电活动的正常传导,达到再同步效果。目前左束支起搏技术主要基于术者经验,仅有病例报道,尚缺乏高质量及长期研究结果验证,未来可能成为心衰患者再同步治疗的常规选择。

2. **ICD 预防心脏性猝死** 1996 年国内植入第一台经静脉 ICD,至 2001 年全国总植入量共计 285 台。10 年之后的 2011 年,国内 ICD 年植入量已在 1000 台以上。早期具备 ICD 植入指征患者最终选择 ICD 植入比例仅有 20%[39],ICD 植入患者中,一级预防植入者仅占 10% 左右[40]。

近年来随着经济发展和植入技术的进步,ICD 植入量呈持续增长趋势。根据国家卫计委网上注册系统的资料统计[12],2015—2017 年 ICD 植入增长率均在 20% 左右,2017 年全国 ICD 植入量已达 4092 台,双腔 ICD 占 62.3%;其中一级预防占 44.5%。在植入指征方面,2013—2015 年国内 20 家中心 440 例 ICD 植入患者研究结果显示[41],符合 Ⅰ 类适应证者约占 75%,提示国内对于 ICD 适应证的把握程度较适中;在 ICD 植入途径方面,96.3% 选择左侧锁骨下静脉途径,且 87.9% 的患者 ICD 植入囊袋位于左侧,除颤导线多位于心尖部 (89.3%),间隔部不足 7%。ICD 植入存在明显的南北方差异,南方患者一级预防比例明显高于北方(41.1% vs. 58.9%)。

鉴于传统静脉 ICD 的静脉穿刺并发症、静脉系统感染以及远期电极寿命等问题,全皮下 ICD(S-ICD)近年来在国内也开始逐渐推广。阜外医院于 2014 年 12 月在中国大陆首次成功植入 S-ICD。截止 2017 年 12 月,全国共植入 27 例 S-ICD。目前国内指南对于 S-ICD 植入推荐主要为存在 ICD 植入指征,但没有合适的静脉通路或者有高感染风险,同时不需要也预期不需要心动过缓起搏或者终止室性心动过速起搏或者植入 CRT 的患者[42],为不适合传统经静脉途径植入 ICD 的患者提供了全新的安全有效的治疗方案。

3. 心力衰竭的其他治疗器械 国内由阜外医院于 2014 年 12 月 30 日在中国大陆首次开展了 CCM 成功植入的新技术。截至 2016 年 5 月,全国已有 5 个中心共植入 8 台 CCM 设备,6 个月随访结果显示,CCM 安全性可靠,患者 NYHA 心功能分级、6 分钟步行试验及明尼苏达生活评分等均由明显改善[43]。经皮左室重塑术(PVR)主要用于心梗后心尖部室壁瘤导致心功能减低患者。我国首次 PVR 术于 2013 年 10 月在北大医院植入,并将 4 例患者随访结果发表于 2017 年《中华心血管病杂志》[44]。植入术后 6 个月随访植入装置站位稳定,患者射血分数、NYHA 心功能分级以及 6 分钟步行距离均有明显改善。

四、研究展望

优化药物联合个体化的器械植入将成为未来心衰治疗方向,旨在改善患者生存率及生活质量。器械植入选择众多,双室起搏可明显改善 LBBB 患者心功能,但双室起搏 QRS 较宽,仍有 30%~40% 患者不能获益。新技术包括左室多部位、多点起搏在前期研究基础上尽可能提高 CRT 反应率,但目前研究提示改善仍有限。无导线起搏技术既减少导线相关并发症,且可达到有效的双室起搏,实现更窄的 QRS 波,但目前技术尚不成熟,并发症比例仍较高。希氏束起搏以及左束支起搏可迅速激动希浦系统,纠正左束支阻滞,达到双室快速同步,可能成为未来心衰治疗的主要方向之一。心脏性猝死的预防,目前静脉途径 ICD 仍是主要的治疗措施。对于不需要起搏功能患者,S-ICD 可能是较好的选择。但 S-ICD 对于缓慢性心律失常患者并不适合,对于血流动力学稳定的室速,S-ICD 同样无法发挥 ATP 功能,而新型非静脉 ICD(EV-ICD)可以兼容 S-ICD 和静脉 ICD 的优点,但目前植入技术欠成熟,并发症发生风险略高,且除颤成功率低于静脉和 S-ICD,起搏阈值较高,未来随着植入技术和设备的优化,可能成为主要的猝死预防方法之一。对于窄 QRS 心衰患者,双室起搏并非适应证,反而可能增加器械植入相关并发症。而 CCM 的出现,为这部分心衰患者提供了新的治疗选择,而且目前研究显示器效果良好。但相较于 CRT,CCM 未来的路依然很远。经皮左室重塑术可明显缩小左室,提高射血分数,改善患者心功能,但目前国人经验较少,动脉穿刺并发症相对较多,术后抗凝、抗血小板方案缺乏长期可靠的经验,仍需进一步探索。迷走神经刺激和脊髓刺激疗法对于窄 QRS 心衰患者可能是一种治疗选择,但其长期安全性及有效性,仍需多中心、长期随访结果的肯定,且目前尚缺乏国人研究结果,可能是未来治疗方向之一。

器械植入能为心衰患者带来获益,但植入前必须权衡利弊,依据其适应证选择最佳策略。

参 考 文 献

[1] Ponikowski P, Voors AA, Anker SD, et al. 2016 esc guidelines for the diagnosis and treatment of acute and chronic heart failure: The task force for the diagnosis and treatment of acute and chronic heart failure of the european society of cardiology (esc). Developed with the special contribution of the heart failure association (hfa) of the esc. Eur J Heart Fail, 2016, 18: 891-975.

[2] Hochleitner M, Hortnagl H, Ng CK, et al. Usefulness of physiologic dual-chamber pacing in drug-resistant idiopathic dilated cardiomyopathy. Am J Cardiol, 1990, 66: 198-202.

[3] Hunt SA, Baker DW, Chin MH, et al. ACC/AHA guidelines for the evaluation and management of chronic heart failure in the adult: Executive summary. A report of the american college of cardiology/american heart association task force on practice guidelines (committee to revise the 1995 guidelines for the evaluation and management of heart failure). J Am Coll Cardiol, 2001, 38: 2101-2113.

[4] Salukhe TV, Francis DP, Sutton R. Comparison of medical therapy, pacing and defibrillation in heart failure (companion) trial terminated early: combined biventricular pacemaker-defibrillators reduce all-cause mortality and hospitalization. Int J Cardiol, 2003, 87: 119-120.

[5] Calvert MJ, Freemantle N, Yao G, et al. Cost-effectiveness of cardiac resynchronization therapy: Results from the care-hf trial. Eur Heart J, 2005, 26: 2681-2688.

[6] Hunt SA, Abraham WT, Chin MH, et al. Acc/aha 2005 guideline update for the diagnosis and management of chronic heart failure in the adult: A report of the american college of cardiology/american heart association task force on practice guidelines (writing committee to update the 2001 guidelines for the evaluation and management of heart failure): Developed in collaboration with the american college of chest physicians and the international society for heart and lung transplantation: Endorsed by the heart rhythm society. Circulation, 2005, 112: e154-235.

[7] Mirowski M, Reid PR, Mower MM, et al. Termination of malignant ventricular arrhythmias with an implanted automatic defibrillator in human beings. New Engl J Med, 1980, 303: 322-324.

[8] Gregoratos G, Cheitlin MD, Conill A, et al. ACC/AHA guidelines for implantation of cardiac pacemakers and antiarrhythmia devices: A report of the american college of cardiology/american heart association task force on practice guidelines (committee on pacemaker implantation). J Am Coll Cardiol, 1998, 31: 1175-1209.

[9] Hunt SA. ACC/AHA 2005 guideline update for the diagnosis and management of chronic heart failure in the adult: A report of the american college of cardiology/american heart association task force on practice guidelines (writing committee to update the 2001 guidelines for the evaluation and management of heart failure). J Am Coll Cardiol, 2005, 46: e1-82.

[10] Mark DB, Nelson CL, Anstrom KJ, et al. Cost-effectiveness of defibrillator therapy or amiodarone in chronic stable heart failure: Results from the sudden cardiac death in heart failure trial (scd-heft). Circulation, 2006, 114: 135-142.

[11] Pouleur AC, Knappe D, Shah AM, et al. Relationship between improvement in left ventricular dyssynchrony and contractile function and clinical outcome with cardiac resynchronization therapy: The madit-crt trial. Eur Heart J, 2011, 32: 1720-1729.

[12] 马丽媛, 吴亚哲, 王文, 等.《中国心血管病报告 2017》要点解读. 中国心血管杂志, 2018: 3-6.

[13] Leyva F, Nisam S, Auricchio A. 20 years of cardiac resynchronization therapy. J Am Coll Cardiol, 2014, 64: 1047-1058.

[14] Ponikowski P, Voors AA, Anker SD, et al. 2016 ESC guidelines for the diagnosis and treatment of acute and

chronic heart failure. Eur J Heart Fail, 2016, 18:2129.

[15] Auricchio A, Delnoy PP, Butter C, et al. Feasibility, safety, and short-term outcome of leadless ultrasound-based endocardial left ventricular resynchronization in heart failure patients: Results of the wireless stimulation endocardially for crt (wise-crt) study. Europace, 2014, 16:681-688.

[16] Yancy CW, Jessup M, Bozkurt B, et al. 2013 accf/aha guideline for the management of heart failure: A report of the american college of cardiology foundation/american heart association task force on practice guidelines. J Am Coll Cardiol, 2013, 62:e147-239.

[17] Curtis AB, Worley SJ, Adamson PB, et al. Biventricular pacing for atrioventricular block and systolic dysfunction. New Engl J Med, 2013, 368:1585-1593.

[18] Morgan JM, Biffi M, Gellér L, et al. Alternate site cardiac resynchronization (alsync): A prospective and multicentre study of left ventricular endocardial pacing for cardiac resynchronization therapy. Eur Heart J, 2016, 37:2118-2127.

[19] Reddy VY, Miller MA, Neuzil P, et al. Cardiac resynchronization therapy with wireless left ventricular endocardial pacing: The select-lv study. J Am Coll Cardiol, 2017, 69:2119-2129.

[20] Madhavan M, Mulpuru SK, McLeod CJ, et al. Advances and future directions in cardiac pacemakers: Part 2 of a 2-part series. J Am Coll Cardiol, 2017, 69:211-235.

[21] Teng AE, Massoud L, Ajijola OA. Physiological mechanisms of qrs narrowing in bundle branch block patients undergoing permanent his bundle pacing. J Electrocardiol, 2016, 49:644-648.

[22] Sharma PS, Dandamudi G, Herweg B, et al. Permanent his-bundle pacing as an alternative to biventricular pacing for cardiac resynchronization therapy: A multicenter experience. Heart Rhythm, 2018, 15:413-420.

[23] Køber L, Thune JJ, Nielsen JC, et al. Defibrillator implantation in patients with nonischemic systolic heart failure. New Engl J Med, 2016, 375:1221.

[24] Burke MC, Gold MR, Knight BP, et al. Safety and efficacy of the totally subcutaneous implantable defibrillator: 2-year results from a pooled analysis of the ide study and effortless registry. J Am Coll Cardiol, 2015, 65:1605-1615.

[25] Gold MR, Theuns DA, Knight BP, et al. Head-to-head comparison of arrhythmia discrimination performance of subcutaneous and transvenous icd arrhythmia detection algorithms: The start study. J Cardiovasc Electrophysiol, 2012, 23:359-366.

[26] Lucas VAB, Merkely B, Nerzil P, et al. Crozier et al. Feasibility of extravascular pacing, sensing and defibrillation from a novel substernal lead: The acute extravascular defibrillation, pacing and electrogram (asd2) study. HRS, 2018, B-LBCT03-03.

[27] Abraham WT, Lindenfeld J, Reddy VY, et al. A randomized controlled trial to evaluate the safety and efficacy of cardiac contractility modulation in patients with moderately reduced left ventricular ejection fraction and a narrow qrs duration: Study rationale and design. J Cardiac Fail, 2015, 21:16-23.

[28] Cleland JG, Coletta AP, Clark AL. Clinical trials update from the heart failure society of america meeting: Fix-chf-4, selective cardiac myosin activator and opt-chf. Eur J Heart Fail, 2006, 8:764-766.

[29] Abraham WT, Kuck KH, Goldsmith RL, et al. A randomized controlled trial to evaluate the safety and efficacy of cardiac contractility modulation. JACC Heart failure. 2018, pii:S2213-1779 (18)30303-2.

[30] Costa MA, Mazzaferri EL Jr, Sievert H, et al. Percutaneous ventricular restoration using the parachute device in patients with ischemic heart failure: Three-year outcomes of the parachute first-in-human study. Circ Heart Fail, 2014, 7:752-758.

[31] Huynh K. Heart failure: Thoracic spinal cord stimulation for the treatment of HF. Nat Rev Cardiol, 2015, 12:66.

［32］Zannad F，De Ferrari GM，Tuinenburg AE，et al. Chronic vagal stimulation for the treatment of low ejection fraction heart failure：Results of the neural cardiac therapy for heart failure（nectar-hf）randomized controlled trial. Eur Heart J，2015，36：425-433.

［33］Tse HF，Turner S，Sanders P，et al.Thoracic spinal cord stimulation for heart failure as a restorative treatment （scs heart study）：First-in-man experience.Heart Rhythm，2015，12：588-595.

［34］Zipes DP，Neuzil P，Theres H，et al.Determining the feasibility of spinal cord neuromodulation for the treatment of chronic systolic heart failure：The defeat-hf study. JACC Heart Fail，2016，4：129-136.

［35］樊晓寒，陈柯萍，严激，等．选择心脏再同步治疗起搏器或除颤器的影响因素分析．中华心律失常学杂志，2017，21：31-36.

［36］Yang M，Li X，Liang J，et al.Outcomes of cardiac resynchronization therapy using left ventricular quadripolar leads. Pacing Clin Electrophysiol，2018.

［37］Shan P，Su L，Chen X，et al. Direct his-bundle pacing improved left ventricular function and remodelling in a biventricular pacing nonresponder. Can J Cardiol，2016，32：1577.

［38］Huang W，Su L，Wu S，et al. A novel pacing strategy with low and stable output：Pacing the left bundle branch immediately beyond the conduction block. Can J Cardiol，2017，33：1736.e1731-1736.

［39］Hua W，Niu H，Fan X，et al. Preventive effectiveness of implantable cardioverter defibrillator in reducing sudden cardiac death in the chinese population：A multicenter trial of icd therapy versus non-icd therapy. J Cardiovasc Electrophysiol，2012，23：s5-s9.

［40］华伟，张澍，牛红霞，等．植入型心律转复除颤器在心脏性猝死一级和二级预防中的应用——全国 31 家医院植入型心律转复除颤器植入适应证分析．中华心律失常学杂志，2010，14：9-11.

［41］戴研，陈柯萍，华伟，等．植入型心律转复除颤器临床应用现状（20 家医院注册研究）．中华心律失常学杂志，2017，21：26-30.

［42］Kusumoto FM，Schoenfeld MH，Wilkoff BL，et al. 2017 hrs expert consensus statement on cardiovascular implantable electronic device lead management and extraction. Heart Rhythm，2017，14：e503-551.

［43］Hua W，Fan X，Su Y，et al.The efficacy and safety of cardiac contractility modulation in patients with nonischemic cardiomyopathy：Chinese experience，2017，2：29.

［44］高虹，杨波，霍勇，等．经皮导管左心室重建术治疗心肌梗死后左心室室壁瘤和心力衰竭四例．中华心血管病杂志，2017，45：435-437.

2. 心血管植入型电子器械导线拔除的研究进展

作　　者：翁思贤　周彬　唐闽
作者单位：中国医学科学院阜外医院心律失常中心

心血管植入型电子器械（CIED）包括永久起搏器（PM）、植入型心律转复除颤器（ICD）、心脏再同步治疗（CRT）等。伴随着 CIED 的增加，其诸多并发症如感染、慢性疼痛、血管闭塞等越来越得到重视。多项临床研究表明，经静脉拔除电极导线（TLE）能安全有效地解决 CIED 相关并发症。目前，预计在世界范围内每年有 25 000~30 000 根导线被拔除[1]。近 10 年来，TLE 技术有了突飞猛进的进步，然而依然存在很多问题及挑战。本文就 TLE 的国内外最新研究进行综述，以期让国内相关从业人员了解 TLE 的研究进展。

一、TLE 的适应证

目前 TLE 的适应证主要参考 2017 年美国心律协会制定的专家共识[2]，包含感染与非感染因素。其中非感染电极导线拔除适应证包括：①慢性疼痛；②静脉血栓或狭窄；③弃用导线（有功能或无功能）；④拟行 MRI 检查（非磁兼容）；⑤因安全问题召回电极导线；⑥导线穿孔；⑦导线致严重三尖瓣反流；⑧导致难治性、致命性心律失常；⑨拟行肿瘤放疗等。每种情况的推荐级别不一，但感染为电极导线拔除的 Ⅰ 类适应证，是装置移除的最强适应证。关于 CIED 感染，国内研究[3]表明常规临床检查无法确诊的疑似 CIED 感染患者中，PET-CT 可作为确定诊断方法。对于无功能导线或有功能但多余的导线，可选择弃置或拔除这两种策略。弃置导线虽然可以避免 TLE 相关的风险，但是会导致以下一系列问题：增加日后导线拔除的难度；增加日后感染的风险；增加静脉血栓形成或（及）静脉闭塞的风险；增加起搏器升级的难度；增加弃置导线与新导线相互干扰的可能性；增加弃置导线移位掉入心腔引起感染及心律失常的可能性；增加三尖瓣反流加重的风险；增加日后行 MRI 的禁忌等。Rijal 等[4]比较了这两种策略，其主要终点事件为非预期的 CIED 相关事件，包括装置感染、装置无功能、血管并发症等，而不包括装置升级及电池耗竭。次要终点事件包括住院治疗情况、全因死亡率等。3 年多的随访结果表明，两种策略的主要及次要终点事件无明显差别。然而，3 年的随访时间显然是不够的，CIED 再次植入感染的风险是第一次植入的 7 倍，远期预后至少应等到下一次 CIED 更换后才能评估。此外，近来一项研究提示，对比不存在弃置电极的患者，存在弃置电极的患者临床拔除成功率更低（92.1% vs. 97.4%）、且中转下腔途径更为常见（18.4% vs. 6%）[5]。临床工作中，采取何种策略需综合考虑以下因素：患者的年龄、CIED 植入的时间、术者经验等。针对安装了非磁兼容的 PM 和 ICD 人群，近年来的 Magnasafe 研究表明,其行 1.5T MRI 检查是安全可行的[6]。而随着磁兼容的 CIED 的不断推广,因需要行 MR 而考虑拔除导线的人群将越来越少。

二、TLE 的装置

TLE 的主要装置包括锁定钢丝、扩张鞘、旋转机械鞘、激光鞘、捕抓器、Byrd 股静脉工作站、"针眼抓捕器"(Needle Eye Snare)等。其中,锁定钢丝是 TLE 的基石,也是经上腔途径 TLE 的必备装置。通常情况下,除植入时间过短的电极导线可通过直接牵引的办法拔除,原则上选择经上腔途径均应使用锁定导丝。然而单纯应用锁定钢丝的缺陷依然明显,牵引时容易连带较多的组织甚至心肌,致心脏破裂,尤其对于置入年限较长的导线,这一风险更加突出。在导线外加用扩张鞘管进行拔除,运用反推力拔除技术可使得拔除的瘢痕、心肌组织大量减少,降低了心脏破裂的风险。然而,随着电极导线植入时间的增加,电极导线与沿途血管的粘连越来越重。同时 ICD 除颤线圈因其结构特性(直径粗大等),使其极易与沿途血管发生牢固黏附。旋转机械鞘及激光鞘应运而生,通过不同方式高效地分离电极沿途组织包裹,已成为国际上 TLE 的一线装置。然而如果电极导线断裂,将导致无法通过中心腔送入锁定钢丝;电极导线脱位后打结,也无法通过传统的上腔静脉途径捕捉、回收导线,旋转机械鞘及激光鞘也无用武之地。下腔回收装置如抓捕器、Byrd 股静脉工作站、"针眼抓捕器"等不依赖于锁定钢丝,在上述情况下依然可以快速且成功地拔除电极。以下,将重点介绍旋转机械鞘、激光鞘、下腔回收装置。

1. 旋转机械鞘　旋转机械鞘的头端为螺旋式金属切割装置,鞘管尾端与手柄式联动装置连接,通过扣动板机可以使鞘管旋转,进而向前切割包裹到导线的粘连组织。目前旋转机械鞘包括 Evolution 鞘和 TighRail 鞘。国际上关于这两种旋转机械鞘的观察性研究表明,旋转机械鞘有很高的临床成功率(可达 97% 以上),同时并发症很少,可作为 TLE 的一线方法[7,8]。而 Evolution 鞘与激光鞘的头对头研究也表明,两者的临床成功率及并发症发生率无明显差别[9]。不过此项研究表明,Evolution 鞘较激光鞘而言,需要更多地使用下腔回收装置,原因可能是前者的使用中容易造成导线断裂,前者不易通过锁骨 - 肋骨间隙,以及前者学习曲线更长。而随着 Evolution 鞘应用的愈加成熟,近期一个单中心研究入选了 400 例需行 TLE 的患者,最后应用 Evolution 鞘拔除 683 根电极,临床成功率达 99.75%,并发症率 6%(以血肿为主)[10]。

国内应用 Evolution 鞘起步较晚,李学斌等[11]2013 年首先应用于 1 例左侧腋静脉和上腔静脉完全闭塞的除颤电极导线拔除。此后,国内各中心[12-14]陆续开始将 Evolution 鞘应用于植入时间较长、静脉闭塞严重的电极导线拔除,临床成功率均在 95% 以上,与国外数据基本相当。

2. 激光鞘　激光鞘的基本工作原理与旋转机械鞘相似,不同点在于能源来源。激光鞘外层鞘管置入光纤,通过外源能量发生器提供激光,从而分离导线与周围组织的粘连。自 1994 年 Byrd 使用激光鞘进行第一例导线拔除,到 2002 年第二代激光鞘的发布,再到 2012 年在美国上市的第三代激光鞘,激光鞘发展迅猛,已成为导线拔除的一线方法。PLEXES 研究[15]是早期关于激光鞘的研究,其比较了激光鞘组和反推力组拔除导线的情况,研究表明激光鞘组的成功率明显高于反推力组(94% vs. 64%),同时操作时间有明显的缩短。Bordachar 等[16]进行了一项关于激光鞘与下腔装置的前瞻性研究,研究表明激光鞘具有与下腔装置一样的安全性,同时能缩短手术时间、减少透视时间。LExICon 研究[17]是目前关于二代激光鞘最大型的观察性研究,研究结果表明导线完整拔除率高达 96.5%,成功率高达 97.7%,而严重并发症发生率仅为 1.5%。第三代激光鞘较第二代激光鞘能在一秒钟内发送两倍的脉冲从而进一步提高拔除效率。Hakmi 等[18]报道了首批应用第三代激光鞘的临床经验,研究表明,平均操作时间仅为 63 分钟,完整导线拔除率为 94.8%,临床成功率 97.4%。然而,此项研究仅纳入 38 例患者,拔除 76 根导线,样本量相对较少,第三代激光鞘是否优于第二代激光鞘,仍需后续的前瞻性研究进一步证实。

2015 年准分子激光鞘引进中国,同年由李学斌等率先应用于临床实践[19]。随后其团队成员总结了 35 例应用激光鞘行电极导线拔除的病例,完全拔出率达 97.1%,临床成功率达 100%;其中 1 例被动心室除颤电极遗留电极头端、1 例因锁骨下静脉钙化闭塞严重而改用 Evolution 鞘、1 例上腔途径拔除失败转下腔装置成功拔除[20]。唐闽等总结了 6 例(共 13 根导线)中位植入年限 12 年的闭塞严重的病例,其中 4 根电极导线术前部分断裂、锁定钢丝不能到达电极远端,最后应用激光鞘完全拔出率仅为 76.9%,提示如果是电极导线因扭曲折叠、绝缘层破裂或内腔狭窄堵塞等原因导致锁定钢丝无法全程锁定导线时,激光鞘的应用会受限制[21]。

激光鞘因其操作的便捷、手术时间的缩短、极高临床成功率、低并发症发生率吸引了越来越多临床医生使用。但是最近的一项 Meta 分析[22],纳入了近 15 年关于 TLE 的所有临床研究,分析结果表明激光鞘似乎存在更多的并发症发生率。以下原因可能可以部分解释上述情况:激光鞘管较粗(12F~16F),同时激光使得导线拔除周围形成隧道,这些可降低血管壁的硬度;不同病人,其导线与周围组织的粘连程度不一,但激光鞘释放的能量是固定的,缺乏操作者的反馈调节。

3. 下腔回收装置 下腔回收装置主要包括捕抓器、Byrd 股静脉工作站及"针眼抓捕器"等器械。起初经股静脉电极导线拔除主要适用于导线脱落之心腔内或经上腔拔除困难的病例,尤其适用于电极导线损坏,无法进入锁定钢丝的患者。原有的 Byrd 下腔回收装置对术者的操作技巧要求较高,而且金属网篮的开放性较差,对于心腔内没有游离端的电极导线难以抓捕,其配备的可控弯金属导丝在操作中与网篮的配合存在缺陷,使术者需要采用操控性更好的消融导管进行辅助。新型下腔回收装置——"针眼抓捕器",不仅适用于有游离断端的电极导线拔除,对于无游离断端的患者也可应用。Bracke 等[23]报道了应用"眼镜蛇抓捕器"作为 TLE 的首选工具进行导线拔除的研究,在 229 例患者中经股静脉途径拔除 340 根电极,成功率 91%~96%,无死亡病例发生。国内李学斌等[12]报道了 400 根应用 Snare 拔除的导线,临床成功率达 100%,并发症率 0.25%。

三、TLE 后 CIED 再植入的时机

目前关于 TLE 后 CIED 再植入时机的研究有限。一般而言,再植入时间取决于感染程度。对于囊袋感染而进行导线拔除,术后平均 7 天进行再植入是安全的,而对于全身感染所致的导线拔除,术后平均 14 天进行再植入是安全的[24]。国内有研究[25]根据 CIED 不同感染类型而确定再植入时间。具体再植入时间:①囊袋感染:装置移除术后 24~48h;②菌血症:术后血培养结果持续阴性≥72h;③感染性心内膜炎:电极赘生物者,术后血培养结果持续阴性≥72h;瓣膜赘生物者,需在血培养结果持续阴性 14 天以上。结果只有 1.7% 出现再次感染,

无装置故障相关事件发生。不同的患者依据其感染类型、无赘生物、感染的控制情况等因素选择,选择不同再植入时间,可能会减少再感染的发生。在一项回顾性研究中,共15例患者因囊袋感染而进行整个装置清除,而在同一天进行了对侧装置的再植入[26]。长期随访发现,感染并没有复发。装置拔除后再植入时机的选择策略,仍需要大量的临床研究提供依据。

四、TLE 的并发症及其防治

尽管 TLE 在多项临床研究中被证实是安全的,但仍存在一定的并发症,其中某些并发症是致命性的。主要的并发症包括心肌穿孔、三尖瓣损伤、心包填塞、血管撕裂、血胸、气胸、肺栓塞等。如何预防及减少并发症成为临床关注的重点。过去20年,植入装置有很大的改进,其中包括主动固定装置、尖端胆固醇洗脱技术、新的隔绝装置[27]、等轴设计、单层覆盖线圈技术[28]等。这些改进都可以有效减少感染及导线纤维化的发生。同时,通过术前影像可对患者进行危险分层,进而改善术前计划和识别术中可能发生并发症的高危患者。在一项研究中,CT 可识别导线粘连区域或心脏穿孔[29]。CT 发现导线与中心静脉粘连的患者中,导线拔除的时间更长且需要更大的鞘管。而在另一项研究中,通过心脏超声扫描上腔静脉的血流也许可以识别上腔静脉内导线纤维化[30]。当然,TLE 需要培训和经验积累,研究显示小的医疗中心较大的医疗中心而言,TLE 的成功率更低,并发症发生率更高[17,31]。因此,医疗中心在打算开展 TLE 时,需慎重评估学习曲线及拔除数量。TLE 进行时,需要有成熟的心外科和麻醉科团队待命,当发生严重并发症时可以尽早进行开胸手术处理。

五、展望

TLE 未来的研究方向首先应该着重于安全性及有效性,目前关于 TLE 的研究主要是观察性研究,一些前瞻性研究如欧洲导线拔除对照注册研究将会提供更多关于 TLE 的长期随访数据。同时,新的拔除装置不断发展,但关于各种装置的前瞻性比较研究较少,采取何种拔除策略仍需要更多临床证据。近年来,一些中心采取了诸如"上下夹击"的 TLE 策略——同时经上腔、下腔途径进行牵引,旨在减少上腔静脉并发症的发生率[32];而对于 CRT 电极导线拔除患者,有研究表明其远期不良事件的发生率较高,而口服抗凝药物治疗为其独立危险预测因素[33]。至于 TLE 更远的未来,应该是越来越少需要开展 TLE 甚至毋需进行 TLE。在预防装置感染方面,目前的研究[34]表明在更换 CIED 时采用经验性囊袋切除术并没有降低 CIED 相关的感染,反而增加了急性出血。PADIT 临床试验[35]是迄今为止关于心律失常植入器械预防感染策略最大的多中心随机交叉对照临床研究,旨在探寻 TLE 围术期强化预防感染策略,包括术前使用头孢唑啉联合万古霉素、术中杆菌肽囊袋清洗以及术后前两天口服头孢氨苄,然而该试验于2018年公布的结果显示:传统组和强化组在器械装置感染住院发生率上差异无统计学意义(1.03% vs. 0.78%,$P=0.77$)。这为未来探寻 TLE 围术期更优化的抗菌治疗策略提供了更多的证据支持的同时,也带来了更大的挑战。此外,正在进行的 WRAP-IT 临床试验研究 TYRX 抗感染包膜在 CIED 感染患者的应用,可能为未来抗感染治疗提供新的思路。同时,发展更耐用的导线可以减少导线的弃置和无功能导线的出现,而提高蓄电池的寿命可以减少发射器的更换次数从而减少感染的发生。至于未来可能无需进行TLE,全皮下 ICD 和无线起搏器的出现似乎提供了希望,但无线起搏器如若出现问题也需要进行拔除,而目前关于拔除无限起搏器的装置尚不成熟,随着无限起搏器的植入增加,相应装置的开发也应得到进一步重视。

着眼于国内 TLE 的发展,由于起步较晚,存在新型器械使用较少、相关 CIED 抗感染不规范等问题。未来,应兼顾以下几个方面:①开展 CIED 感染相关的培训项目,以提高医生对导线拔除的认识和处理;②建立导线拔除的大数据管理平台,汇总分析多中心的临床数据和经验,加强合作;③争取院方对导线拔除的支持,引进专业的设备和器械;④争取医保覆盖,以减轻患者的经济负担。

参 考 文 献

[1] Hauser RG, Katsiyiannis WT, Gornick CC, et al.Deaths and cardiovascular injuries due to device-assisted implantable cardioverter-defibrillator and pacemaker lead extraction. Europace,2010,12:395-401.

[2] Kusumoto FM, Schoenfeld MH, Wilkoff BL, et al. 2017 HRS expert consensus statement on cardiovascular implantable electronic device lead management and extraction. Heart Rhythm,2017,14:e503-e551.

[3] 田轶伦,王龙,李原,等 . 氟 -18 正电子发射型断层扫描在植入式心血管电子装置感染诊断中的应用 . 中国心脏起搏与心电生理杂志,2015:449-453.

[4] Rijal S,Shah RU, Saba S.Extracting versus abandoning sterile pacemaker and defibrillator leads. Am J Cardiol,2015,115:1107-1110.

[5] Merchant FM,Tejada T, Patel A,et al. Procedural outcomes and long-term survival associated with lead extraction in patients with abandoned leads. Heart Rhythm,2018,15:855-859.

[6] Nazarian S,Hansford R, Rahsepar AA,et al. Safety of magnetic resonance imaging in patients with cardiac devices. N Engl J Med,2017,377:2555-2564.

[7] Aytemir K, Yorgun H,Canpolat U,et al. Initial experience with the TightRail Rotating Mechanical Dilator Sheath for transvenous lead extraction. Europace,2016,18:1043-1048.

[8] Oto A,Aytemir K, Canpolat U,et al. Evolution in transvenous extraction of pacemaker and implantable cardioverter defibrillator leads using a mechanical dilator sheath. Pacing Clin Electrophysiol,2012,35:834-840.

[9] Mazzone P,Tsiachris D, Marzi A,et al. Advanced techniques for chronic lead extraction:heading from the laser towards the evolution system. Europace,2013,15:1771-1776.

[10] Sharma S,Ekeruo IA, Nand NP,et al. Safety and efficacy of transvenous lead extraction utilizing the evolution mechanical lead extraction system:a single-center experience. JACC Clin Electrophysiol,2018,4:212-220.

[11] 李学斌,王龙,田轶伦,等 . 使用 Evolution 机械扩张鞘拔除埋藏式心脏转复除颤器电极导线一例 . 中国心脏起搏与心电生理杂志,2013,4:362-363.

[12] 李学斌,王龙,李鼎,等 . 经静脉导线拔除术单中心临床经验 . 中华心律失常学杂志,2015,19(4):244-249.

[13] 李晓宏,吉文庆,徐伟 . 应用机械切割鞘拔除导线的初步临床经验 . 中华心律失常学杂志,2014,18:448-450.

[14] 白慧,任晓庆,马坚,等 . 经静脉途径拔除导线的临床分析 . 中华心律失常学杂志,2015,19:254-256.

[15] Wilkoff BL,Byrd CL,Love CJ,et al. Pacemaker lead extraction with the laser sheath:results of the pacing lead extraction with the excimer sheath(PLEXES)trial. J Am Coll Cardiol,1999. 33:1671-1676.

[16] Bordachar P,Defaye P,Peyrouse E,et al. Extraction of old pacemaker or cardioverter-defibrillator leads by laser sheath versus femoral approach. Circ Arrhythm Electrophysiol,2010,3:319-323.

[17] Wazni O,Epstein LM,Carrillo RG,et al.,Lead extraction in the contemporary setting:the LExICon study:an observational retrospective study of consecutive laser lead extractions. J Am Coll Cardiol,2010,55:579-586.

［18］Hakmi S, Pecha S, Sill B, et al. Initial experience of pacemaker and implantable cardioverter defibrillator lead extraction with the new GlideLight 80 Hz laser sheaths. Interact Cardiovasc Thorac Surg, 2014, 18:56-60.

［19］李学斌, 段江波, 王龙, 等. 应用激光鞘拔除电极导线(附五例报道). 中国心脏起搏与心电生理杂志, 2015:445-448.

［20］戚峰, 李鼎, 王龙, 等. 应用激光鞘拔除电极导线的初步临床经验. 中国心脏起搏与心电生理杂志, 2017:204-209.

［21］董满男, 唐闽, 冯天捷, 等. 准分子激光鞘技术拔除导线的初步临床应用. 中华心律失常学杂志, 2017, 21:410-413.

［22］Diemberger I, Mazzotti A, Giulia MB, et al. From lead management to implanted patient management: systematic review and meta-analysis of the last 15 years of experience in lead extraction. Expert Rev Med Devices, 2013, 10:551-573.

［23］Bracke FA, Dekker L, van Gelder BM. The Needle's Eye Snare as a primary tool for pacing lead extraction. Europace, 2013 15:1007-1012.

［24］Nof E, Epstein LM. Complications of cardiac implants: handling device infections. Eur Heart J, 2013, 34:229-236.

［25］段江波, 李学斌, 王龙, 等. 感染的心律植入装置再利用于同一个体的研究. 中国心脏起搏与心电生理杂志, 2014:205-208.

［26］Mountantonakis SE, Tschabrunn CM, Deyell MW, et al. Same-day contralateral implantation of a permanent device after lead extraction for isolated pocket infection. Europace, 2014, 16:252-257.

［27］Di Cori A, Bongiorni MG, Zucchelli G, et al. Short-term extraction profile of cardiac pacing leads with hybrid silicone-polyurethane insulator: a pilot study. Int J Cardiol, 2013, 168:4432-4433.

［28］Epstein LM, Love CJ, Wilkoff BL, et al. Superior vena cava defibrillator coils make transvenous lead extraction more challenging and riskier. J Am Coll Cardiol, 2013, 61:987-989.

［29］Lewis RK, Pokorney SD, Greenfield RA, et al. Preprocedural ECG-gated computed tomography for prevention of complications during lead extraction. Pacing Clin Electrophysiol, 2014, 37:1297-1305.

［30］Yakish SJ, Narula A, Foley R, et al. Superior vena cava echocardiography as a screening tool to predict cardiovascular implantable electronic device lead fibrosis. J Cardiovasc Ultrasound, 2015, 23:27-31.

［31］Neuzil P, Taborsky M, Rezek Z, et al. Pacemaker and ICD lead extraction with electrosurgical dissection sheaths and standard transvenous extraction systems: results of a randomized trial. Europace, 2007, 9:p. 98-104.

［32］Schaller RD, Sadek MM, Cooper JM. Cooper, Simultaneous lead traction from above and below: A novel technique to reduce the risk of superior vena cava injury during transvenous lead extraction. Heart Rhythm, 2018, pii:S1547-5271(18)30509-5.

［33］Regoli F, Bongiorni MG, Rordorf R, et al. High recurrence of device-related adverse events following transvenous lead extraction procedure in patients with cardiac resynchronization devices. Eur J Heart Fail, 2016, 18:1270-1277.

［34］Lakkireddy D, Pillarisetti J, Atkins D, et al. IMpact of pocKet rEvision on the rate of InfecTion and other CompLications in patients rEquiring pocket mAnipulation for generator replacement and/or lead replacement or revisioN (MAKE IT CLEAN): A prospective randomized study. Heart Rhythm, 2015, 12:950-956.

［35］Connolly SJ, Philippon F, Longtin Y, et al. Randomized cluster crossover trials for reliable, efficient, comparative effectiveness testing: design of the Prevention of Arrhythmia Device Infection Trial (PADIT). Can J Cardiol, 2013, 29:652-658.

3. 器质性心脏病室性心动过速标测与消融进展

作　　者：余金波　杨兵
作者单位：南京医科大学第一附属医院心血管内科

　　器质性心脏病室性心动过速（室速）是指发生于包括缺血性心肌病、先天性心脏病、心脏瓣膜病等非缺血性心肌病变基础上的快速性室性心律失常。传统的抗心律失常药物对此类室速的治疗效果不佳，植入型心律转复除颤器（ICD）可有效降低该类患者的死亡率，但仍存在诸如频繁放电（包括不恰当放电）、电池耗竭、器械感染等缺陷。近年来，相关研究显示导管消融可显著降低缺血性心肌病室速患者死亡的复合终点、室速风暴及ICD放电的发生率，充分体现了室速导管消融的治疗地位[1]。器质性心脏病室速主要的电生理机制为瘢痕相关的折返或微折返，对于室速发作时血流动力学稳定的患者，可采取激动及拖带等标测方案来寻找"靶点"或折返环路，倘若室速不易诱发或诱发后血流动力学不稳定、呈非持续性发作或蜕变为室颤等情形，均导致激动及拖带标测无法进行。随着对室速机制研究的深入及导管消融技术的进步，基质标测现已广泛用于指导器质性心脏病室速的消融治疗，通过基质标测可详细了解心肌病变程度及范围，揭示室速的关键传导"通道"、位点及异常电信号等，在此基础上进行消融可在一定程度上消除室速和"预防"室速形成[2]。本文主要就器质性心脏病室速标测及导管消融治疗进展做一综述。

一、器质性心脏病室速的解剖学基础及电生理机制

　　器质性心脏病室速多数为瘢痕相关的折返，较少部分为自律性增加或触发活动引起。心肌坏死、纤维化或脂肪纤维化后形成的瘢痕区域为致心律失常的基质。形态学研究也已证实心肌病变或瘢痕区域中残存的岛状心肌组织为该类室速折返环的关键部位，这种非均一性的组织排列为电激动的缓慢及各异向性传导提供了解剖学基础（图4-3-1A，B，见插页）。瘢痕相关室速的折返环常复杂多变，折返环的大小、形态和位置因人而异，与瘢痕的部位、范围及存活心肌的电生理学特性等因素相关。折返环路由缓慢传导区、出口、入口、外环、内环以及共同通道或无关通道等部分组成，可以是单环折返，也可表现为多环折返径路（图4-3-1C，见插页）。心肌梗死为瘢痕性室速的最常见原因[3]，临床多表现为持续的单形性室速；肥厚型心肌病患者室间隔内部瘢痕所产生的折返环路可介导频率极快的持续单形或多形性室速；扩张型心肌病室速其机制多与瓣环附近的病变组织及瘢痕组织介导的折返相关，而非折返性机制，如4期自动除极速度加快也可能参与室速的形成[4]；瘢痕性右室室速可发生于致心律失常型右室心肌病（ARVC）及心脏结节病患者；法洛四联症矫正术后可形成围绕心肌

手术切口和／或补片的大折返室速。束支折返性室速（BBRT）及分支间折返性室速通常发生于器质性心脏病患者,其中前者以扩张型心肌病最为常见,由于心肌及希氏束-浦肯野纤维系统病变,希氏束（至少其远段参与）-束支-浦肯野系统和相应的心室肌组成折返环路。分支间折返性室速相对少见,其机制是围绕左侧前后分支之间的大折返,常见于缺血性心肌病患者[5]。

二、器质性心脏病室速导管消融的循证医学新证据

2014年Bunch等[6]比较分析了102例因植入ICD反复放电而行室速导管消融的器质性心脏病患者和2088例植入ICD后无放电以及817例植入ICD后正常放电的患者,结果显示,行导管消融治疗的患者其预后与植入ICD后从未放电的患者相比无明显差异,而相比于ICD植入后放电的患者,接受导管消融治疗的患者其死亡率和心衰再住院率明显降低。2015年Dinov等[7]报道了102例行导管消融的非缺血性扩张型心肌病室速患者,术中61%（62/102）患者经消融后室速不诱发,平均随访2年,该类患者约近一半无室速发作,其全因死亡率也较消融后能诱发室速的患者低,该研究进一步提出,如果能够进行彻底的导管消融治疗,患者全因死亡率可能会降低。

2015年欧洲心脏病学会（ESC）《室性心律失常管理与心脏性猝死预防指南》[8]指出器质性心脏病室速导管消融适应证:瘢痕相关心脏病出现持续室速或电风暴的患者,推荐急诊导管消融（I,B）;缺血性心肌病患者由于ICD反复放电推荐导管消融（I,B）;缺血性心肌病患者植入ICD,在首次出现持续性室速后应考虑导管消融（IIa,B）。

三、器质性心脏病室速电生理标测及消融方法

1. **血流动力学稳定的室速** 目前对于血流动力学稳定的室速主要通过三维电解剖标测系统指导下行室速激动标测来寻找心室最早激动部位、探寻舒张期电位（DP）以及联合拖带标测判断是否为隐匿性拖带等（图4-3-2,见插页）。

(1)三维电激动标测:即在室速节律下时采用标测导管在心室内膜或外膜（经穿刺心包途径）多部位进行标测,可获得较体表QRS波起始部位明显提前和"最早"的收缩期前电活动,提示标测导管可能位于关键性峡部的出口附近。

(2)拖带标测:以较室速周长短10~20ms的频率于心室局部起搏,若室速频率随之加快,且12导联体表心电图QRS波形态不改变,称为隐匿性拖带。有时在无关通道（即旁观者）部位起搏也可以产生隐匿性拖带,如果此时测量起搏后间期（PPI）,将有助于鉴别。如果PPI与室速周长的差值≤30ms则此部位很可能为室速的关键峡部。另外,刺激信号至QRS波间距（S-QRS）与局部腔内电图至QRS波间距（EG-QRS）的差值若≤20ms,或S-QRS间距小于室速周长的50%等指标也有助于判定标测部位是否在室速折返环的关键峡部上。

(3)标测舒张期电位（DP）:DP指室速时标测导管在QRS波之间记录到的持续时间短暂的低振幅碎裂电位,其可能来源于关键峡部。"旁观者"也有可能产生此种电位,通过分析舒张期电位的激动顺序及拖带标测时测量S-QRS、EG-QRS或PPI等有助于鉴别该部位是否为真正的关键性峡部。

(4)电压标测:将获得的电激动标测图转换成电压标测图,或在窦性心律下获取电压标测图以进一步分析折返环、关键峡部及其与瘢痕组织和解剖屏障之间的关系（局部双极电位

电压 <1.5mV 为病变心肌,而电压 <0.5mV 则可能为完全无兴奋心肌组织,即为瘢痕区),在部分病例中可根据具体情况适当变动病变与瘢痕区心肌的电压参考值来揭示可能的电生理峡部。

2. 血流动力学不稳定室速 研究显示进行室速消融的器质性心脏病患者中有 50%~80% 室速发作时血流动力学不稳定,无法行激动或拖带标测来等探寻室速"靶点",对于该类室速患者(包括术中不诱发、呈非持续性发作或在标测时室速形态及周长易变等)则需要在窦性心律、心房起搏或心室起搏下进行基质标测及消融。基质标测时双极电压参考值设置标准同上,即 <1.5mV 为病变区,<0.5mV 为瘢痕区。通过高密度精细标测出病变心肌及瘢痕区的分布,于瘢痕区域内寻找是否有存活心肌存在,并进一步记录心室局部异常电位(LAVAs,包括碎裂电位、孤立的延迟电位、晚电位、多成分电位、心室高频尖锐电位等,反映了局部缓慢及各异向性传导,图 4-3-4,见插页)部位,在可疑的关键峡部(多在瘢痕之间、瘢痕边缘或 / 和记录到 LAVAs 部位)进行起搏标测,观察起搏时体表 12 导心电图 QRS 波形态与室速发作时是否接近或一致,并测量刺激信号至 QRS 波(S-QRS)时间,如起搏后体表 QRS 波与室速 QRS 波形态一致且 S-QRS40ms,提示此区域可能位于缓慢传导区内或室速折返环内[9]。另一项研究进一步指出,在可产生与临床室速形态一致的心电图起搏部位进行起搏有时能产生多种出口形态(multiple exit sites,MES)(图 4-3-3,见插页),而在该部位起搏有可能诱发出临床室速,即起搏标测诱发(pace-mapped induction,PMI),表现出 MES 和 PMI 的部位可能代表室速折返的关键峡部或"通道",消融该部位可有效终止室速[10]。

近年来,基于 LAVAs 为指导的器质性心脏病室速的标测及消融策略报道愈来愈多。Jais 等[11]对 70 例器质性心脏病室速患者行窦性心律下心内膜及心外膜高密度基质标测发现,约 95% 以上患者在瘢痕及病变移行区域内可记录到 LAVAs,其中 70.1% 的 LAVAs 被成功消融清除或达电隔离,平均随访 22 个月,LAVAs 完全清除者其室速复发率明显降低(32% vs. 75%)。多变量分析发现完全清除 LAVAs 是术后无室速复发的独立预测因子,不完全的 LAVAs 清除其室速复发率和死亡率明显升高。同年,Vergara 等[12]报道结合起搏标测和可能的拖带标测,以清除所有晚电位(LP,定义为在双极电压 <1.5mV 的低电压区内,出现在局部电位后,通常距 QRS 波终末部分 20ms 以上的伴有等电位线的电位组分)为终点的消融策略,64 例器质性心脏病室速患者中,50 例记录到 LP,其中 84% 成功清除 LP,术后完全清除 LP 的患者室速不诱发率更低(16.1% vs. 62.5%),平均随访 13 个月,室速复发率也明显降低(9.5% vs. 75%)。随后,来自阜外心血管病医院王靖等[13]报道了 11 例器质性心脏病室速患者以清除 LAVAs 为消融终点研究资料,8 例患者标测到 LAVAs,术后 7 例 LAVAs 消失或减少,平均随访 14 个月,LAVAs 消融有效的 7 例中仅 1 例复发,其中 3 例扩张型心肌病亦未复发。提示该方法在缺血性心肌病和非缺血性心肌病室速中可能同样有效。值得关注的是,Arenal 等[14]在 2013 对 59 例缺血性心肌病室速患者以清除所有 LP 为消融终点的研究发现,随访 1 年后无室速生存率为 81%,后续平均随访(39±21)个月,无室速生存率为 58%,作者进一步提出不是所有的室速都与 LP 相关,LP 也不可能完全被清除,另外,LP 定义在 QRS 之后可能降低基质标测识别室速峡部的敏感性。

瘢痕均质化改良即消融所有的心肌病变区域。Di BL 等[15]报道了在 92 例缺血性心肌病伴电风暴患者中,心内膜联合心外膜瘢痕均质化改良组较心内膜基质消融(线性消融)组室速复发率更低(19% vs. 47%),且不伴并发症的增加,Di 等[16]在后续的 VISTA 研究发现

118 例能诱发稳定室速的缺血性心肌病患者,瘢痕均质化改良组室速无复发率高于仅行室速峡部消融组(84.5% vs. 51.7%),其死亡率及再住院率的复合终点也明显降低,并发症发生率两组无差异。与 LAVAs 消融相比,此方法消融面积更大,消融时间长,对于心肌病变较重的血流动力学不稳定患者可能不适用[17]。

瘢痕去通道采取消融传导通道(CC)入口来清除或隔离所有传导通道[18],根据瘢痕区心肌纤维局部电活动特点,将 CC 入口定义为健康 / 移行区远场电位(低频,通常高电压)与局部电位(延迟、高频,通常碎裂、电压低)间具有最短延迟成分的电位。为避免影响瘢痕附近的健康心肌,CC 入口的电压范围设在 0.5~1.5mV。Berruezo 等[19]报道了瘢痕去 CC 技术在瘢痕相关性室速中的应用,研究入选了 101 例左室瘢痕相关性室速患者(75 例为缺血性心肌病),手术终点为标测所有 CC 并消融所有 CC 入口,至所有室速不诱发。与常规消融相比,去 CC 消融手术时间更短(213 ± 64 min vs. 244 ±71min,P=0.027),消融所占时间更少(19% ± 11% vs. 27% ± 18%,P=0.01),需电复律者比例也更少(20% vs. 65.2%,P<0.001)。术后 2 年随访时,瘢痕去 CC 组无事件生存率更高(80% *vs.* 62%),死亡率更低(5% vs. 11%)。与非缺血性心肌病消融 LP 得到的阴性结果不同,去 CC 技术在非缺血性心肌病室速消融中似乎前途更为光明。Ferndandez-Armenta 等[20]评估了 CC 与室速峡部之间的联系,发现在 ARVC 患者中,CC 多为室速基质,因此可以指导消融。Berruezo 等[18]发现 ARVC 患者心内膜、心外膜消融联合瘢痕去 CC 技术可获得很好的短期及中期成功率,平均随访 11 个月仅 1 例(9%)室速复发。

2015 年 Tzou 等[21]在其研究中首次提出了核心区隔离(CI)的概念,CI 消融首要步骤为隔离致密瘢痕区(双极电压 <0.5mV),包括关键峡部、入口以及最早激动的出口(应用起搏标测或拖带标测来确定)。在双极电压 <1.0mV 的区域如果其电位特征与关键峡部、入口或最早激动出口一致,也应进行消融。如室速不能诱发,或无室速发作时的体表 12 导联心电图,则围绕致密瘢痕进行环状消融。成功的 CI 定义为消融后从消融灶内部以 20mA、2ms 脉宽从至少 3 处以上不同部位(消融前可夺获的心室位点)起搏而不能夺获心室肌,即传出阻滞。CI 效果的确认也一定要在确保兴趣区域完成环状消融灶后再进行。Tzou 等的研究中共入选 44 例患者(平均年龄 63 岁,95% 男性),73% 为缺血性心肌病,平均 LVEF 31%,68% 有多种形态不稳定室速(平均 3 ± 2 种),CI 区域与瘢痕区域面积分别为 11 ± 12cm^2 和 55 ± 40cm^2,此外 27 例(61%)患者进行了基质改良,4 例(9%)进行了心外膜消融。37 例(84%)患者可达到 CI,其无室速生存率比未达到 CI 者更好(89% vs. 57%,log-rank P=0.013)。该结果提示,CI 可作为血流动力学不稳定室速或室速不易诱发者的另一种可量化的消融终点,CI 区域的选择可基于可疑室速峡部的所有特征进行,这样可以避免或限制较大面积的消融损伤(图 4-3-5,见插页)。

值得注意的是,目前有研究[22]发现以高密度基质标测为指导器质性心脏病室速消融(瘢痕均质化、针对 LAVAs 消融等),联合激动标测非常有效,该组大多数患者术后不能诱发出任何室速,但后续随访无室速生存率未能提高。近年来经皮左室辅助装置(LVAD)辅助下行室速导管消融的研究[23]显示,尽管有更多的拖带标测,更加精准的标测关键峡部和室速靶点,但这些未能转化为即刻成功率或室速长期控制率的提高,提示激动和(或)拖带标测与基质标测相比没有优势,笔者认为此种情况可能与器质性心脏病本身心肌病变严重而弥散且心肌病变在不断进展相关。

四、总结及展望

越来越多的临床试验证实导管消融能够明显改善器质性心脏病相关室性心律失常患者的预后,消融适应证的不断拓展,成功率的不断提高,其在器质性心脏病室速中的治疗地位也在不断提升,随着标测消融相关器械(包括高密度标测导管、压力监测、腔内超声及三维电解剖与影像融合技术的应用等)的更新及新型标测消融技术(如等时晚激动标测指导下消融、经冠脉酒精消融、去交感神经消融、液氮冷冻消融、可回缩针消融导管及核磁共振指导的心内膜及心外膜联合消融等)的应用,为器质性心脏病相关室性心律失常的消融治疗带来了新的希望,导管消融将在未来器质性心脏病相关室速的处理策略中扮演更为重要的角色。

参 考 文 献

[1] Kuck KH,Schaumann A,Eckardt L,et al. Catheter ablation of stable ventricular tachycardia before de-brillator implantation in patients with coronary heart disease(VTACH):a multicentre randomised controlled trial. Lancet,2010,375:31-40.

[2] 余金波,杨兵,张凤祥,等.高密度标测在器质性心脏病室性心律失常电风暴导管消融中的应用.中华心律失常学杂志,2016,20:15-20.

[3] Soejima K,Suzuki M,Maisel WH,et al. Catheter ablation in patients with multiple and unstable ventricular tachycardias after myocardial infarction:short ablation lines guided by reentry circuit isthmuses and sinus rhythm mapping. Circulation,2001,104:664-669.

[4] Soejima K,Stevenson WG,Sapp JL,et al. Endocardial and epicardial radiofrequency ablation of ventricular tachycardia associated with dilated cardiomyopathy:the importance of low-voltage scars. J Am Coll Cardiol, 2004,43:1834-1842.

[5] Lopera G,Stevenson WG,Soejima K,et al. Identification and ablation of three types of ventricular tachycardia involving the his- purkinje system in patients with heart disease. J Cardiovasc Electrophysiol,2004,15:52-58.

[6] Bunch TJ,Weiss JP,Crandall BG,et al. Patients treated with catheter ablation for ventricular tachycardia after an ICD shock have lower long-term rates of death and heart failure hospitalization than do patients treated with medical management only. Heart Rhythm,2014,11:533-540.

[7] Dinov B,Arya A,Schratter A,et al. Catheter ablation of ventricular tachycardia and mortality in patients with nonischemic dilated cardiomyopathy:can noninducibility after ablation be a predictor for reduced mortality? Circ Arrhythm Electrophysiol,2015,8:598-605.

[8] Priori SG,Blomström-Lundqvist C,Mazzanti A,et al.2015 ESC Guidelines for the management of patients with ventricular arrhythmias and the prevention of sudden cardiac death. The Task Force for the Management of Patients with Ventricular Arrhythmias and the Prevention of Sudden Cardiac Death of the European Society of Cardiology. GItal Cardiol(Rome),2016,17:108-170.

[9] Stevenson WG,Sager PT,Natterson PD,et al. Relation of pace mapping QRS configuration and conduction delay to ventricular tachycardia reentry circuits in human infarct scars. J Am Coll Cardiol,1995,26:481-488.

[10] Tung R,Mathuria N,Michowitz Y,et al. Functional pace-mapping responses for identification of targets for catheter ablation of scar-mediated ventricular tachycardia. Circ Arrhythm Electrophysiol,2012,5:264-272.

[11] Jais P,Maury P,Khairy P,et al. Elimination of local abnormal ventricular activities:a new end point for substrate modification in patients with scar-related ventricular tachycardia. Circulation,2012,125:2184-2196.

[12] Vergara P,Trevisi N,Ricco A,et al. Late potentials abolition as an additional technique for reduction of

arrhythmia recurrence in scar related ventricular tachycardia ablation. J Cardiovasc Electrophysiol,2012,23:621-7.

[13] 王靖,郭琦,李烨,等. 窦性心律下异常电位消融治疗室性心律失常的远期预后. 中华心律失常学杂志,2014,18:300-3.

[14] Arenal Á,Hern á ndez J,Calvo D,et al. Safety,long-term results,and predictors of recurrence after complete endocardial ventricular tachycardia substrate ablation in patients with previous myocardial infarction. Am J Cardiol,2013,111:499-505.

[15] Di BL,Santangeli P,Burkhardt DJ,et al. Endo-epicardial homogenization of the scar versus limited substrate ablation for the treatment of electrical storms in patients with ischemic cardiomyopathy. J Am Coll Cardiol,2012,60:132-141.

[16] Di BL,Burkhardt JD,Lakkireddy D,et al. Ablation of stable VTs versus substrate ablation in ischemic cardiomyopathy:the VISTA randomized multicenter trial. J Am Coll Cardiol,2015,66:2872-2882.

[17] Santangeli P,Muser D,Zado ES,et al. Acute hemodynamic decompensation during catheter ablation of scar-related ventricular tachycardia:incidence,predictors,and impact on mortality. Circ Arrhythm Electrophysiol,2015,8:68-75.

[18] Berruezo A,Fern á ndez-Armenta J,Mont L,et al. Combined endocardial and epicardial catheter ablation in arrhythmogenic right ventricular dysplasia incorporating scar dechanneling technique. Circ Arrhythm Electrophysiol,2012,5:111-121.

[19] Berruezo A,Fernandez-Armenta J,Andreu D,et al. Scar dechanneling:new method for scar-related left ventricular tachycardia substrate ablation. Circ Arrhythm Electrophysiol,2015,8:326-336.

[20] Fernandez-Armenta J,Andreu D,Penela D,et al.Sinus rhythm detection of conducting channels and ventricular tachycardia isthmus in arrhythmogenic right ventricular cardiomyopathy. Heart Rhythm,2014,11:747-754.

[21] Tzou WS,Frankel DS,Hegeman T,et al. Core isolation of critical arrhythmia elements for treatment of multiple scar-based ventricular tachycardias. Circ Arrhythm Electrophysiol,2015,8:353-361.

[22] Carbucicchio C,Ahmad RN,Di BL,et al.High-density substrate- guided ventricular tachycardia ablation:role of activation mapping in an attempt to improve procedural effectiveness. Heart Rhythm,2013,10:1850-1858.

[23] Reddy YM,Chinitz L,Mansour M,et al.Percutaneous left ventricular assist devices in ventricular tachycardia ablation:multicenter experience. Circ Arrhythm Electrophysiol,2014;7:244-250.

4. 分支性室性心动过速标测消融进展

作　　者：刘　强　蒋晨阳
作者单位：浙江大学医学院附属邵逸夫医院心内科

一、分支性室速标测消融技术及其简要发展史

　　1906 年,Sunao Tawara 最早描述了左室希氏束 - 浦肯野系统的大致解剖结构图(图 4-4-1,见插页),明确了浦肯野纤维是心脏传导系统的一部分[1]。在过去的几十年,对室性心律失常的认识及治疗进展迅速,越来越多人发现希氏束 - 浦肯野系统可能与一些室性心动过速(室速)的发生有关。Zipes 等[2]最早于 1979 年报道了 3 例左后分支(LPF)参与的分支性室速(FVT),发现其 QRS 波均呈右束支阻滞(RBBB)形态,伴电轴左偏,在接近 LPF 的部位消融可以终止心动过速。后来 Belhassen 等[3]在 1981 年证实这种类型的心动过速对维拉帕米敏感,可以通过静脉注射维拉帕米成功终止心动过速。Ohe 等[4]于 1988 年报道了另一种类型的分支性室速,QRS 波呈 RBBB 形态伴电轴右偏,可在左前分支部位(LAF)消融成功。日本学者 Nogami 在 2002 年报道了起源于上位间隔部位(US)的室速,并对分支性室速进行了分类。分支性室速属于维拉帕米敏感性室速,是特发性左室室速(ILVT)中最常见的类型,常发生于无器质性心脏病的患者,现电生理研究已证明其为折返机制[5,6],由具有不同传导特性的左室希氏束 - 浦肯野系统组织参与,涉及到慢传导组织的折返(左后分支浦肯野纤维网与局部心肌间的微折返),可被局部消融根治,心动过速时在室速折返环的出口记录到最接近局部心室波的浦肯野电位(P 电位)通常预示消融成功。根据心动过速发作时的 QRS 波形态,Nogami 将分支性室速分为以下三类[7,8]:①左后分支性室速(LPF-VT),QRS 波形态呈 RBBB 型,电轴左偏;②左前分支性室速(LAF-VT),QRS 波形态呈 RBBB 型,电轴右偏;③上位间隔室速(US-FVT),呈窄 QRS 波形,电轴正常或者右偏。其中左后分支室速最为常见,左前分支室速较少见,上位间隔室速则更罕见。以左后分支室速为例,可以采用激动标测来定位,在间隔部找到最早的浦肯野电位(至少提前体表心电图的 QRS 波 20ms 以上)作为消融靶点。若起搏标测时的 12 导联体表心电图与室速发作时的 QRS 波形态几乎一致,则可以代表折返的出口部位,但非理想靶点。分支性室速为折返机制,其靶点可能远离室速的出口,故局部起搏图形与室速波形差异较大。对于术中不能诱发的患者,可以解剖消融左后分支。采用多极导管标测,在最早的逆向收缩期前电位(PP)或舒张期电位(DP)处消融被认为是可行且有效的[9,10]。Nogami 等[11]于 2000 年证实心动过速时,舒张中期电位(P1)和收缩期前浦肯野电位(P2)是左后分支室速折返环的关键电位,在 15 例患者中消融 P1 电位成功,对于另外 5 例未记录到 P1 电位的患者,消融 P2 电位同样成功终止心动过速(图 4-4-2)。P2电位是浦肯野纤维激动时所形成的电位,其出现在 QRS 波前 20~60ms,表现为高频、低幅、短时程的电位,在窦性心律及室速发作时均可被记录到,可标测的范围比较广,一般在 2~4cm

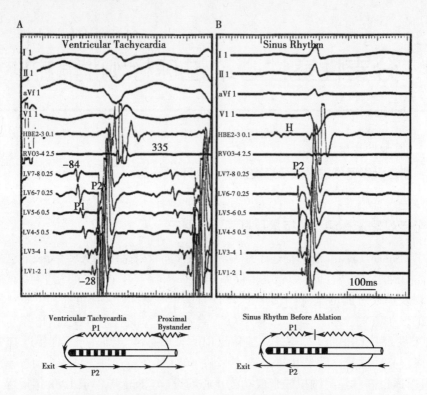

图4-4-2 未记录到P1电位的患者，消融P2电位同样成功终止心动过速

区域内都可记录到。P1电位是分支性室速消融中较P2电位更重要的靶点电位，它是室速发作时在P2电位前记录到的高频、低振幅电位，相比P2电位较难被记录到。P1电位和P2电位平均较QRS波分别提前50-60ms和30-40ms。Nogami认为P1电位代表了浦肯野纤维远端的激动，具有递减传导和维拉帕米敏感特性。P2电位为左后分支或者左后分支周围的浦肯野纤维激动产生的电位。P1电位和P2电位之间存在连接。窦性心律下激动由P2传向P1，P1电位埋藏在局部的心室激动波中不被记录到。心动过速发作时，P1电位和P2电位的激动方向相反，P1电位由近端到远端被激动，而P2电位则由远到近激动。左前分支性室速也可记录到提前的舒张期电位及收缩期前电位，其导管消融的成功靶点与左后分支性室速相似，为记录到的最早舒张期电位或收缩期前电位[12,13]。上位间隔室速发作时也可记录到舒张期电位，较QRS波提前34~74ms，此处消融可成功终止心动过速[14]。自分支性室速发现至今的近30年间，我们对这类心律失常的认识有了很大提高，消融成功率大幅提升。

二、国际研究现状

自从2000年Nogami等[11]报道了20例左后分支室速消融P1和P2电位成功的病例，这些年来P1及P2电位与分支性室速折返环的关系逐渐得到了阐明。Morishima等[15]于2012年报道了一例左后分支室速患者，可以记录到从底部向心尖部激动的P1电位，以及与P1激动方向相反的P2电位和收缩期左室心肌电位（LVMP）。窦性激动偶尔可以提前P2电位，但不改变心动过速周期、P1电位及LVMP。拖带可同时夺获LVMP及P2电位，LVMP处的PPI与心动过速周期相等，P2电位处的PPI则小于心动过速周期。这些现象说明了LVMP

可能作为折返环的逆传支参与折返,而左后分支则是旁观者,实际上不参与折返。2016年,国内蒋晨阳团队与美国洛杉矶Cedars Sinai电生理中心的王勋章教授一起,进一步证实了P1电位、P1电位近端的慢传导区、心室肌、及部分P2电位作为P1电位与心室肌的连接桥梁,共同组成了左后分支室速的折返环,并构建了左后分支室速的折返模式图[16]。Kataria等[17]于2013年报道了15例消融成功的ILVT患者,他们在左后分支远端消融,并线性消融其周围心肌,直到希浦系与心室肌的传导发生阻断。他们认为左后分支远端与浦肯野纤维及心室肌的连接处是有效的消融靶点。Taniguchi等[18]于2015年发现在ILVT患者的左室后中间隔部位,舒张期电位与收缩期前电位的位置接近,常呈融合波。此处也是假腱索与室间隔连接的部位,在此消融可消除心动过速。Herkommer等[19]于2014年发表了关于延迟增强磁共振成像(DE-MRI)在分支性室速中的应用研究。利用DE-MRI可以发现一些分支性室速患者存在一处或多处与室速发生有关的纤维化灶或瘢痕组织,这些患者室速的复发率较高。

上位间隔室速较罕见,近几年关于这一类型分支性室速的报道增多。Talib等[14]通过收集来自日本多家电生理中心的12例上位间隔室速病例,于2015年发表了关于该类分支性室速电生理特点的研究报告。他们发现上位间隔室速发作时同样可以记录到P1和P2电位,P1电位位于P2电位之前,但与左后分支及左前分支性室速不同,心动过速时P1电位呈逆向激动,P2电位为前向激动。室速发作时H波位于体表QRS波之前,HV间期比窦性心律时短,表明希氏束与心室肌几乎同时激动,其余分支有足够时间恢复激动,QRS波形较窄。Sung等[20]于2013报道了一种特殊类型的上位间隔室速,通过间隔支逆传,右束支、左后分支或左前分支前传。此时常需要在左后分支与左前分支连接处的近端间隔部位消融,此处可记录到最早的收缩期前电位,并能隐匿性拖带室速,但需注意不要损伤左束支或希氏束。

三、国内研究现状

龙德勇等[21]于2013年发现窦性心律下希浦系呈现从底部到心尖部的前向激动顺序,而其周围心肌激动顺序则相反,这表明希氏束-浦肯野系统与周围心肌组织是绝缘的。分支性室速发作时希浦系的激动同样是孤立的。室速时最早逆向激动的收缩期前电位常出现于左后分支中部,并呈现两个相反方向的激动顺序。左前分支常在左后分支后被激动,呈前向激动顺序。间隔部位在希浦系激动后被激动,呈逆向激动顺序。

刘强等[16]于2016年进一步构建了左后分支室速的折返激动模式图(图4-4-3,见插页)。Nogami等[8]认为缓慢传导区是P1纤维,而他们根据实际测量到的P1传导速度和一些电生理现象,猜测缓慢传导区存在于心室肌与近端P1纤维之间,其本质可能为具有递减传导特性的局部心室肌或异常的浦肯野纤维。他们还认为心动过速发作时的HV间期可以提示P1与P2的连接部位。HV间期越负,最早的P2激动部位越处于远端,并且越容易记录到P1电位。对于HV间期负值大的患者,P1纤维较长,与LPF大致平行,线性消融阻断P1处的传导可以成功终止室速;而对于HV间期负值较小,未记录到P1电位的患者,P1纤维较短,与LPF不平行,此时可以消融最早的P2电位。

陈红武等[22]提出可以利用窦性心律下及心动过速发作时的HV间期来预测可能成功的消融靶点。将窦性心律及室速时的HV间期相加再除以二,可以提示逆向激动的最早收缩期前电位部位,据此可以对术中无法诱发出心动过速的患者在窦性心律下进行消融。

马薇等[23]提出可以通过HV间期及左后分支性室速发作时12导联心电图的QRS波形

态预测室速起源部位。近端 LPF 组患者的 HV 间期 >0ms,中段 LPF 组患者 HV 间期为 0~
−15ms,远端 LPF 组患者的 HV 间期 <−15ms,且最早的收缩期前电位(PP)比率(室速时
PP-QRS 间期/窦性心律下 HV 间期)在各组间依次递减。相比于中段及远端 LPF 室速患者,
近端 LPF 室速患者的 QRS 波持续时间更短,I 导联及 V6 导联上 R/S 比更大。

詹贤章等[24]报道了 24 例分支性室速患者,通过三维电解剖标测,其中 23 例可于左后
分支后下方的左室间隔部位发现碎裂的前向传导浦肯野电位,并在此处消融成功。他们认
为这种碎裂电位可能与分支性室速的致心律失常基质有关,可作为消融靶点。

郭晓刚等[25]报道了 11 例上位间隔室速患者,均呈窄 QRS 波形,QRS 波形态与窦性心
律下相似或者成 RBBB 型,电轴正常或右偏。其中只有 1 例患者记录到了清晰的高频低幅
的舒张期电位并在此处消融成功,9 例患者在最早的收缩期前 P 电位处消融成功,其余 1 例
患者因房室阻滞风险未行射频消融术。

四、研究展望

P1 电位的重要性在左后分支室速中越来越被重视,但 P1 电位的解剖基础尚未有肯定
的结论。P1 电位可能由局部心室肌激动产生,也可能是异常的浦肯野电位。在一些分支性
室速患者中发现了假腱索结构,但目前仍不清楚假腱索是否与分支性室速及 P1 电位有关。
缓慢传导区是维持分支性室速折返环的重要部分,可能为具有递减传导特性的局部心室肌
或者异常浦肯野纤维,其本质仍不清楚。

左后分支性室速是分支性室速中最常见的一种类型,关于左后分支室速的报道最多,
其机制及消融方法较为明确。但左前分支及上位间隔室速发病率低,对这两种类型室速的
认识不够,其确切的机制及有效的消融靶点仍待明确。

分支性室速的有效消融极其依赖术中心动过速的成功诱发,但部分病例在术中通过现
有的诱发方式仍难以诱发。詹贤章等[24]报道的碎裂电位是在窦性心律下消融分支性室速
的可行手段之一。对于这些术中诱发心动过速失败的患者,如何在窦性心律下进行有效消
融? 这一点同样有待进一步研究。

参 考 文 献

[1] Tawara S. Das Reizleitungssystem des Saugetierherzens - Eine anatomisch - pathlogische Studieuber das Atrioventrikularbundel und die Purkinjeschen Faden. Jena, Verlag von Gustav Fischer, 1906.

[2] Zipes DP, Foster PR, Troup PJ, et al. Atrial induction of ventricular tachycardia: reentry versus triggered automaticity. Am J Cardiol, 1979, 44: 1-8.

[3] Belhassen B, Rotmensch HH, Laniado S. Response of recurrent sustained ventricular tachycardia to verapamil. Br Heart J, 1981, 46: 679-682.

[4] Ohe T, Shimomura K, Aihara N, et al. Idiopathic sustained left ventricular tachycardia: clinical and electrophysiologic characteristics. Circulation, 1988, 77: 560-568.

[5] Nogami A, Naito S, Tada H, et al. Demonstration of diastolic and presystolic Purkinje potentials as critical potentials in a macroreentry circuit of verapamil-sensitive idiopathic left ventricular tachycardia. J Am Coll Cardiol, 2000, 36: 811-823.

[6] Maruyama M, Tadera T, Miyamoto S, et al. Demonstration of the reentrant circuit of verapamil-sensitive idiopathic left ventricular tachycardia: direct evidence for macroreentry as the underlying mechanism. J Cardiovasc Electrophysiol, 2001, 12: 968-972.

［7］Nogami A. Idiopathic left ventricular tachycardia：assessment and treatment. Card Electrophysiol Rev,2002,6：448-457.

［8］Nogami A. Purkinje-related arrhythmias part Ⅰ：monomorphic ventricular tachycardias. Pacing Clin Electrophysiol,2011,34：624-650.

［9］Nakagawa H,Beckman KJ,McClelland JH,et al. Radiofrequency catheter ablation of idiopathic left ventricular tachycardia guided by a Purkinje potential. Circulation,1993,88：2607-2617.

［10］Ouyang F,Cappato R,Ernst S,et al. Electroanatomic substrate of idiopathic left ventricular tachycardia：unidirectional block and macroreentry within the purkinje network. Circulation,2002,105：462-469.

［11］Nogami A,Naito S,Tada H,Taniguchi K,et al. Demonstration of diastolic and presystolic Purkinje potentials as critical potentials in a macroreentry circuit of verapamil-sensitive idiopathic left ventricular tachycardia. J Am Coll Cardiol,2000,36：811-823.

［12］Morishima I,Nogami A,Tsuboi H,et al. Verapamil-sensitive left anterior fascicular ventricular tachycardia associated with a healed myocardial infarction：changes in the delayed Purkinje potential during sinus rhythm. J Interv Card Electrophysiol,2008,22：233-237.

［13］Yokoshiki H1,Mitsuyama H,Watanabe M,et al. Pleomorphic ventricular tachycardia originating from Purkinje fiber network of left anterior fascicle. J Electrocardiol,2010,43(5)：452-458.

［14］Talib AK,Nogami A,Nishiuchi S,et al. Verapamil-Sensitive Upper Septal Idiopathic Left Ventricular Tachycardia：Prevalence,Mechanism,and Electrophysiological Characteristics. JACC Clin Electrophysiol,2015,1：369-380.

［15］Morishima I,Nogami A,Tsuboi H,et al. Negative participation of the left posterior fascicle in the reentry circuit of verapamil-sensitive idiopathic left ventricular tachycardia. J Cardiovasc Electrophysiol,2012,23：556-559.

［16］Liu Q,Shehata M,Jiang R,et al. Macroreentrant loop in ventricular tachycardia from the left posterior fascicle：new implications for mapping and ablation. Circ Arrhythm Electrophysiol,2016,9：pii：e004272.

［17］Kataria V,Yaduvanshi A,Kumar M,et al. Demonstration of posterior fascicle to myocardial conduction block during ablation of idiopathic left ventricular tachycardia：an electrophysiological predictor of long-term success. Heart Rhythm,2013 ,10(5)：638-645.

［18］Taniguchi H,Kobayashi Y,Maruyama M,et al. Electrophysiological and anatomical background of the fusion configuration of diastolic and presystolic Purkinje potentials in patients with verapamil-sensitive idiopathic left ventricular tachycardia. J Arrhythm,2015,31：261-267.

［19］Herkommer B,Fiek M,Reithmann C. Findings on magnetic resonance imaging of fascicular ventricular tachycardia. J Interv Card Electrophysiol,2014,39：77-85.

［20］Sung RK,Kim AM,Tseng ZH,et al. Diagnosis and ablation of multiform fascicular tachycardia. J Cardiovasc Electrophysiol,2013,24：297-304.

［21］Long DY,Dong JZ,Sang CH,et al. Isolated conduction within the left His-Purkenje system during sinus rhythm and idiopathic left ventricle tachycardia：findings from mapping the whole conduction system. Circ Arrhythm Electrophysiol,2013,6：522-527.

［22］Chen H,Zhang F,Yang B,et al. A novel method to identify the origin of ventricular tachycardia from the left fascicular system. Heart Rhythm,2016,13：686-694.

［23］Ma W,Lu F,Shehata M,et al. Catheter ablation of idiopathic left posterior fascicular ventricular tachycardia：predicting the site of origin via mapping and electrocardiography. Circ Arrhythm Electrophysiol. 2017,10：pii：e005240.

［24］Zhan XZ,Liang YH,Xue YM,et al. A new electrophysiologic observation in patients with idiopathic left ventricular tachycardia. Heart Rhythm,2016,13：1460-1467.

［25］Guo XG,Liu X,Zhou GB,et al. Clinical,electrocardiographic,and electrophysiological characteristics of left upper septal fascicular ventricular tachycardia. Europace. 2018,20：673-681.

5. 晕厥治疗进展

作　　者：刘彤　梁燕
作者单位：天津医科大学第二医院心脏科

一、前言

晕厥是多种原因引起的一种临床症状,其定义为一过性全脑血液低灌注导致的短暂意识丧失(TLOC),其特点为发生迅速、一过性、自限性并且能够完全恢复。由于不同研究晕厥的定义有所不同,研究人群及临床数据收集标准不同,晕厥的确切发病率很难估算。一项研究显示晕厥患病率可高达41%,反复性晕厥的发生率为13.5%[1]。人的一生中存在两个晕厥的发病高峰期,第一个中位高峰期为15岁左右青少年,这个年龄段发生的晕厥几乎都是血管迷走性晕厥[2],65岁以后出现晕厥的第二个发病高峰,以体位性低血压晕厥、心源性晕厥为主。Framingham研究显示,晕厥发病率于70岁后急剧上升,60~69岁男性5.7次/1000人年到70~79岁男性11.1次/1000人年[2]。研究提示不同性别晕厥的发病率不同,其中女性的发病率较高,晕厥的累积发病率在20~29岁女性为5%,80岁及以上女性为50%,其终生累积发病率为男性的2倍[3]。

晕厥发生的病理生理基础是以血压下降为核心,伴随大脑血流短暂中断。血压是心排血量和外周血管阻力的乘积,其中任何一项决定因素的下降都可导致晕厥;此外以上两种因素也可以同时存在,只是程度不同。临床上按照这种病理生理机制可将晕厥分为反射性晕厥、直立性低血压导致的晕厥、心源性晕厥三类。其中反射性晕厥最常见,且预后较好,生存期长,一般毋需特殊治疗,反之,心源性晕厥多伴不同程度的器质性心脏疾病,预后差,发生心血管事件和心脏性猝死的风险较高。因此,晕厥治疗的目标包括减少发作次数和预防心血管不良事件。

晕厥患者在诊治过程中首先应进行初始评估和危险分层。初始评估应回答以下问题[4]:①是否为TLOC;②是否为晕厥;③是否能确定病因;④有无证据提示发生心血管事件或死亡风险。评估内容包括详细询问病史、体格检查(包括测量不同体位血压)、12导联心电图,根据初始检查结果,可选择其他相关检查以进一步确定晕厥病因,对于诊断明确或高度怀疑特殊病因的患者,应结合患者具体情况给予相应治疗;对于无法明确晕厥病因的患者,应该进行危险分层以明确其发生心血管事件和心脏性猝死的风险,从而决定患者的下一步治疗。当患者存在高危因素时应收入院进一步诊断或治疗;若患者无高危因素,需在急诊室或晕厥单元进行观察;仅有低危因素时,若为单次或少见复发,可对患者进行教育解释,无需进一步评估;若为复发性晕厥,则进行辅助检查和后续治疗。

总之,晕厥作为一种常见的临床表现,持续时间短,并且会显著降低患者生活质量,增加意外创伤风险,既往研究认为晕厥增加死亡风险是由于合并的基础疾病,其本身不会危及生命,但有研究发现晕厥病史与心力衰竭、房颤、主动脉瓣狭窄风险增加有关[5],因此,标准化的晕厥诊断和治疗至关重要。

二、国外研究进展

2001 年,欧洲心脏病学会发表了晕厥诊断和管理指南,并分别于 2004 年,2009 年和 2018 年对指南进行了更新。2015 年发布首个急诊晕厥处理国际专家共识。2017 年美国心脏学会发布第一个晕厥患者评估和管理指南。这些指南的制定促进了晕厥相关研究的开展,为临床晕厥的评估,规范化诊断及治疗提供了指导,下文将讨论国外晕厥的治疗现状。

1. **反射性晕厥** 反射性晕厥为一良性过程,包括血管迷走性晕厥(VVS)、颈动脉窦综合征和情境性晕厥三类。其中 VVS 最多见,是由于站立位,疼痛,胃肠道刺激等激活左室压力感受器[6],引起血管减压和 / 或心动过缓,从而导致血压下降和大脑低灌注,最终发生晕厥的过程。血管减压和心动过缓在不同程度上的组合导致患者表现为血管抑制型,心脏抑制型或混合性晕厥。

反射性晕厥是晕厥患者最常见的原因,常见于青年人。大部分患者偶尔发作,并在发作前出现头晕、乏力、视物模糊等各种前驱症状,此类患者的治疗包括改变生活方式,增加水盐摄入,物理锻炼等。当然也有部分晕厥患者频繁复发,不伴或伴有短时间前驱症状,严重影响患者生活质量,而且易造成身体伤害。对于此类患者,非药物治疗大多效果不佳,需要其他治疗方法。总之,目前没有任何一种治疗适用于所有反射性晕厥。治疗方式的选择往往取决于患者自然病史、潜在风险,晕厥严重程度及治疗有效的可能性。

(1) 一般措施:应该对患者及其家属进行宣教,充分告知这种类型晕厥的良性特点,减少患者心理压力和思想负担。详细询问晕厥发作过程中的细节,努力发现晕厥的诱发因素并指导患者加以避免,如离开嘈杂的环境或坐位排尿。识别前驱症状也尤为重要,在晕厥发生前采取一些防护措施可以防止晕厥产生的创伤。

(2) 充足的水盐摄入:在没有高血压,心力衰竭,肾脏疾病等禁忌证的情况下,鼓励患者每天饮用 2~3L 的液体及 6~9g(100~150mmol)盐[1],这将有助于提高动脉血压,减少反射性晕厥患者血压下降,从而避免晕厥发生。该措施操作简单,患者依从性高,适用于大部分反复晕厥的患者。但是其远期疗效还需要临床研究数据的支持。

(3) 减少降压药物应用:从理论上讲,可以通过停用或减少降压药物剂量,如利尿剂,硝酸酯类,钙拮抗剂、ACEI/ARB 等;此外抗抑郁药物能升高血压,预防晕厥复发。但最近一项随机临床试验显示,75 岁以上人群将收缩压控制在低于 120mmHg 时,与 50~74 岁人群相比,晕厥和低血压的风险并不增加[7]。因此,晕厥患者的降压治疗策略需要进一步研究。

(4) 物理训练疗法:在发生晕厥前驱症状时,握拳,双腿交叉等提高肌肉紧张度的动作可以避免或延迟晕厥发作。研究表明,从晕厥症状发作时开始持续 2 分钟,握拳可以平均增加收缩压 >10mmHg,使得晕厥发作显著减少[8];同样,在症状发作时双腿交叉,增加肌肉张力至少持续 30 秒可以在倾斜试验期间增加收缩压和舒张压,减轻症状并防止晕厥。该治疗不足之处为仅适用于晕厥前驱症状较长的患者。

(5) 倾斜训练:多个临床试验表明,倾斜训练对于晕厥复发患者临床证据有限,但倾斜训练可用于其他治疗措施无效的复发晕厥患者[9]。

(6) 药物治疗:药物治疗一般用于教育及改变生活方式无效的患者。但并无有效证据可以证明药物治疗反射性晕厥的有效性。用于治疗反射性晕厥的药物包括 β 受体阻滞剂,氟氢可的松、α 受体激动剂、双异丙吡胺、可乐定、5- 羟色胺再摄取抑制剂,莨菪碱等。

1）β 受体阻滞剂:由于其负性肌力作用,可降低反射性晕厥发作过程中左室压力感受器被激活的程度,但同时也可以减慢心率,加重晕厥严重程度,故不适用于减少晕厥复发。荟萃分析中提示 β 受体阻滞剂的疗效具有年龄依赖性,与年轻的患者相比,42 岁以上患者能从 β 受体阻滞剂治疗中显著获益[1]。

2）氟氢可的松:是一种盐皮质激素。可以促进钠水潴留,增加血容量,提高血压,从而预防晕厥复发,但慎用于高血压和器质性心脏病患者。氟氢可的松在一项儿童反射性晕厥随机双盲临床研究中显示无效。近期的另一项随机安慰剂对照试验结果显示,氟氢可的松 0.2mg,每日 1 次,长期应用可显著降低晕厥复发率[10]。

3）α受体激动剂:代表药物为盐酸米多君。多项临床研究支持盐酸米多君用于反射性晕厥的治疗。一项成人和儿童的 5 个随机对照试验的荟萃分析发现,米多君可减少 43% 的晕厥复发[1]。近期发表的一项病例报道提示米多君可减少转移性鳞状细胞癌诱发的混合型反射性晕厥发作[11]。

4）其他药物:莨菪碱、双异丙吡胺和可乐定的有效性仍需多中心随机对照试验的进一步证明。两项临床研究评价了 5- 羟色胺再摄取抑制剂对于反射性晕厥的临床疗效,研究结果不尽相同,故无充分证据表明 5- 羟色胺再摄取抑制剂可预防晕厥复发。

部分晕厥患者血清腺苷浓度非常低,腺苷受体高表达,称为腺苷相关性晕厥[12]。对于此类患者,可应用选择性腺苷拮抗剂,如茶碱来改善症状,减少晕厥复发。

（7）起搏治疗:起搏治疗通常适用于年龄超过 40 岁的症状严重或反复发作的反射性晕厥患者。对于年轻患者,起搏器预防晕厥的支持证据较少[6]。

一项回顾性分析表明,目前不支持对反复发作的反复性晕厥和植入性循环记录器（ILR）记录到心脏停搏的患者常规进行起搏治疗[13]。目前起搏器适用于以心脏抑制为主的血管迷走性晕厥患者,倾斜试验阴性伴示严重心动过缓（心脏停搏 >3 秒伴晕厥症状或心脏停搏 >6s 且无晕厥症状）的患者,植入起搏器后晕厥复发率下降[12]。另外,多项观察性研究和随机研究结果显示,双腔起搏联合闭合环路刺激（DDD-CLS）明显优于传统起搏方法,可减少心脏抑制性血管迷走性晕厥患者发生晕厥发作负荷[14]。

因此,反射性晕厥患者在植入起搏器前一定严格评估,一般选择双腔起搏,起搏器植入前需确定临床症状和严重心动过缓的关系,通常需要 ILR 进行长时程心电监测[15]。颈动脉窦按摩、倾斜试验、ILR 等可用于评估起搏治疗的有效性。倾斜试验确诊的心脏抑制型反射性晕厥患者起搏效果较好。

2. 直立性低血压相关晕厥　直立性低血压（OH）是从仰卧位或坐位突然转变为直立时发生的低血压,通常认为,改变体位后收缩压下降≥20mmHg 或舒张压下降≥10mmHg 即可诊断为直立性低血压。直立性低血压根据发生时间可分为经典型,延迟型和即刻型,其中经典型最常见,占晕厥原因的 4%~24%[16],而其他两类导致晕厥发作时易被误诊为不明原因的晕厥,且相对经典型死亡率更高,难以通过现有手段确诊[8],临床上应得到重视。OH 导致的晕厥多见于老年人,由药物导致,如利尿剂,硝酸酯类药物等。除此之外,也可由血容量不足,原发或继发的自主神经衰竭所致,动态血压监测有助于明确诊断。

（1）宣教及生活方式调整:对所有患者进行宣教,包括疾病诊断,预防措施,复发风险及避免诱因。尽量避免过快从仰卧位或坐位改为直立位,适量的水盐摄入,使用腹带或弹力袜以及睡眠时床头抬高均有利于更好的体液分布,减少晕厥发生。另外,有先兆症状的患者应鼓励进行物理训练疗法。

(2) 药物治疗:停用或减量应用血管活性药物,如降压药物,硝酸酯类药物,利尿剂,抗抑郁药或多巴胺类药物可以有效减轻药物诱发的 OH 性晕厥。盐酸米多君对部分慢性自主神经衰竭的晕厥有效,其改善直立位血压作用较明显,但副作用较多,需要更多研究评估米多君的疗效。氟氢可的松可促进水钠潴留,增加血容量,减少晕厥复发,但易导致仰卧位高血压及水肿,低钾等不良反应。两项小样本观察性研究(与睡眠时床头抬高联合使用)表明氟氢可的松可以改善患者血流动力学,减轻临床症状,使血压升高[4]。其他药物如去氨加压素,奥曲肽,吡啶斯的明,屈昔多巴等也可用于 OH 性晕厥的治疗,但是尚无足够证据支持其有效性。

3. 心源性晕厥 心源性晕厥主要包括心律失常性晕厥,器质性心脏病性晕厥,心肺和大血管源性晕厥。心源性晕厥多见于老年患者,发生心血管事件和心源性猝死的风险较高,治疗应针对明确病因,减少晕厥发生,提高患者生存率。

(1) 心律失常性晕厥:心律失常是心源性晕厥最常见的机制,诊断心律失常性晕厥的金标准是症状与心电图记录之间的相关性[17]。晕厥发作期间无心律失常发生可排除心律失常性晕厥。

1) 缓慢心律失常的治疗:停用可能引起或加重心动过缓的药物如胺碘酮,β 受体阻滞剂等。对于窦房结疾病、二度及完全房室传导阻滞可进行心脏起搏治疗。观察性研究表明,心脏起搏治疗能有效预防房室传导阻滞相关的晕厥复发[4]。

束支传导阻滞(BBB)患者晕厥的最常见机制是阵发性房室传导阻滞(AVB)。然而,这些患者可能存在其他晕厥机制,如反射性晕厥,颈动脉窦综合征,继发于直立性低血压的晕厥,室性或室上性心动过速。故此类患者在治疗之前需详细询问临床病史,首先明确诊断。研究显示,晕厥伴 BBB 患者中约 50% 存在器质性心脏病[18]。对于伴严重器质性心脏病并符合植入式心脏复律除颤器(ICD)植入标准的住院患者,必须植入 ICD。而对于无器质性心脏病或不明确的患者,可先进行心脏电生理检查,明确诊断或采取相应治疗措施。研究显示在晕厥伴 BBB 的患者中,心电图或 ILR 记录到房室阻滞后植入起搏器要比直接植入起搏器患者晕厥的复发率更低[18]。

2) 快速心律失常的治疗:对于阵发性室上性心动过速引起的晕厥,首选导管消融治疗,导管消融无效时应用抗心律失常药。若晕厥患者伴房颤或非典型性房扑,应进行个体化治疗。对于室性心动过速引起的晕厥,推荐进行导管消融或药物治疗。ICD 植入适用于左室功能下降合并的室速或因室颤心脏骤停幸存者。

病例报道显示,分支起源并行心律伴反复心律失常性晕厥患者发生室速风险显著增加,导管消融可以根治[19]。

3) 遗传性心律失常的治疗:部分遗传性心律失常患者仅有阳性家族史或出现可疑心律失常性晕厥而心电图正常(如 CPVT 或 IVF)。也有患者表现为典型血管迷走性晕厥,但心电图存在异常[20]。在对这些患者进行诊断时需要高度谨慎,应首先明确原发疾病和晕厥的相关性,预防心脏停搏和心脏性猝死。不同类型遗传性心律失常发生晕厥时的治疗措施[1]:①短 QT 间期综合征(SQTS):植入 ICD。②长 QT 间期综合征(LQTS):首选 β 受体阻滞剂,药物治疗无效或患者不耐受时可以考虑植入 ICD，左心交感神经切除术用于药物无效或不耐受及 ICD 反复放电的患者。③ Brugada 综合征：发生非反射性机制介导的晕厥时推荐植入 ICD 或进行有创性电生理检查。④儿茶酚胺敏感性多形性室性心动过速（CPVT）：发生可疑心律失常性晕厥时推荐限制运动，症状严重时可应用 β 受体阻滞剂，效果不佳时加用氟卡尼，对药物治疗无效的患者植入 ICD。

（2）器质性心脏病：晕厥伴器质性心脏病仍然是 TLOC 的重要组成部分。这些患者全面评估以更好地理解晕厥发生机制与潜在疾病的关系。

不明原因晕厥发作但无前驱症状，心脏功能正常和心电图的患者中，诊断策略通常要求尽早应用植入式循环记录器（ILR）[21]。而对于符合 ICD 植入标准的左室功能不全患者，即使晕厥发生机制尚不清楚，也应植入 ICD。但是该治疗措施可以降低死亡率，但不能降低患者晕厥复发风险。故植入 ICD 后应明确晕厥机制，对因处理。

对于患有心肌疾病，电生理检查阴性伴无法解释的晕厥患者，应考虑 ICD 植入[22]。因此，对于致心律失常性右室心肌病（ARVC）患者则应在记录到室性心律失常后考虑植入 ICD，预防心脏性猝死。

4. 特殊类型晕厥——老年晕厥　研究发现，70 岁开始，晕厥发病率迅速增加，超过 80 岁的人群中，每年晕厥的发病率高达 81.2 次 /1000 人年[23]。老年晕厥的特点包括：①发病机制中，直立性 / 餐后低血压最常见，其次为心源性，而反射性晕厥在老年群体中并不常见；②晕厥的病因较多，使用多学科诊断方法，94% 患者存在一种或多种晕厥的可能解释，但是仅有 50% 患者可以明确诊断[23]；③晕厥的发作通常不典型，例如伴随跌倒。老年患者也可能难以回忆晕厥发生的具体细节。

老年患者发生晕厥后应首先进行晕厥初步评估，如果晕厥机制明确，则对因治疗。否则需进行多学科综合评估[24]，包括患者身体功能、认知功能、药物、心理等因素，寻找晕厥事件及其原因或诱发因素，以及患者是否处于心血管事件或死亡的高风险、是否存在认知或功能障碍或心理社会问题。然后进行多学科干预治疗和长期随访计划。老年晕厥的治疗过程中需注意以下几点：①由于晕厥和跌倒之间可能存在重叠，必须对老年晕厥患者进行综合评估，包括伴随跌倒的老人，尤其是不明原因的跌倒；②虽然倾斜试验和颈动脉窦按摩（CSM）在老年人中应用相对安全，但应考虑老年患者的耐受性，特别是对于体弱者；③阶梯式管理应该从非药物治疗（如教育，药物调整和物理训练疗法）开始，如果患者病情没有改善再进行药物治疗。

三、国内研究发展

我国于 2006 年制定了晕厥的诊断与治疗中国专家共识，并于 2014 年和 2016 年进行了更新。随着这些专家共识的公布，国内临床医生对晕厥的认识有了很大提高。2016 年，中国心脏联盟晕厥学会批准成立，北京大学人民医院刘文玲教授当选主任委员，晕厥学会于 2018 年启动了中国晕厥患者前瞻性、多中心注册研究，这项研究将获得我国晕厥患者的临床数据，包括临床特征，处理措施，转归等信息。有利于促进晕厥的深入研究，提高我国晕厥的临床诊断治疗和管理服务水平。

目前我国关于晕厥的研究数据有限，大部分研究集中于血管迷走性晕厥和儿童晕厥，特别是在儿童晕厥的个体化治疗方面。因此下文仅论述我国血管迷走性晕厥和儿童晕厥在治疗方面的研究进展。

1. 血管迷走性晕厥

(1) 倾斜试验中的心电图变化：北京阜外医院何佳等[25]通过观察疑诊 VVS 患者在倾斜试验过程中的同步心电图变化，发现与阴性组相比，倾斜试验阳性的患者心电图具有如下变化：P 波时限延长，晕厥发作前 P 波电轴右偏，晕厥发作时及发作后 P 波电轴左偏；在基础实验及药物试验的某些阶段，QRS 波时限，T 波时限以及 PR 间期明显缩短；晕厥发作前 QT 间期较短。此结果可用于预测 VVS 的发生，提高 VVS 患者的临床诊断和诊治水平。

(2) 避免不良诱因：有研究表明负面情绪对 VVS 的发作及治疗效果有严重影响。同时，一个群组调查表明，负面情绪和社会心理问题与 VVS 治疗效果不佳呈正相关。负面情绪与 VVS 发作互为因果。因此，消除负面情绪对 VVS 患者十分重要，可以应用选择性 5- 羟色胺再摄取抑制剂，心理治疗等控制 VVS 患者的负面情绪，以减少晕厥复发[26]。

(3) 物理训练疗法

1）倾斜训练：晕厥中国专家共识提出对于高度敏感的年轻患者，直立位诱导血管迷走神经兴奋症状时，强迫直立，逐渐延长时间，倾斜训练可减少晕厥复发[27]。一项研究结果显示每天 1 次、连续 5 天的倾斜训练可以恢复 VVS 患者的立位耐力，其可能主要与改善自主神经功能、增强交感神经兴奋性和外周血管收缩能力有关[28]。

2）有氧运动：Takahagi 等[29]的随机对照试验和吴剑敏等临床研究结果均表明适当强度的运动能够降低倾斜试验的阳性率，有助于 VVS 的治疗。

3）呼吸训练：Jauregui-Renaud 等[29]通过对 10 例 VVS 患者在倾斜试验中调节呼吸频率，发现呼吸训练能够预防由倾斜试验诱发的 VVS，而吴剑敏等的临床对照试验结果表明呼吸训练并不能预防晕厥复发。因此，目前仍然不确定呼吸训练与 VVS 发作的相关性，还需要更多的临床研究进一步明确。

4）Valsalva 动作：一项单中心随机对照试验结果表明 Valsalva 动作可有效减少 VVS 患者的晕厥复发[30]。

(4) 导管消融：导管消融可通过阻断异常 Bezold-Jarisch 反射，减轻迷走神经张力，预防晕厥复发。北京阜外医院姚焰教授团队近期在 JAHA 上发表的临床研究显示左房神经丛消融显示出极佳的长期随访结果，可考虑作为一种有效治疗手段用于症状性 VVS 患者[31]。

2. 心源性晕厥

(1) NT-pro-BNP：观察性研究发现心源性晕厥患者的 NT-pro-BNP 显著高于非心源性晕厥患者，NT-pro-BNP>156pg/ml 能显著预测不良事件的发生[32]，有望作为心源性晕厥独立的诊断和预后标记物，但仍然需要进一步随机试验验证其有效性。

(2) 肥厚型心肌病：一项回顾性研究发现肥厚型心肌病患者中同时存在非持续性室速和运动试验中异常反射可预测晕厥的发生[33]。因此，可以联合上述两项指标预测肥厚型心肌病患者未来晕厥发生的风险，有助于更好地评估发生心血管事件和 SCD 的风险，制定详细的治疗和随访方案。

3. 儿童晕厥　2009 年我国发布第一部儿童晕厥诊断指南，2016 年，结合该领域的最新进展，我国更新了《儿童晕厥诊断指南》(2016 年修订版)[34]，使儿童晕厥的诊断流程更加规范，诊疗效率明显提高。儿童晕厥治疗的策略大致与成人相同，但目前缺乏多中心随机对照研究，药物和倾斜训练的有效性不能肯定[27]。另外，关于儿童晕厥是否需要起搏治疗尚存争议。

新指南将儿童晕厥明确分为自主神经介导性晕厥，心源性晕厥，不明原因晕厥等三类。

我国自主神经介导性晕厥最为常见,占 70%~80%[35],所以,下文将重点讨论自主神经介导性晕厥的诊疗进展。

（1）自主神经介导性晕厥:此类晕厥主要机制为体位性心动过速综合征（POTS）和血管迷走性晕厥;大多数患儿在 5 岁以后发病,但婴幼儿阶段的屏气发作可能是自主神经介导性晕厥的特殊类型[34]。

1）一般治疗:包括去除诱因（如持久站立,环境闷热,突然体位改变等）,自主神经功能锻炼。北京大学第一医院儿科杜军保教授团队对儿童晕厥的诊断和治疗做了深入研究工作。金红芳等通过观察性研究发现,心电图校正 QT 间期离散度可能有助于预测 POTS 患儿对自主功能锻炼的治疗反应[36]。该研究有助于儿童晕厥自主功能锻炼的个体化实施。杜军保等建议患儿家长每天用干毛巾搓患儿的上肢和下肢的内侧,≥1 次 / 天,≥15 分 / 次,可以刺激外周血管收缩,促进神经调节功能的恢复[29]。

2）药物治疗

口服补液盐:通过增加血容量,刺激压力感受器,减轻交感活性,达到改善症状的目标。北京大学第一医院儿科心血管专业组的研究表明 24 小时尿钠可用于预测 POTS 儿童口服补液盐的效果。该研究团队随后发现,儿童体重指数与口服补液盐治疗体位性心动过速的疗效有关,以体重指数 18.02kg/m^2 为预测口服补液盐治疗体位性心动过速儿童的疗效指标,敏感性和特异性均较高[37],且简便无创,易于推广。

α 受体激动剂:代表药物为盐酸米多君,可以通过收缩外周血管,改善 POTS 症状,减少晕厥复发。近年来发现了一系列可预测米多君治疗 POTS 疗效的生物标记物,包括,肾上腺髓质素前体中段肽（ADM）[4],硫化氢,肽素等[35],促进了 POTS 的个体化治疗。并且,杜军保等通过检测患儿血压变化,发现盐酸米多君在体位变化导致收缩压和舒张压改变不超过 0mmHg 和 6.5mmHg 的患儿更有效[38]。β 受体阻滞剂:心动过速伴体位变化是 POTS 的临床特征。β 受体阻滞剂可以通过阻断 β1 受体减慢心率,改善症状。但是,目前报道提示 β 受体阻滞剂改善症状的作用并不确定。因此,POTS 儿童应该在经过个体特异性评估之后再决定应用 β 受体阻滞剂。多个研究可以通过检测血浆和肽素,立位去甲肾上腺素以及 C 型脑钠肽（CNP）的水平等作为预测 β 受体阻滞剂治疗 POTS 有效性的指标[38]。

（2）心源性晕厥:心源性晕厥在儿童晕厥中较少见,仅占 2%~3%[35],但发生猝死的风险高,在临床诊疗过程中应仔细排查,及时发现并进行相应治疗。其中运动诱发的晕厥及心电图异常对心源性晕厥的预测价值较大。

（3）不明原因晕厥:不明原因晕厥指经过规范的诊断流程仍不能明确患儿晕厥的原因。对于此类晕厥,应再次从病史,体检及辅助检查对患儿进行评估,必要时进行神经科或精神科医师评估。

四、未来研究展望

晕厥的治疗仍是临床实践较为薄弱的环节,存在治疗方案不规范,治疗手段有限,治疗效果不确切等诸多问题。未来需要深入研究晕厥的流行病学,发病机制,诊断方法以及治疗手段,为临床医师制定更加明确的诊疗流程,提高晕厥的诊疗效率,改善患者预后。

首先,需要围绕以下问题开展大样本,多中心临床对照试验[4]:①针对反射性晕厥患者和 OH 导致的晕厥的药物治疗。②心脏抑制型反射性晕厥的起搏器治疗。③具有心脏性猝死风险的不明原因晕厥患者的 ICD 治疗。其次,应强调根据晕厥病因制定个体化精准治疗策略。此外,目前仍缺乏有关晕厥治疗药物疗效的生物标记物,有必要发现一些敏感度和特异性均较高,易于进行,方便推广的指标以评估不同个体对同种药物的不同反应,这样有利于更好地制定治疗方案,增加治疗有效性。

晕厥作为一种症状,涉及心脏科、神经科、急诊科、老年科、儿科、精神科等。然而,每个科室的医师并不能对患者进行全面的评估,例如心律失常专家可能偏向于寻找提示心律失常病因的证据,而神经科医生则会重点评估患者的自主神经功能。因此,晕厥评估对许多临床医生来说并不容易,未来必须加强多学科合作,推广晕厥团队和晕厥单元的建立,设立以护士为主的晕厥管理绿色通道,从而优化晕厥诊断流程、提高病因诊断效率,并指导制定晕厥的治疗方案,减少晕厥复发率,改善患者长期预后,降低住院率及患者治疗费用[39]。

参 考 文 献

[1] Shen WK, Sheldon RS, Benditt DG, et al. 2017 ACC/AHA/HRS Guideline for the Evaluation and Management of Patients With Syncope,: A Report of the American College of Cardiology/American Heart Association Task Force on Clinical Practice Guidelines, and the Heart Rhythm Society. Heart Rhythm, 2016, 67: e27-e115.

[2] Blanc J, Benditt D . Syncope: Definition, Classification, and Multiple Potential Causes// The Evaluation and Treatment of Syncope: A Handbook for Clinical Practice, 2nd Edition. 2009: 1-9.

[3] Kenny RA, Rice C, Byrne L. The role of the syncope management unit. Cardiol Clin, 2015, 33: 483-496.

[4] Brignole M, Moya A, de Lange FJ, et al. (2018) 2018 ESC Guidelines for the diagnosis and management of syncope. Eur Heart J, 39: 1883-1948.

[5] Fedorowski AYE, Ricci F, et al. Hospital admissions for syncope and orthostatic hypotension predict incident cardiovascular disease in older middle-aged patients. European Society of Cardiology Congress, 2016.

[6] Walsh K, Hoffmayer K, Hamdan MH. Syncope: diagnosis and management. Curr Probl Cardiol, 2015, 40: 51-86.

[7] Sink K M EGW, Shorr RI, et al. Syncope, Hypotension, and falls in the treatment of hypertension: results from the randomized clinical systolic blood pressure intervention trial. J Am Geriatrics Soc, 2018: 81-93.

[8] Walsh K HK, Hamdan MH. Syncope: diagnosis and management. Curr Probl Cardiol, 2015, 40: 51-86.

[9] Roosendaal EJ MSJ, Germans T, et al. Different patterns of orthostatic hypotension in older patients with unexplained falls or syncope: orthostatic hypotension patterns in older people[J]. Eur Geriatric Med, 2018: 1-8.

[10] Sheldon R Rai SR, Rose MS, et al. Fludrocortisone for the Prevention of Vasovagal Syncope: A Randomized, Placebo-Controlled Trial. J Am Coll Cardiol, 2016, 68: 1-9.

[11] Ball K, Vacek TP. Use of selective serotonin reuptake inhibitor and midodrine in a patient with autonomic instability 2/2 compressive squamous cell carcinoma and pain. J Invest Med High Impact Case Rep, 2018, 6: 2324709617749621.

[12] Sutton R, Deharo JC, Brignole M, et al. Emerging concepts in diagnosis and treatment of syncope by pacing. Trends Cardiovasc Med, 2018, pii: S1050-1738 (18) 30013-6.

[13] Varosy PD, Chen LY, Miller AL, et al. (2017) Pacing as a Treatment for Reflex-Mediated (Vasovagal, Situational, or Carotid Sinus Hypersensitivity) Syncope: A Systematic Review for the 2017 ACC/AHA/HRS Guideline for the Evaluation and Management of Patients With Syncope: A Report of the American College of Cardiology/American Heart Association Task Force on Clinical Practice Guidelines and the Heart Rhythm Society. J Am Coll Cardiol, 70: 664-679.

[14] Ruzieh M, Grubb BP. Vasovagal syncope - role of closed loop stimulation pacing. Trends in Cardiovasc Med,

2018.

［15］刘文玲,梁鹏 . 2015 年心律学会关于体位性心动过速综合征、不恰当的窦性心动过速和血管迷走性晕厥的专家共识解读 . 中国心脏起搏与心电生理杂志,2016:77-80..

［16］Van Wijnen VK,Ten Hove D,Gans ROB,et al. Orthostatic blood pressure recovery patterns in suspected syncope in the emergency department. Emerg Med J,2018,35:226-230.

［17］Ungar A,Rafanelli M. Syncope ：electrocardiographic and clinical correlation. Cardiac Electrophysiol Clin,2018,10:371-386..

［18］Moya A,Rivas-Gandara N,Perezrodón J,et al. Syncope and bundle branch block ：Diagnostic approach. Herzschrittmacherther Elektrophysiol,2018,29:161-165..

［19］Steinfurt J AS,Odening KE,et al. Fascicular parasystole and recurrent syncope -a case report. 2018.

［20］Adler A,Viskin S. Syncope in Hereditary Arrhythmogenic Syndromes. Cardiology Clinics,2015,33:433-440.

［21］Brignole M,Deharo JC,Guieu R. Syncope and Idiopathic（Paroxysmal）AV Block. Cardiol Clin,2015,33:441-447.

［22］Olshansky B,Sullivan RM. Syncope in patients with organic heart disease. Cardiol Clin,2015,33:449-463.

［23］de Ruiter SC,Wold JFH,Germans T,et al. Multiple causes of syncope in the elderly:diagnostic outcomes of a Dutch multidisciplinary syncope pathway. Europace,2017,20:867-872.

［24］Wong CW. Complexity of syncope in elderly people:a comprehensive geriatric approach. Hong Kong Med J,24:182-190.

［25］何佳,时晓蕾,张怡,等 . 疑诊血管迷走性晕厥患者中直立倾斜试验阳性者的心电图特征 . 中国循环杂志,2017,32.

［26］周一鸣,袁瑾辉,吕佳明,等 . 血管迷走性晕厥的治疗进展 . 现代生物医学进展,2017,17:2386-2389.

［27］刘文玲,胡大一,郭继鸿,等 . 晕厥诊断与治疗中国专家共识(2014 年更新版). 中华内科杂志,2014,53:916-925.

［28］高原,耿捷,杨长斌,等 . 倾斜训练对血管迷走性晕厥患者的治疗作用 . 心脏杂志,2017:98-101.

［29］吴欣蓉,翁智远 . 血管迷走性晕厥的物理训练疗法 . 中华高血压杂志,2017:884-887.

［30］He L,Wang L,Li L,et al. A single-center randomized controlled trial observing the safety and efficacy of modified step-up graded Valsalva manoeuver in patients with vasovagal syncope. Plos One,2018,13:e0191880.

［31］Sun W ,Zheng L,Qiao Y,et al. Catheter ablation as a treatment for vasovagal syncope:long-term outcome of endocardial autonomic modification of the left atrium. J Am Heart Assoc,2016,5:e003471.

［32］王宾,齐文杰,王红 . NT-pro-BNP 在心脏性晕厥患者中诊断和预测价值的临床研究 . 临床和实验医学杂志,2017,16:1165-1169.

［33］陈治松,熊丹群,徐文俊,等 . 肥厚型心肌病患者发生晕厥的危险因素分析 . 中国心脏起搏与心电生理杂志,2016:234-237.

［34］中华医学会儿科学分会心血管学组 . 儿童晕厥诊断指南(2016 年修订版). 中华儿科杂志,54:246-250.

［35］徐文瑞,廖莹,金红芳,等 . 儿童晕厥诊断和治疗进展 . 北京大学学报(医学版),2017,49:756-759.

［36］Lu W,Yan H,Wu S,et al. Electrocardiography-derived predictors for therapeutic response to treatment in children with postural tachycardia syndrome. J Pediatr,2016,176:128-133.

［37］Li H,Wang Y,Ping L,et al. Body mass index（bmi）is associated with the therapeutic response to oral rehydration solution in children with postural tachycardia syndrome. Pediatr Cardiol,2016,37:1-6.

［38］Xiao YY ,Jin M,Ye WQ,et al. Individualized Treatment of Syncope in Children:State-of-the-Art. Chin Med J,2017,130:2878-2880.

6. 慢性心力衰竭心脏再同步治疗技术进展

作　　者：邹建刚　王　垚　钱智勇　侯小锋
作者单位：南京医科大学第一附属医院心血管内科

一、慢性心力衰竭心脏再同步治疗技术进展

慢性心力衰竭（CHF）是一个重要的临床问题和社会公共问题,严重影响人类的健康。美国 CHF 患者约 500 万左右,世界范围内超过 2300 万[1,2],我国约有 550 万 CHF 患者,每年还有 30 万的新增病例[3]。尽管慢性心衰的药物治疗取得了长足的进展,但患者的远期预后仍较差,而心脏再同步治疗（CRT）已成为慢性心衰非药物治疗的重要手段。

以往众多研究,包括 PATH-CHF 研究[4]、MIRACLE 研究[5],均证实 CRT 能够使减小左室舒张末期内径,提高射血分数,增加 6 分钟步行距离,进一步逆转左室重构,从而改善心衰患者生活质量及预后,降低住院率及再入院率。2003 年 COMPANION 研究[6]表明,CRT 植入后 12 个月全因死亡和住院联合终点事件降低 34%,病死率降低 24%;2005 年的 CARE-HF[7]试验结果显示 CRT 可降低全因死亡率达 36%。2005 年 ESC 及 ACC/AHA 制定慢性心衰指南时将 CRT 植入升级至 I 类适应证。2008 年 REVERSE 研究[8]显示 CRT 可以改善轻中度心衰患者术后 1 年临床复合终点事件,同时可以逆转左室的重构。2009 年 MADIT-CRT 研究[9]显示不管是缺血性还是非缺血性心肌病心衰患者,CRTD 较 ICD 能明显降低全因死亡率和非致死性心衰事件（17.2% 对 25.3%）,QRS 时限 >150ms 的患者获益更大。我国自 1999 年开始开展 CRT 治疗,至 2003 年和 2010 年,中华医学会心电生理与起搏分会参考 ACC/AHA 和 ESC 指南,制定了我们国家的 CRT 植入专家共识和建议。2013 年和 2016 年 ESC 心衰指南对 CRT 植入适应证进行了更新[10],强调了 QRS 波形态和时限,最新更新要点如下:①窦性心律,QRS 间期≥130ms,QRS 波呈左束支传导阻滞形态,尽管接受药物治疗但 LVEF ≤ 35%;若存在心室起搏适应证和高度房室传导阻滞,对于射血分数下降的心衰,无论 NYHA 分级如何,建议 CRT 而不是右心室起搏,为 I 类推荐。②窦性心律,QRS 间期≥130ms,QRS 波呈非左束支传导阻滞形态,尽管接受药物治疗但 LVEF ≤ 35%,为 II 类推荐。③已植入常规起搏器或 ICD 伴 EF 减低的患者升级为 CRT 或 CRTD 列为 II b 类推荐。④QRS 时限 <130ms 列为禁忌证。

尽管循证研究证实 CRT 可以有效改善心力衰竭患者的症状,降低死亡率,改善预后。但仍有将近 30% 的患者表现为 CRT 无反应。针对 CRT 无反应问题,近年来涌现了诸多新的技术,包括植入适应性 CRT（Adaptive CRT）、左室多部位和多位点起搏、左室心内膜起搏、心外膜起搏等,不同程度地提高了 CRT 的反应性。

二、国际研究现状

1. 四极导线的临床应用 随着 CRT 的不断应用,单纯的单极或者双极左室导线已不能满足目前的临床的需求,因此逐渐发展更多的起搏方式,包括左室多部位起搏,左室多位点起搏等,其中左室四极导线是在传统双极导线的基础上,增加了更多的起搏向量的选择,在减少膈神经刺激,导线脱位等方面发挥重要作用,左心室四极导线因其多达十种向量,因此植入时可深入靶静脉的远端,在降低脱位率的同时依然可以选择心室基底部的起搏。QuartetTM 左心室四极导线(Quartet model 1458Q,St. Jude Medical)(图 4-6-1A,见插页)是第一个用于临床的左室四极导线,随后美敦力公司(图 4-6-1B,见插页)和波科公司(图 4-6-1C,见插页)的四极导线相继应用于临床,近期百多力公司的四极导线(图 4-6-1D,见插页)也已完成临床试验。Forleo GB 等[11]入选了 45 例患者,其中 22 例植入左心室四极导线,其余患者植入传统的双极导线,结果显示双极导线组有 6 例脱位,4 例通过程控解决,2 例手术重置导线;另有 4 例膈神经刺激,3 例程控解决。四极导线组仅有 1 例导线脱位和 1 例膈神经刺激,最终通过程控解决;同时心室四极导线因其有更多的向量选择,在优化程控时可以更大程度提高心脏同步性,避开心肌瘢痕,Forleo 等[12]另一项多中心的、前瞻性的临床研究,共入选154 例心衰需同步化治疗患者,植入成功率达 97.4%,在评价随访 15 ± 5 个月随访中,左室四极导线的起搏阈值良好,稳定,术后 6 个月,CRT 的超声有效率达 71.3%,66% 的患者纽约心功能分级达 1 级以上。

2. 左室多部位起搏和左室多位点起搏的临床应用 双心室起搏与单心室起搏相比能够明显减少电激动时间。那么心室多部位起搏是否能够进一步提高心脏同步性及功能正逐步被关注。心室多部位起搏正逐渐成为一种趋势,非缺血性心肌病可以采用传统的 CRT 治疗方式,然而缺血性心肌病引起的心衰由于左室瘢痕的存在以及传导区域的阻滞通常需要采用多部位起搏方式[13]。Rogers[14]通过随机双盲研究,探讨植入 CRT 的心衰患者采用长期左室多部位起搏是否优于传统的双心室起搏,所有患者均采用右室心尖部位起搏,左室导线均通过冠状静脉植入:第一根导线植入侧壁或后侧壁,另一根导线放置侧壁或前侧壁更远端部位;结果显示左室多部位起搏明显改善了 6 分钟步行距离、降低左室收缩末期容积、提高了射血分数。Leclercq 等[15]成功的植入两根冠状静脉窦导线,与传统的双室起搏相比尽管生活质量并未改善,但左室重构明显缓解。Fredric 等[16]研究将第三根导线放置于右室间隔部或高于希氏束水平的部位,结果显示明显提高了左室射血分数、延长了患者 6 分钟步行距离,提高生活质量。

另一种更为方便可行的起搏方式即多极导线进行左室多位点起搏(MPP),Osca 等[17]使用四极导线进行左室多位点起搏,患者 CRT 术后左室射血分数提高 38.4%,心脏指数(CI)提高了 34.7%,相比较传统的 CRT 有明显优势;急性期有反应患者即 CI 提高≥10% 的患者占 85.2%,比例远高于传统 CRT 治疗方式,左室多位点起搏同样改善了左室失同步。另一项研究显示,尽管多极起搏并未实现急性的血流动力学效益,但能够明显提高左室的 dP/dtmax[18]。多位点起搏研究(The multipoint Pacing Trail)结果显示 MPP 组临床反应率高达87%,此时 MPP 被程控为最大阴极间距(>30mm),5mm 左室延迟,并最终证实 MPP 被证实为有效的,安全的起搏[19]。

3. Adaptive CRT 的临床应用

Adaptive CRT 是利用自身房室结的传导激动右心室和左心室起搏相融合可以提高 CRT 疗效,称为适应性左心室起搏。Adaptive CRT 每分钟自动优化房室间期和双心室间期;如果右房至右室的传导间期正常(窦性心律状态下 AV 间期 <200ms),优化程序仅仅提供左室起搏;相反,如果自身房室传导 >200ms 则采用双心室起搏方式,图 4-6-2(见插页)显示了 Adaptive CRT 的工作原理。Birine 等[20]研究结果显示左室起搏比例≥50% 与低风险的心脏性猝死以及心衰再入院率具有独立相关性,同时较大比例的左室起搏患者 Packer's 临床评分明显提高;对房室传导正常的患者左室同步性起搏获益更多。Jagmeet[21]通过比较 Adaptive CRT 优化与超声优化房室间期结果证实,adaptive CRT 患者的临床综合评分明显提高。Adaptive CRT 的一项世界范围的随机、双盲的临床试验,将 522 例植入 CRT 患者随机分为 Adaptive CRT 以及超声优化双室起搏组,最终随访结果证实 Adaptive CRT 比传统 CRT 提高 12% 的反应率,减少 59% 的 30 天的全因再入院率,降低 46% 的房颤风险[21,22]。新近雅培公司推出的 Sync AV 功能引入 CRT,插页图 4-6-3 示 Sync AV 工作原理,联合 MPP 功能可实现心室的四点起搏即右心室单点起搏 + 左心室双位点起搏 + 房室结自身下传,最大程度缩短 QRS 时限,实现更好的心脏电同步性,初步临床应用显示了 Sync AV 功能可提高 CRT 疗效。

4. 左心室心内膜起搏的临床应用 传统的 CRT 左室导线通过冠状静脉窦植入,如果冠状静脉畸形或者左室心外膜阈值较差的患者,左室心内膜起搏可以作为一种新的左室导线的植入方式。ALSYNC 研究[23]证实可左室心内膜起搏的有效性,该研究为全球多中心前瞻性观察性研究,由 18 个欧洲国家及加拿大参加,共植入 138 例,其中 78% 为经静脉植入左室导线失败的患者,22% 为曾成功植入 CRT 但 6 个月内无反应的患者;采用经上腔静脉直接进入右心房并定位于卵圆孔,经房间隔穿刺将 3830 导线固定于左心室内,术后均抗凝治疗;长达 6 个月的随访,观察植入相关并发症及后续生存情况;最终证实了通过穿房间隔途径应用 3830 导线植入左室心内膜导线的成功率 89.4%,术后 6 个月,59% 的患者纽约心功能分级增加,55% 的患者左室收缩末期容积减少 15%,86.2% 的患者能够达到理想的 CRT 疗效终点。另一项研究显示与常规 CRT 治疗相比,左室心内膜起搏具有更好的急性血流动力学效益,LV dP/dt(max)提高 37% 左右[13]。双室心内膜起搏所带来的急性血流动力学反应以及电生理效益明显优于常规的 CRT 治疗,然而急性血流动力学效益需要特异性的心内膜起搏部位[24]。

5. 左心室心外膜导线的临床应用 与经冠状静脉途径植入左室导线相比,通过开胸直视或胸腔镜下心外膜导线的植入具有成功率高,可放置于左室任何部位,脱位率低,无静脉植入相关并发症,其植入方式为缝合式(图 4-6-4A,见插页)及旋入式(图 4-6-4B,见插页),Burger 等[25]研究证实两种方式并不明显差异,感知及临床预后均有明显改善;Jutley 等[26]对 13 例通过胸腔镜植入心外膜电极患者进行了 226 天的随访,观察结果显示电极阈值和阻抗较好,临床症状及心功能较前明显改善。

三、国内研究现状

我国自 1999 年开始开展 CRT 临床应用至今,随着植入技术的不断成熟和提高,植入量逐年增多,近年来,每年植入 CRT 或 CRT-D 超过 5 千例。同时国内术者开展了众多新的技术,包括植入适应性 CRT（Adaptive CRT）、左室多部位和多位点起搏、左室心内膜起搏、心外膜起搏等，并且进行了相关临床研究。

左心室四极导线目前国内已逐渐应用，但缺乏较大的临床研究。严激等[27]评估左室四极在 CRT 治疗中的疗效，入选 113 例心衰需植入 CRT 患者，并分为四极导线组和双极导线组，结果显示 4 个月时四极导线组左室收缩末容积较小，射血分数升高均明显优于双极导线组，6 个月时超反应发生率高于双极导线组，左室四极导线具有更好的急性血流动力学和同步性，可进一步逆转左心室重构；李学斌等[28]通过对左室四极与双极导线进行对比研究，结果显示左室四极较双极导线可显著简化手术流程、缩短手术时间，并改善左室电极起搏阈值。2010 年宿燕岗等[29]报道两例常规 CRT 无反应患者采用植入第二根左室导线实现左室双部位起搏，CRT 疗效得到了一定程度地改善。

针对临床上约 10% 患者由于心脏静脉解剖结构存在明显个体差异，如心脏静脉开口畸形、瓣膜、靶静脉成角明显、太细或缺如、不能稳定固定，或阈值太高，或膈肌刺激等，而无法通过静脉途径植入左心室导线。近年来对于植入失败的患者而言，采用左室心内膜起搏作为一个新的替代方案。左室心内膜起搏的植入途径包括：穿刺房间隔途径、穿刺室间隔途径、经主动脉途径（无导线左室电极）、经心尖部途径。宿燕岗等[30]报道了一例经房间隔穿刺植入行左心室心内膜起搏导线，并获得了较好的 CRT 疗效，术中并未采用抓捕器、球囊扩张等技术，仅采用常规器械，并重点指出寻找房间隔穿刺点耗时较多的缺点；但左心室内膜起搏具有起搏阈值较低，无膈神经刺激风险，室壁激动顺序更符合生理状态，更方便的寻找左室起搏位点的优点。严激等[31]采用室间隔穿刺途径成功完成两例左心室心内膜导线的植入。

国内关于开胸或胸腔镜下心外膜起搏导线的植入，2007 年沈法荣等[32]首次报道采用开胸直视下成功缝合左室心外膜导线，全麻后气管插管，在左第 4 肋间腋前线处切口，进胸后切开心包，用缝线将心外膜电极固定于左室侧后下壁，通过皮瓣下隧道把左室电极送入囊袋并与脉冲发生起搏器左室孔相联，术后左室同步性明显好转，射血分数增加，心功能改善。2010 年孟旭等[33]对 10 例心肌病心衰患者通过胸腔镜植入心外膜电极，术后随访 3~24 个月，左室最大收缩延迟时间缩短，左室不同步指数明显降低，左室射血分数升高，左室舒张末径降低。

四、研究展望

心脏再同步治疗是目前临床慢性心衰患者的有效治疗方法，但术后无反应是目前 CRT 这项治疗面临的主要问题，受多种因素影响。因此，进一步开展通过超声心动图、心脏磁共振、心脏同位素扫描等影像辅助手段优化左室导线植入部位和利用自身房室结传导与左室起搏的最佳融合等临床研究具有重要的临床应用前景；另外，通过希蒲系统选择性部位的起搏纠正左束支传导阻滞实现最佳的心脏电和机械同步性将是慢性心衰心脏再同步治疗的一种全新的起搏模式。

参 考 文 献

[1] Ziaeian B, Fonarow GC. Epidemiology and aetiology of heart failure. Nat Rev Cardiol, 2016, 13: 368-378.

[2] Roger VL. Epidemiology of heart failure. Circ Res, 2013, 113: 646-659.

[3] Chen Y, Zhu D, Yuan J, et al. Clock-bmal1 regulate the cardiac l-type calcium channel subunit cacna1c through

pi3k-akt signaling pathway. Can J Physiol Pharmacol,2016,94:1023-1032.

[4] Auricchio A,Stellbrink C,Sack S,et al. The pacing therapies for congestive heart failure (path-chf) study: Rationale,design,and endpoints of a prospective randomized multicenter study. Am J Cardiol,1999,83: 130D-135D.

[5] Aranda JM,Jr.,Conti JB,Johnson JW,et al. Cardiac resynchronization therapy in patients with heart failure and conduction abnormalities other than left bundle-branch block:Analysis of the multicenter insync randomized clinical evaluation(miracle). Clin Cardiol,2004,27:678-682.

[6] Anand IS,Carson P,Galle E,et al. Cardiac resynchronization therapy reduces the risk of hospitalizations in patients with advanced heart failure:Results from the comparison of medical therapy,pacing and defibrillation in heart failure(companion)trial. Circulation,2009,119:969-977.

[7] Damy T,Ghio S,Rigby AS,et al. Interplay between right ventricular function and cardiac resynchronization therapy:An analysis of the care-hf trial(cardiac resynchronization-heart failure). J Am Coll Cardiol,2013,61: 2153-2160.

[8] Gold MR,Daubert JC,Abraham WT,et al. Implantable defibrillators improve survival in patients with mildly symptomatic heart failure receiving cardiac resynchronization therapy:Analysis of the long-term follow-up of remodeling in systolic left ventricular dysfunction(reverse). Circ Arrhythm Electrophysiol,2013,6:1163-1168.

[9] Singh JP,Klein HU,Huang DT,et al. Left ventricular lead position and clinical outcome in the multicenter automatic defibrillator implantation trial-cardiac resynchronization therapy(madit-crt)trial. Circulation,2011, 123:1159-1166.

[10] Ponikowski P,Voors AA,Anker SD,et al. 2016 esc guidelines for the diagnosis and treatment of acute and chronic heart failure. Rev Esp Cardiol(Engl Ed),2016,69:1167.

[11] Forleo GB,Della Rocca DG,Papavasileiou LP,et al. Left ventricular pacing with a new quadripolar transvenous lead for crt:Early results of a prospective comparison with conventional implant outcomes. Heart Rhythm,2011,8:31-37.

[12] Forleo GB,Mantica M,Di Biase L,et al. Clinical and procedural outcome of patients implanted with a quadripolar left ventricular lead:Early results of a prospective multicenter study. Heart Rhythm,2012,9: 1822-1828.

[13] Ginks MR,Shetty AK,Lambiase PD,et al. Benefits of endocardial and multisite pacing are dependent on the type of left ventricular electric activation pattern and presence of ischemic heart disease:Insights from electroanatomic mapping. Circ Arrhythm Electrophysiol,2012,5:889-897.

[14] Rogers DP,Lambiase PD,Lowe MD,et al. A randomized double-blind crossover trial of triventricular versus biventricular pacing in heart failure. Eur J Heart Fail,2012,14:495-505.

[15] Leclercq C,Gadler F,Kranig W,et al. A randomized comparison of triple-site versus dual-site ventricular stimulation in patients with congestive heart failure. J Am Coll Cardiol,2008,51:1455-1462.

[16] Anselme F,Bordachar P,Pasquie JL,et al. Safety,feasibility,and outcome results of cardiac resynchronization with triple-site ventricular stimulation compared to conventional cardiac resynchronization. Heart Rhythm, 2016,13:183-189.

[17] Osca J,Alonso P,Cano O,et al. The use of multisite left ventricular pacing via quadripolar lead improves acute haemodynamics and mechanical dyssynchrony assessed by radial strain speckle tracking:Initial results. Europace,2016,18:560-567.

[18] Shetty AK,Duckett SG,Ma YL,et al. The acute hemodynamic response to lv pacing within individual branches of the coronary sinus using a quadripolar lead. Pacing Clin Electrophysiol,2012,35:196-203.

[19] Niazi I,Baker J,2nd,Corbisiero R,et al. Safety and efficacy of multipoint pacing in cardiac resynchronization

therapy：The multipoint pacing trial. JACC Clin Electrophysiol，2017，3：1510-1518.

[20] Birnie D，Lemke B，Aonuma K，et al. Clinical outcomes with synchronized left ventricular pacing：Analysis of the adaptive crt trial. Heart Rhythm，2013，10：1368-1374.

[21] Singh JP，Abraham WT，Chung ES，et al. Clinical response with adaptive crt algorithm compared with crt with echocardiography-optimized atrioventricular delay：A retrospective analysis of multicentre trials. Europace，2013，15：1622-1628.

[22] Starling RC，Krum H，Bril S，et al. Impact of a novel adaptive optimization algorithm on 30-day readmissions：Evidence from the adaptive crt trial. JACC Heart Fail，2015，3：565-572.

[23] Morgan JM，Biffi M，Geller L，et al. Alternate site cardiac resynchronization（alsync）：A prospective and multicentre study of left ventricular endocardial pacing for cardiac resynchronization therapy. Eur Heart J，2016，37：2118-2127.

[24] Shetty AK，Sohal M，Chen Z，et al. A comparison of left ventricular endocardial，multisite，and multipolar epicardial cardiac resynchronization：An acute haemodynamic and electroanatomical study. Europace，2014，16：873-879.

[25] Burger H，Kempfert J，van Linden A，et al. Endurance and performance of two different concepts for left ventricular stimulation with bipolar epicardial leads in long-term follow-up. Thorac Cardiovasc Surg，2012，60：70-77.

[26] Jutley RS，Waller DA，Loke I，et al. Video-assisted thoracoscopic implantation of the left ventricular pacing lead for cardiac resynchronization therapy. Pacing Clin Electrophysiol，2008，31：812-818.

[27] 胡凯，陈康玉，严激，等，左心室四极导线在心脏再同步治疗中的初步疗效. 中华心律失常学杂志，2016，20：95-99.

[28] 李扬，刘肆仁，李学斌，等，左室四极导线与双极导线在心脏再同步治疗中对比研究. 中国心脏起搏与心电生理杂志，2016，30：212-215.

[29] 宿燕岗，柏瑾，秦胜梅，葛均波，左心室双部位双心室同步起搏两例. 中华心律失常学杂志，2010，14：314-317.

[30] 宿燕岗，聂振宁，秦胜梅等，经房间隔穿刺行左心室内膜植入心脏再同步治疗除颤器一例. 中华心律失常学杂志，2012，16：384-386.

[31] 严激，等. 经室间隔穿刺植入心脏再同步治疗左心室心内膜导线的经验. 中国循环杂志，2018，32：7.

[32] 沈法荣，王志军，陈建明，等，心脏再同步治疗中经胸心外膜起搏导线的植入技术. 心电学杂志，2007，26：29-31.

[33] 张海波，孟旭，张烨，等. 微创胸腔镜心外膜电极同步化技术治疗心肌病心力衰竭 10 例. 中国心脏起搏与心电生理杂志，2010，24：210-212.

五、心律失常领域新技术

1. 肾动脉消融治疗心律失常研究进展

作　　者：陈伟杰　凌智瑜
作者单位：重庆医科大学附属第二医院心内科

交感神经过度激活是多种房性及室性心律失常发病的重要因素[1]，β受体阻滞亦在心律失常的药物治疗领域扮演重要角色，而肾脏及肾动脉周围富含交感神经纤维，从而成为系列交感神经过度激活相关疾病的干预靶点。肾脏交感神经纤维多沿肾动脉走行，包括传出交感神经纤维和传入感觉神经纤维[2,3]。肾脏传出交感神经纤维激活可引起肾血管阻力增加、肾血流量降低、肾素分泌增加而导致肾素-血管紧张素-醛固酮系统（RAAS）激活、水钠重吸收增加；肾脏传入感觉神经纤维激活则可通过将肾脏压力及化学感受器将接受刺激的信号投射到交感神经调控中枢，引起中枢输出至外周血管、心脏、肾脏等效应器官的交感活性显著增加，从而引起广泛性、全身性的交感过度激活状态[4]；最终参与包括心律失常在内的多种心血管疾病起病及持续进展的病理生理过程。

肾动脉消融去神经术（RDN）自2009年诞生以来便被应用于高血压的相关治疗领域[5]。虽然其在降压有效性方面的前期结果并不完全一致[6-8]，但相关研究已提示经导管RDN技术可以有效降低肾脏局部、机体整体、心脏的交感神经活性[9,10]。因此，自RDN技术诞生以来就被认为其亦在心律失常、心力衰竭等交感神经过度激活相关疾病的治疗方面具有良好应用前景[11,12]。近年，随着RDN技术的发展与研究的深入，其在心律失常防治方面亦有较大的进展，故本文就肾动脉消融去神经技术治疗心律失常的相关基础与临床研究进展做一综述。

一、肾动脉消融去神经术治疗心律失常的动物实验研究进展

1. RDN治疗室性心律失常的相关基础研究进展　早在20世纪即有相关研究提示心脏交感神经切除术可用于药物治疗效果不佳的长QT综合征相关室性心律失常和儿茶酚胺敏感性室性心动过速的治疗。因此，自RDN技术诞生以来，已有系列关于RDN治疗室性心律失常有效性及其相关机制的基础研究报道。

在心肌缺血的动物模型中，相关研究对入选的10只实验犬行RDN术，而另10只实验

犬行假手术处理,于干预30分钟后建立急性心肌梗死模型。通过连续监测心肌梗死后1小时的心电图变化发现:与假手术组实验犬相比,RDN组实验犬心肌梗死后室性早搏、室性心动过速、以及心室颤动的发生率明显降低,且RDN组实验犬室性心动过速的持续时间亦更短[13]。而另一项在以猪为实验动物的心肌缺血模型相关研究提示,在结扎左前降支动脉构建心肌梗死模型过程中,假手术组心室颤动的发生率为83%,而通过外科手术实现去肾神经的RDN组在左前降支结扎后其心室颤动的发生率仅为14%,且RDN技术显著降低了左前降支结扎后室性早搏的发生风险[14]。近期发表的研究亦显示RDN术可以有效降低缺血性心肌病大鼠模型中室性心律失常的发生率,且可显著抑制心肌纤维化等心肌重构的病理生理进程[15]。在快速起搏介导的心力衰竭动物模型中,RDN术亦可通过抑制心室重构而降低心力衰竭状态下室性心律失常的发生率、提高其发病阈值[16,17],与其在心肌梗死模型中获得的结果一致。

而近期国内学者更进一步开展了RDN术与美托洛尔在降低心肌梗死相关室性心律失常发生风险、抑制心肌重构方面的有效性的相关研究。该研究以SD大鼠为实验动物,通过结扎前降支的经典方法构建心肌梗死模型,美托洛尔组实验大鼠按照每天20mg/kg的剂量于心肌梗死模型构建后连续给药5周,而RDN组则于心肌梗死模型构建后1周行RDN干预。心肌梗死模型构建5周后通过电生理检查提示,与单纯心肌梗死组相比,RDN组和美托洛尔组均可有效降低室性心律失常的发生风险,同时均可抑制心肌纤维化的病理生理进程;但与美托洛尔组相比,RDN组能够更加显著的降低室性心律失常发生率、更加有效的抑制心肌梗死病理生理状态下的心肌纤维化等心肌重构的病理过程[18]。

2. RDN治疗房性心律失常的相关基础研究进展　除了室性心律失常,交感神经过度激活亦在房性心律失常的发病过程中扮演重要角色。国内学者在经导管RDN技术诞生后即以犬为实验动物,探索了经导管RDN术对心房颤动诱发情况的影响,其研究中所有入选实验动物均接受心房快速起搏和左侧星状神经节刺激。结果提示,左侧星状神经节刺激显著增加了心房颤动的诱导率,而肾动脉消融去神经后,RDN组的房颤诱导率较对照组明显降低;同时,与对照组相比,经导管RDN术显著减弱了左侧星状神经节刺激所引起的心房有效不应期的缩短及其离散度的变化[19]。与此同时,RDN对心房颤动诱发率影响的相关研究亦曾在心力衰竭模型中验证:结果提示,在心力衰竭模型中,相比没有接受RDN干预的对照组,接受RDN干预的实验犬心房颤动诱发率更低、诱发阈值更高;且未接受RDN干预的心力衰竭犬,可诱发出持续时间更长的心房颤动[20];在心房缺血相关模型中的研究结果显示,RDN术可显著降低心肌梗死后心房颤动的发生风险;且RDN亦可以抑制心房缺血时心房组织、心室组织和肾脏组织中去甲肾上腺素及肾上腺素水平的显著上升[21]。Liang等研究了RDN对缺血性肾功能损害模型犬心房颤动诱导能力的影响,提示RDN有效改善了肾功能损害引起的心房组织有效不应期的缩短,心房持续时间的延长,心室率的增加;研究结果亦提示RDN术在降低交感神经的活性的同时,亦可以抑制心房组织炎症反应和心房纤维化进程[22]。近期发表的相关研究亦显示,无论是快速起搏介导的心力衰竭模型或结扎冠脉构建的心肌梗死模型,RDN术可有效抑制心力衰竭或心肌梗死病理状态下心房结构重构、电学重构的病理生理进程,从而最终产生上述降低心房颤动诱发率、提高诱发阈值的电生理效应[23,24]。

二、肾动脉消融去神经术治疗心律失常的临床研究进展

1. RDN 治疗室性心律失常的相关临床研究进展 前期研究提示,经导管 RDN 术可有效降低 ICD 术后室性心律失常负荷、减少 ICD 抗心律失常治疗及心内电除颤发生率。Armaganijan 等的研究共入选 10 例 ICD 术后药物控制不佳、反复发作室性心律失常的患者,在 RDN 术前 6 个月患者平均发作室速 / 室颤 28.5 次、经 ICD 行抗心律失常治疗达 20.5 次、经 ICD 行心内电除颤治疗 8 次;而在 RDN 干预术后 1 月随访时室速 / 室颤仅发作 1 次、且无抗心律失常治疗及心内电除颤情况出现,RDN 干预术后 6 月随访时室速 / 室颤仍仅发作 1 次、无抗心律失常治疗及心内电除颤情况出现;其研究结果初步提示 RDN 可降低 ICD 术后室性心律失常负荷、减少 ICD 抗心律失常治疗及心内电除颤发生率[25]。近期国内学者亦发表类似研究提示 RDN 术可显著减少 ICD 术后室性心律失常负荷,该研究中共入选 8 例 ICD 术后室性心律失常反复发作患者,平均随访 15 个月,RDN 干预后室性心律失常发作频率从 RDN 术前的平均 3.17 次 / 月减少至 0.10 次 / 月[26]。

除降低 ICD 术后室性心律失常负荷,研究提示 RDN 亦可减少心力衰竭或心肌病患者室性心动过速的发作频率。Remo 等报道 4 例经标准抗心律失常治疗、导管消融后仍反复发作室性心动过速的心肌病患者,经 RDN 治疗且随访 8.8 月,患者术后室性心动过速发作频率从术前当月发作 11 次减少到术后平均发作 0.3 次 / 月[27]。而 Ukena 等的国际多中心注册研究入选了 13 例合并心力衰竭的室性心动过速患者,在 RDN 术后其室性心动过速发作频率亦有明显减少;因合并心力衰竭,患者基线血压相对偏低,但经导管 RDN 术后患者血压亦无进一步下降趋势[28]。上述研究初步提示经导管 RDN 术可安全应用于合并心力衰竭或心肌病的室性心律失常患者,协助减少室性心动过速发作频率。

2. RDN 治疗房性心律失常的相关临床研究进展 早在经导管 RDN 技术诞生初期,Vollmann 等即报道了 1 例 58 岁患有原发性高血压的女性,同时合并肺动脉高压、药物治疗效果不佳的持续性房颤患者,在接受电复律后并没有恢复窦性心律,却在经导管 RDN 术后自行恢复窦性心律[29]。而 Schirmer 等的研究中入选了 66 例没有心房颤动病史的顽固性高血压患者,但经导管 RDN 术后患者房性早搏的数量却有显著减少[30]。Pokushalov 等的研究入选了 27 例合并顽固性高血压的症状性心房颤动患者,被随机分为 PVI 组(14 例)以及 PVI+RDN 组(13 例),结果提示干预 12 月随访时,与单纯 PVI 组相比,PVI+RDN 组在降低血压的同时显著减少了心房颤动的复发风险,提高了窦性心律维持率[31]。而 2014 年的一项 META 分析入选了症状性心房颤动患者接受 PVI 或 PVI+RDN 治疗,最终评估两组间房颤复发风险情况的区别,结果提示 12 个月随访时,心房颤动事件发生率在 PVI+RDN 组明显低于单纯 PVI 组。此外,该 meta 分析依据患者高血压控制情况进一步分为中度高血压组或重度高血压,亚组分析结果提示 PVI+RDN 的联合治疗策略在重度高血压患者组较中度高血压患者组更为有效;同时,持续性心房颤动患者中,两组的差异亦更明显[32]。而在 2017 年,Kiuchi 等的研究提示在合并慢性肾动脉不全的阵发性心房颤动患者中,与单纯 PVI 相比,PVI+RDN 亦可以显著减少心房颤动的再发风险[33]。

如前所述,交感神经系统过度激活在心律失常的发病过程中扮演重要角色,前期基础实验研究提示肾动脉去神经技术在房性及室性心律失常的防治方面拥有良好理论基础及前期实验证据,然而,当前的临床研究证据多来源于小样本的非随机对照研究结果,肾动脉消融

去神经技术治疗心律失常的有效性尚需更多大样本、多中心、随机对照研究评估。

于此同时，当前肾动脉消融去神经技术本身尚有较多的局限性亦限制了相关研究的不断开展，包括术中尚缺乏有效可靠的靶点评估方法、术后尚无明确消融终点、术中及术后尚无去神经有效性评估手段等方面[34]。然而，令人惊喜的是，近年高频电刺激肾动脉技术已被用于引导肾动脉消融去神经过程，并有望实现靶向肾动脉消融去神经术[34-36]。故未来随着经导管 RDN 技术的不断成熟，后续大样本、多中心、随机对照研究的开展，经导管 RDN 术将有望在心律失常治疗领域扮演更重要的角色。

参 考 文 献

[1] Julius S. Role of the sympathetic nervous system in the pathophysiology of cardiovascular disease. Am Heart J, 1987, 114 (1 Pt 2) : 232-234.

[2] Sakakura K, Ladich E, Cheng Q, et al. Anatomic assessment of sympathetic peri-arterial renal nerves in man. J Am Coll Cardiol, 2014, 64 : 635-643.

[3] van Amsterdam WA, Blankestijn PJ, Goldschmeding R, Bleys RL. The morphological substrate for Renal Denervation : Nerve distribution patterns and parasympathetic nerves. A post-mortem histological study. Ann Anat, 2016, 204 : 71-79.

[4] DiBona GF, Kopp UC. Neural control of renal function. Physiol Rev, 1997, 77 : 75-197.

[5] Krum H, Schlaich M, Whitbourn R, et al. Catheter-based renal sympathetic denervation for resistant hypertension : a multicentre safety and proof-of-principle cohort study. Lancet, 2009, 373 : 1275-1281.

[6] Bhatt DL, Kandzari DE, O'Neill WW, et al. A controlled trial of renal denervation for resistant hypertension. N Engl J Med, 2014, 370 : 1393-1401.

[7] Kandzari DE, Böhm M, Mahfoud F, et al. Effect of renal denervation on blood pressure in the presence of antihypertensive drugs : 6-month efficacy and safety results from the SPYRAL HTN-ON MED proof-of-concept randomised trial. Lancet, 2018, 391 : 2346-2355.

[8] Townsend RR, Mahfoud F, Kandzari DE, et al. Catheter-based renal denervation in patients with uncontrolled hypertension in the absence of antihypertensive medications (SPYRAL HTN-OFF MED) : a randomised, sham-controlled, proof-of-concept trial. Lancet, 2017, 390 : 2160-2170.

[9] Mahfoud F, Tunev S, Ewen S, et al. Impact of Lesion Placement on Efficacy and Safety of Catheter-Based Radiofrequency Renal Denervation. J Am Coll Cardiol, 2015, 66 : 1766-1775.

[10] Schlaich MP, Sobotka PA, Krum H, et al. Renal sympathetic-nerve ablation for uncontrolled hypertension. N Engl J Med, 2009, 361 : 932-934.

[11] McArdle MJ, deGoma EM, Cohen DL, et al. Beyond blood pressure : percutaneous renal denervation for the management of sympathetic hyperactivity and associated disease states. J Am Heart Assoc, 2016, 5 : e001415.

[12] Kosiuk J, Hilbert S, Pokushalov E, et al. Renal denervation for treatment of cardiac arrhythmias : state of the art and future directions. J Cardiovasc Electrophysiol, 2015, 26 : 233-238.

[13] Huang B, Yu L, He B, et al. Renal sympathetic denervation modulates ventricular electrophysiology and has a protective effect on ischaemia-induced ventricular arrhythmia. Exp Physiol, 2014, 99 : 1467-1477.

[14] Linz D, Wirth K, Ukena C, et al. Renal denervation suppresses ventricular arrhythmias during acute ventricular ischemia in pigs. Heart Rhythm, 2013, 10 : 1525-1530.

[15] Zhang B, Li X, Chen C, et al. Renal denervation effects on myocardial fibrosis and ventricular arrhythmias in rats with ischemic cardiomyopathy. Cell Physiol Biochem, 2018, 46 : 2471-2479.

[16] Luo Q, Jin Q, Zhang N, et al. Antifibrillatory effects of renal denervation on ventricular fibrillation in a canine

model of pacing-induced heart failure. Exp Physiol,2018,103:19-30.

[17] Yamada S,Lo LW,Chou YH,et al.Beneficial effect of renal denervation on ventricular premature complex induced cardiomyopathy. J Am Heart Assoc,2017,6:pii:e004479.

[18] Jiang W,Chen C,Huo J,et al. Comparison between renal denervation and metoprolol on the susceptibility of ventricular arrhythmias in rats with myocardial infarction. Sci Rep,2018,8:10206.

[19] Hou Y,Hu J,Po SS,et al. Catheter-based renal sympathetic denervation significantly inhibits atrial fibrillation induced by electrical stimulation of the left stellate ganglion and rapid atrial pacing. PLoS One,2013,8: e78218.

[20] Wang X,Zhao Q,Deng H,et al.Effects of renal sympathetic denervation on the atrial electrophysiology in dogs with pacing-induced heart failure. Pacing Clin Electrophysiol,2014,37:1357-1366.

[21] Zhou Q,Zhou X,TuEr-Hong ZL,et al. Renal sympathetic denervation suppresses atrial fibrillation induced by acute atrial ischemia/infarction through inhibition of cardiac sympathetic activity. Int J Cardiol,2016,203: 187-195.

[22] Liang Z,Shi XM,Liu LF,et al. Renal denervation suppresses atrial fibrillation in a model of renal impairment. PLoS One,2015,10:e0124123.

[23] Yamada S,Fong MC,Hsiao YW,et al.Impact of Renal Denervation on Atrial Arrhythmogenic Substrate in Ischemic Model of Heart Failure. J Am Heart Assoc,2018,7(2).

[24] Yamada S,Lo LW,Chou YH,et al. Renal denervation regulates the atrial arrhythmogenic substrates through reverse structural remodeling in heart failure rabbit model. Int J Cardiol,2017,235:105-113.

[25] Armaganijan LV,Staico R,Moreira DA,et al. 6-month outcomes in patients with implantable cardioverter-defibrillators undergoing renal sympathetic denervation for the treatment of refractory ventricular arrhythmias. JACC Cardiovasc Interv,2015,8:984-990.

[26] Jiang Z,Zhou X,Chen C,et al. Renal Denervation for Ventricular Arrhythmia in Patients with Implantable Cardioverter Defibrillators. Int Heart J,2018,59:328-332.

[27] Remo BF,Preminger M,Bradfield J,et al. Safety and efficacy of renal denervation as a novel treatment of ventricular tachycardia storm in patients with cardiomyopathy. Heart Rhythm. 2014. 11:541-546.

[28] Ukena C,Mahfoud F,Ewen S,et al. Renal denervation for treatment of ventricular arrhythmias:data from an International Multicenter Registry. Clin Res Cardiol,2016,105:873-879.

[29] Vollmann D,Sossalla S,Schroeter MR,Zabel M. Renal artery ablation instead of pulmonary vein ablation in a hypertensive patient with symptomatic,drug-resistant,persistent atrial fibrillation. Clin Res Cardiol,2013, 102:315-318.

[30] Schirmer SH,Sayed MM,Reil JC,et al. Atrial Remodeling Following Catheter-Based Renal Denervation Occurs in a Blood Pressure- and Heart Rate-Independent Manner. JACC Cardiovasc Interv,2015,8:972-80.

[31] Pokushalov E,Romanov A,Corbucci G,et al. A randomized comparison of pulmonary vein isolation with versus without concomitant renal artery denervation in patients with refractory symptomatic atrial fibrillation and resistant hypertension. J Am Coll Cardiol,2012,60:1163-1170.

[32] Pokushalov E,Romanov A,Katritsis DG,et al. Renal denervation for improving outcomes of catheter ablation in patients with atrial fibrillation and hypertension:early experience.Heart Rhythm,2014,11:1131-1138.

[33] Kiuchi MG,Chen S,E SGR,et al. The addition of renal sympathetic denervation to pulmonary vein isolation reduces recurrence of paroxysmal atrial fibrillation in chronic kidney disease patients. J Interv Card Electrophysiol,2017,48:215-222.

[34] Barber-Chamoux N,Esler MD. Predictive factors for successful renal denervation:should we use them in clinical trials. Eur J Clin Invest,2017,47:860-867.

［35］Mahfoud F,Schmieder RE,Azizi M,et al. Proceedings from the 2nd European Clinical Consensus Conference for device-based therapies for hypertension：state of the art and considerations for the future. Eur Heart J, 2017,38：3272-3281.

［36］de Jong MR,Adiyaman A,Gal P,et al. Renal nerve stimulation-induced blood pressure changes predict ambulatory blood pressure response after renal denervation. Hypertension,2016,68：707-714.

2. 双极消融在心律失常领域的研究进展

作　　者：张凤祥
作者单位：南京医科大学第一附属医院心血管内科

一、单极消融与双极导管消融简介

　　射频消融在心脏电生理领域已被广泛应用于各种心律失常的治疗,包括单极导管射频消融(单极消融)和双极导管射频消融(双极消融)。单极消融的能量主要集中在消融导管头端和粘贴在患者腰背部电极片之间,电流密度随导管头端与电极片的距离和面积增加而降低。因此,单极消融难以形成透壁性损伤,从而限制其在某些起源于深部心肌组织心律失常的应用。据文献报道,单极消融治疗房颤复发率可达 12%~34%,室性心律失常的复发率可达 12%~47%[1,2]。双极消融的能量主要集中于两个相临较近的消融导管之间,可以获得较高的电流密度(图 5-2-1,见插页)。从而使组织温度迅速上升造成持续性热效应形成透壁性损伤,而相邻组织损伤却很小,也不增加爆裂(pop)发生风险[3]。因此,双极消融有望取代单极消融成为难治性心律失常比较有前景的治疗技术[4]。自 Ring 于 1983 年首次报道在狗室间隔两侧开展双极消融研究以来[5]。双极消融的基础与临床研究结果不断发表。本文旨在系统的概述双极消融在心律失常领域国内外研究进展。

二、双极消融的基础研究现状

　　1. 双极消融的基础研究国际现状　　在很多离体与活体研究显示双极消融对起源于深部心肌组织的心律失常治疗具有明显优势。与单极消融相比,在动物实验中双极消融可以产生从左房内膜至冠状窦的连续透壁损伤(75% vs. 0,$P<0.01$)。这为起源于冠状窦与左房之间的心律失常消融提供了新思路[6]。Anfinsen 等通过猪的右房消融比较两种消融方法,发现双极消融能产生更长及更广的损伤,而不增加并发症发生[7]。1989 年 Ring 等[5]首次在犬的闭胸模型中将两根消融导管置于室间隔的两侧行双极消融治疗室性心律失常研究,进一步验证了双极消融的有效性与安全性。随后围绕双极消融治疗室性心律失常进行了大量的动物模型研究及临床前期研究。Chang 等[8]在牛的离体心脏动物模型中比较了两根导管之间的距离与极性(双极串联或者平行)对消融损伤大小及组织温度的影响。牛的心肌组织上放置两根 6F 导管,导管头端彼此相对,射频能量应用于单个导管或者同时应用于串联或并联的两个导管。研究发现在同样功率的情况下双极串联导管产生的损伤区域更大;另外如果任一导管与组织接触不佳则损伤区域可减少 50%。说明双极消融时保持良好的贴靠至关重要[8]。Nguyen 等[9]在牛的离体心脏模型中系统的研究了双极消融参数包括导管类型、导管朝向、组织厚度对损伤容积、深度及透壁的影响。消融导管与电流回路导管压力均设置为 10g。当消融导管与回路导管均使用灌注导管时并且导管垂直心肌表面时,损伤的深度及

面积最大；当维持压力 10g，消融时间 60 秒，能产生透壁损伤的心肌组织最大厚度为 15mm。当组织厚度超过 15mm 时，双极消融组与单级消融组透壁损伤无统计学差异。当采用直径 8mm 普通消融导管作为消融导管时，pop 发生率明显增加。Kovoor 等[10] 在犬的动物模型中首次研究了双极消融模式中消融导管电极间距与损伤的大小、损伤的连贯性之间的相关性。采用温控模式，消融时间 60 秒，最高温度 90℃，整个实验中保持消融导管与心肌组织的贴靠良好。研究发现消融导管电极间距与损伤深度呈正相关、与损伤宽度呈负相关。产生连续性损伤最大消融导管电极间距离为 3mm。关于靶点位于室间隔深部的室性心律失常，传统的单极消融即便采用灌注消融导管也难以达到满意效果。Sivagangabalan 等[11] 研究比较了双极消融与序贯单极消融对室间隔瘢痕区产生透壁损伤的效果。采用绵羊心梗模型，非接触标测识别间隔部瘢痕区域，完成 30mm 的消融线。5 只绵羊实施室间隔两侧双极消融，采用灌注导管，。另外 5 只绵羊进行序贯单极消融作为对照，先在间隔左室面瘢痕区消融，然后在右室面消融。非接触标测确认消融线达到电隔离。结果显示双极消融达到消融终点的消融次数、消融时间及消融能量均显著低于单极消融组，而双极消融组透壁损伤的长度明显大于单极消融组。该研究亦证实双极消融对心梗后间隔部室速可能有效，这也为临床上来源于间隔部的器质性室速消融提供了新证据。Nagasmina 等[12] 比较了单极消融与双极消融对猪室间隔产生透壁性损伤的效果。构建猪的离体心脏盐水灌流模型。双极消融组两根盐水灌注导管，直径 4mm，流速 20ml/min，一根消融导管置于间隔的左侧，另一根导管置于间隔部的右侧。单极消融组亦采用盐水灌注导管，在室间隔的两侧先后消融。消融功率均为 30W、50W、70W，时间 120 秒。结果显示双极消融组损伤更深、更窄。随着消融功率的增加，双极消融组透壁损伤发生比例分别为 50.0%，46.7% 与 71.4%，而单极消融组仅为 7.7%，8.3% 及 0%。在相同功率下双极消融组 pop 发生率明显低于单极消融组。与间隔起源室速类似，传统单极消融治疗心外膜室速的效果有限。Nagasmina 等[13] 在临床前期研究双极消融对猪室间隔产生透壁性损伤效应的基础上再次探讨了双极消融对心外膜室速消融效果。在离体猪心生理盐水灌流模型基础上，单极消融组将盐水灌注导管置于左室心外膜面，回路电流为无关电极；而双极消融组，4mm 直径的盐水灌注导管（20ml/min）置于左室心外膜，另一导管是直径 10mm 非盐水灌注导管，置于左室心内膜面。两组在心肌厚度方面差异无统计学意义。双极消融组在开始和结束时阻抗均高于单极消融组。两组间心外膜损伤宽度无统计学差异（10.1 ± 2.7mm vs. 10.2 ± 2.4mm），但双极消融组损伤深度显著大于单极消融组（10.6 ± 2.7mm vs. 7.5 ± 1.0mm，$P<0.001$）。单极消融组未产生透壁性损伤，而双极消融组 46% 消融产生透壁损伤，$P< 0.001$。与此同时，双极消融组 pop 发生率显著低于单极消融组（29% vs. 9%，$P=0.036$）。该研究为如何提高心外膜室速消融成功率提供了新思路。尽管学者们对动物模型进行了大量研究，但动物心脏毕竟与人体心脏在组织学上存在差异，尤其是在病理情况下，两者在心肌组织的纤维化、心肌细胞肥大程度等方面存在差别，故动物模型的结论延伸至人体存在一定的局限性。而 Gizurarson 等[14] 首次在离体患者心脏中对双极消融损伤的形态学进行了系统的研究，离体心脏来源于心脏移植的患者。双极消融组，心内膜导管与射频仪联接作为消融导管，心外膜导管作为电流回路导管。单极消融组采用盐水灌注导管（25ml/min），两组均设置为 50W，50℃。该研究结果显示双极消融组损伤深度显著大于单极消融组，但两组损伤的宽度无统计学差异。所有的双极消融均获得透壁损伤，而单极消融组却没有。这也为双极消融应用于人体进行临床研究奠定了基础。

2. 双极消融的基础研究国内现状　国内学者对双极消融的有效性与安全性也进行了研究。李敏等[15]在离体猪心上研究消融功率、时间和两导管之间距离对双极消融效应的影响。消融功率为 30W 和 40W、灌注速度 1250ml/h，采用直径 4mm 的消融大头进行双极消融，两导管之间距离从 12~17mm，消融时间从 20~90 秒，消融后测定消融灶的长度、深度、连接率和 pop 发生率。结果显示消融时间增加，消融损伤长度、深度、连接率、pop 发生率均增加；两导管之间距离增加，消融损伤长度增加，但损伤的深度、连接率及 pop 发生率下降；消融功率增加，消融损伤长度、连接率、pop 发生率增加，而深度减小。研究还发现两导管之间距离 12mm，功率 30W，消融时间 20 秒、盐水灌注 1250ml/h，双极消融有效性和安全性更好。陈颖敏等[16]采用临床常规消融参数(功率 30W、温度 60℃、灌注流速 1000ml/h)在离体猪心模型上进行研究。得出类似于李敏的研究结果。汤敏等[17]采用国产可调节输出功率的双极消融装置进行了离体动物实验，以明确合理的输出功率。采用自行研制的可调式输出功率双极消融装置及消融钳，分别采用 25W、30W 及 35W 的功率对离体猪心房组织进行消融，依次使用相同的输出功率，记录对不同厚度心房组织完成消融所需时间。消融完成后，肉眼检查消融效果，测量消融线处组织厚度。研究发现心房组织的消融完成时间随输出功率增加而缩短，并与心房组织厚度呈正相关。综合考虑消融时间、透壁率及安全性，输出功率在 30~35W 是国产消融仪较为合理的消融输出功率。刘长城等[18]采用猪心肌梗死模型，探索 Carto 标测指导下双极治疗室壁瘤室性心动过速(室速)的可行性。左侧肋间小切口冠状动脉缝扎法建立猪急性心肌梗死模型。建模 6~8 周后，左心室造影证实有室壁瘤并诱发室速。将可诱发室速的模型猪随机分为消融组和对照组。消融组行基质标测，定位缓慢传导区，随后进行双极消融。消融后，两组模型猪再次诱发室速。评价双极消融的可行性。结果显示消融组均成功实施基质标测与双极消融，无手术相关死亡。术后消融组 80% 模型猪室速不可诱发，而对照组 100% 可诱发室速($P<0.05$)。由此可见 Carto 标测指导下双极消融在室壁瘤室速模型的应用是可行的。

三、双极消融在心律失常中的临床应用

1. 室性心律失常双极消融临床应用研究

(1) 室性心律失常双极消融临床应用研究国际现状：因心室壁较厚，双极消融较传统的单极消融能获得更深损伤与透壁性损伤，在室性心律失常领域有着广泛的应用前景。国外学者采用双极消融治疗心肌组织深部来源的心律失常进行了大量探索。Koruth 等[19]分享了室性心律失常单极消融失败后改经双极消融获得成功的案例。5 例患者(4 例室间隔起源室速与 1 例游离壁起源室速)经双极消融后，3 例患者室速未复发，1 例患者随访 15 个月后室速复发，经抗心动过速起搏后终止。另 1 例患者多次发作多形性室速，ICD 放电治疗，接受间隔部酒精化学消融。Andrew 等[20]在 Koruth 研究基础上摸索双极消融治疗难治性流出道室早。4 例患者均因单极消融失败，其中 3 例患者室早最早激动点位于右室流出道，4 例患者左室流出道最早激动点分别位于左冠窦(2 例)与右冠窦(2 例)。这些患者均在右室流出道最早激动点及主动脉窦最早激动点单极消融未成功，改为双极消融。一根消融导管置于右室流出道最早激动点，另一根消融导管置于主动脉根部。其中 3 例患者双极消融成功，随访 4 个月未复发。Gizurarson 等[14]报道 1 例植入了 ICD 的缺血性心肌病无休止室速患者，2 次单极消融失败，在间隔部双极消融成功，随访 1 年室速未复发。Futyma 等[21]报道心内

外膜双极消融成功消融 1 例来源于左室顶部室早的病例。该患者前两次消融失败,采用直径为 3.5mm 的消融导管作为消融导管在心大静脉标测提示最早激动点位于左室顶部心外膜区域,直径为 4mm 消融导管作为回路导管置于左室流出道心内膜最早激动点,右前斜 42° + 足位 20° 充分暴露消融导管、左前降支及分支,最大功率 27W,基础阻抗波动在 190~220Ω,进行了 5 次消融后阻抗降至 140~180Ω,消融成功,随访室早未复发。左室顶部心肌组织较厚,同时该部位心外膜含有大量脂肪组织。起源于该部位的心律失常消融要求消融能量能产生透壁性损伤才可获得成功。因此,双极消融不失为该部分患者的最佳选择。Nguyen 团队是迄今为止报道双极消融治疗室性心律失常类型最多的中心,包括起源于乳头肌的室性心律失常[17]。10 例患者共接受 14 次双极消融(其中 2 例患者各 2 次手术,1 例患者 3 次手术),11 种室速的靶点位于间隔部,3 种起源于乳头肌。13 次手术达到即刻成功,平均随访 14.6 个月,7 例患者心律失常未复发,另外 3 例患者则需要再次手术治疗。

综上所述,双极消融在室性心律方面的应用目前只局限于个案报道,单中心研究,样本量有限,故目前仍需要大样本、多中心、双盲的前瞻性队列研究来进一步验证其有效性及安全性。

(2) 室性心律失常双极消融临床应用研究国内现状:国内学者对于双极消融在室性心律失常方面的临床应用进行了一些的研究。杜莹等回顾性分析双极消融治疗室壁瘤室性心律失常的临床疗效[22]。选取 15 例心肌梗死后室壁瘤患者,所有患者术前 24 小时动态心电图显示室早、室早二联律、非持续性室速超过 3000 阵。所有患者均行不停跳冠状动脉旁路移植术,搭桥后,Carto 指导下心内外膜行双极消融联合室壁瘤成形术,观察其围手术期疗效,并通过当地医院复查电话访问和本院复查的方式进行随访,随访 6~28 个月。所有患者出院前复查 24 小时动态心电图提示室性心律失常显著减少,且顺利出院。提示双极消融是一种治疗室壁瘤室性心律失常安全、可行的方法。李海涛等亦对左室壁瘤室性心律失常合并附壁血栓双极消融研究[23]。入选 2013 年 6 月 ~2015 年 6 月,北京安贞医院左心室壁瘤合并附壁血栓患者,24h 动态心电图提示频发室早。其中男 11 例、女 4 例,年龄(63.5 ± 4.8) 岁,均有心肌梗死病史,无脑梗病史。对所有患者实施双极消融联合冠状动脉旁路移植术、室壁瘤成形术和左心室血栓清除术。出院前及术后 3 个月分别复查 24h 动态心电图、超声心动图等指标。研究结果提示出院前室早频率及负荷均较术前明显降低。术后 3 个月 24h 动态心电图示室早频率较出院前进一步降低,室早负荷较术前明显降低。

2. 室上性心律失常双极消融临床应用研究

(1) 室上性心律失常双极消融临床应用研究国际现状:目前双极消融的基础与临床研究绝大多数都是针对室性心律失常方面而开展的,仅小部分研究显示双极消融在室上性心律失常中亦有应用价值。众所周知二尖瓣峡部线性消融是峡部依赖性房扑及部分房颤患者消融靶点,但消融后二尖瓣峡部电传导恢复的比率较高,这使得临床上二尖瓣峡部消融面临一定的挑战。Yamagata 等[24]首次报道双极消融成功治疗二尖瓣峡部依赖性心房扑动病例。该方法有望成为单极消融失败的二尖瓣峡部依赖性心律失常的有效选择。目前阵发性室上性心动过速患者中位于后间隔的房室旁路的传统标准单极消融成功率仍不甚理想。有文献报道双极消融治疗后间隔旁路有效[25]。尽管如此,双极消融应用于旁道的有效性及安全性仍需大量的临床前期研究来验证。而对于房颤而言,房颤消融术后出现房速在临床上并不少见,尤其是间隔部相关的房速。该部位的心肌组织较厚,单极消融很难成功。Koruth 等[19]

针对间隔部相关的房速亦进行了研究。在这项研究中采用 NavX 进行高密度标测,靶向拖带探测折返环路的关键区域。间隔部起搏后间期减心动过速周长小于 20ms,激动标测提示间隔部的局灶或者大折返,大折返在间隔部的激动相对局限。该研究总共纳入 3 例患者,这 3 例患者共有 5 种间隔部房速。所有患者均在房速持续发作时进行标测并提示折返环位于间隔部位。单极消融失败后使用双极消融,5 种房速均获得即刻成功。成功消融与双极消融透壁性损伤效应不无关系。因此,研究者认为双极消融可用于终止某些特定患者如间隔部来源的心律失常。目前双极消融已广泛应用于需要经历外科开胸手术的心房颤动患者。目前发表了一项关于房颤患者经右胸小切口实施的微创双极消融术的早中期随访结果[26]。研究者纳 126 例药物治疗无效的单纯孤立性房颤患者,这部分患者既适合导管消融又适合外科消融。所有患者接受了右胸小切口入路的双极微创外科肺静脉消融隔离术。平均随访 23.5 个月,术后并发症的发生率相对较低,没有围手术期死亡。78.8% 的患者术后房颤未再发,临床症状明显改善。研究者认为经右胸小切口的双极消融是安全的,早期疗效亦是乐观,但仍需要进一步的中长期随访。

(2) 室上性心律失常双极消融临床应用研究国内现状:目前国内对于双极消融在室上性心动过速中的应用研究绝大多数是基于外科手术的心房颤动患者。曹勇等[27]总结分析了连续 133 例瓣膜置换同期行改良迷宫双极消融治疗合并房颤的临床疗效。133 例风湿性心脏病患者在瓣膜置换术同时行双极消融,合并房颤患者改良迷宫手术治疗。记录术前,术后当日,出院时,出院后 1 个月、3 个月、6 个月、12 个月常规心电图。术后当日恢复窦性心律 123 例,转窦率为 92.5%;术后 3 个月窦性心律 112 例,转窦率为 84.2%;术后 12 个月窦性心律 112 例,3 例患者阵发性房速,转窦率为 86.5%。由此可见改良迷宫双极消融治疗风心合并房颤安全、简便、疗效确切,值得在临床推广应用。

四、展望

动物体内外实验证实双极消融能产生透壁损伤,对于某些难治性心律失常(如结构性心脏病室速)双极消融不失为一种新方法,可以获得更为确切的临床疗效。因此,双极消融将来有望成为来源心肌深部心律失常的一线治疗措施。双极消融涉及到两根导管,增加了导管操控的难度,导管也不容易固定。另外,双极消融也会增加患者的经济负担。因此,目前单极消融仍是大多数心律失常的首选。目前对于双极消融有效性的研究绝大多数是在经历单极消融失败后再行双极消融,不能排除单极消融的累积效应[28]。故需要双极消融治疗心律失常的多中心、前瞻性、随机对照研究提供更多的证据。

参 考 文 献

[1] Cappato R,Calkins H,Chen SA,et al. Updated worldwide survey on the methods,efficacy,and safety of catheter ablation for human atrial fibrillation. Circ Arrhythm Electrophysiol,2010,3:32-38.

[2] Stevenson WG,Wilber DJ,Natale A,et al. Irrigated radiofrequency catheter ablation guided by electroanatomic mapping for recurrent ventricular tachycardia after myocardial infarction:The multicenter thermocool ventricular tachycardia ablation trial. Circulation,2008,118:2773-2782.

[3] Anfinsen OG,Kongsgaard E,Foerster A,et al. Bipolar radiofrequency catheter ablation creates confluent lesions at a larger interelectrode spacing than does unipolar ablation from two electrodes in the porcine heart.

Eur Heart J, 1998, 19: 1075-1084.

[4] Yamagata K, Wichterle D, Peichl P, et al. Bipolar radiofrequency catheter ablation for refractory perimitral flutter: A case report. BMC Cardiovasc Disord, 2015, 15: 1-6.

[5] Ring ME, Stephen Huang SK, Graham AR, et al. Catheter ablation of the ventricular septum with radiofrequency energy. Am Heart J, 1989, 117: 1233-1240.

[6] Ohkubo K, Watanabe I, Okumura Y, et al. A novel technique for improved lesions in the coronary sinus. Comparison of bipolar and unipolar ablation. Int Heart J, 2012, 53: 129-132.

[7] Anfinsen OG, Kongsgaard E, Foerster A, et al. Bipolar radiofrequency catheter ablation creates confluent lesions at a larger interelectrode spacing than does unipolar ablation from two electrodes in the porcine heart. Eur Heart J, 1998, 19: 1075-1084.

[8] Chang RJ, Stevenson WG, Saxon LA, et al. Increasing catheter ablation lesion size by simultaneous application of radiofrequency current to two adjacent sites. Am Heart J, 1993, 125: 1276-1284.

[9] Nguyen DT, Tzou WS, Brunnquell M, et al. Clinical and biophysical evaluation of variable bipolar configurations during radiofrequency ablation for treatment of ventricular arrhythmias. Heart Rhythm, 2016, 13: 2161-2171.

[10] Kovoor P, Daly M, Pouliopoulos J, et al. Effect of inter-electrode distance on bipolar intramural radiofrequency ablation. Pacing Clin Electrophysiol, 2005, 28: 514-520.

[11] Sivagangabalan G, Barry MA, Huang K, et al. Bipolar ablation of the interventricular septum is more efficient at creating a transmural line than sequential unipolar ablation. Pacing Clin Electrophysiol, 2010, 33: 16-26.

[12] Nagashima K, Watanabe I, Okumura Y, et al. Lesion formation by ventricular septal ablation with irrigated electrodes. Circ J, 2011, 75: 565-570.

[13] Nagashima K, Watanabe I, Okumura Y, et al. Epicardial ablation with irrigated electrodes: effect of bipolar vs. unipolar ablation on lesion formation. Circ J, 2012, 76: 322-327.

[14] Gizurarson S, Spears D, Sivagangabalan G, et al. Bipolar ablation for deep intra-myocardial circuits: human ex vivo development and in vivo experience. Europace, 2014, 16: 1684-1688.

[15] 李敏, 徐瑾, 陈颖敏, 等. 功率、时间和间距对离体猪心双极射频消融的影响. 中华心律失常学杂志, 2013, 17: 210-213.

[16] 陈颖敏, 李敏, 徐瑾, 等. 离体猪心双极射频消融的多参数对比研究. 中国心脏起搏与心电生理杂志, 2013: 516-520.

[17] 汤敏, 尹航, 姜兆磊, 等. 国产可调节输出功率的双极射频消融装置的离体动物实验. 中国心血管病研究, 2014, 9: 851-855.

[18] 刘长城, 顾承雄, 李波, 等. Carto 标测下双极射频消融术治疗实验猪室壁瘤相关室性心动过速的研究. 心肺血管病杂志, 2016, 11: 892-895.

[19] Koruth JS, Dukkipati S, Miller MA, et al. Bipolar irrigated radiofrequency ablation: A therapeutic option for refractory intramural atrial and ventricular tachycardia circuits. Heart Rhythm, 2012, 9: 1932-1941.

[20] Teh AW, Reddy VY, Koruth JS, et al. Bipolar radiofrequency catheter ablation for refractory ventricular outflow tract arrhythmias. J Cardiovasc Electrophysiol, 2014, 25: 1093-1099.

[21] Futyma P, Wysoki ń ska A, Sander J, et al. Bipolar Endo-Epicardial Radiofrequency Ablation of Arrhythmia Originating From the Left Ventricular Summit. Circ J, 2018, 82: 1721-1722.

[22] 杜莹, 顾承雄. 双极射频消融治疗室壁瘤相关室性心律失常的临床观察. 中国临床医生杂志, 2017: 57-58.

[23] 李海涛, 顾承雄, 于洋, 等. 双极射频消融术在合并附壁血栓的左心室壁瘤相关室性心律失常的应用. 中国胸心血管外科临床杂志, 2016, 23: 128-132.

[24] Yamagata K, Wichterle D, Peichl P, et al. Bipolar radiofrequency catheter ablation for refractory perimitral

flutter:A case report.BMC Cardiovasc Disord,2015,15:1-6.

[25] Xie B,Heald SC,Bashir Y,et al. Radiofrequency catheter ablation of septal accessory atrioventricular pathways. Br Heart J,1994,72:281-284.

[26] Nasso G,Moscarelli M,Fattouch K,et al.Mid-term performance of bipolar radiofrequency ablation for isolated atrial fibrillation through a right minithoracotomy. Semin Thorac Cardiovasc Surg,2017,29:160-172

[27] 曹勇,邓元子,何勇,等.瓣膜置换同期行双极射频消融治疗合并房颤 133 例疗效分析.中华临床医师杂志(电子版),2014:4502-4504.

[28] Yoshida K,Nogami A. Optimal configurations for bipolar radiofrequency ablation that allow deeper lesion formation:Good catheter-tip cooling,good catheter-tissue contact,and the next approach. Heart Rhythm, 2016,13:2172-2173.

3. 希氏束 - 浦肯野纤维系统起搏研究进展

作　者：苏　蓝　吴圣杰　黄伟剑
作者单位：温州医科大学附属第一医院心内科

自 1958 年 Ake Senning 和 Rune Elmquist 植入世界以第一台心脏起搏器后以来[1]，每年数以万计的患者得以获益。最早的起搏位点——右室心尖部位起搏以考虑电极的固定稳定和长期安全为主。有主动电极后，可以选择性植入各部位，从而引入了生理性起搏的概念。从右室流出道起搏到间隔部起搏，双室起搏（BVP）从左室电极植入到心外膜冠状静脉窦内到多位点起搏，从左室外膜到左室内膜起搏的研发满足了不同基础疾病的需求，同时也反映了临床对生理性起搏的要求越来越高。虽然植入部位和植入技术不断的进步，如何减少不必要心室起搏比例的努力也不断进行中，但都不是真正意义上的生理性起搏。自 2000 年永久性希氏束起搏（HBP）首次在临床开展以后，经传导束的最接近生理的起搏方式才开始得以起步[2]。2004 年带鞘植入的主动电极用于临床后，越来越多的相关临床研究也引发了对希氏束起搏的广泛关注[3]。

一、为什么追求最生理的起搏——希氏束起搏的发展简史

常规的右室起搏部位的缺陷是公认的，但其操作简单，固定安全是至今保持主要地位的原因，但研究显示，右室起搏导致了心室电与机械的不同步，增加了心衰及房颤的风险[4-6]。

双室起搏能基本保持心室电及机械的相对同步性，只能通过心外膜的冠状静脉寻找理想靶血管，左室内膜电极限于放置路径和术后需要长期抗凝也不能广泛运用于临床。双室起搏是通过分别激动左右心室相应的起搏位点融合后达到改善同步性的目的，这种融合实现的再同步仍存在明显的缺陷。首先，对于非典型完左或弥漫性室内阻滞的患者双室起搏不一定有效；第二，在 QRS 时限 <120ms 的 QRS 或基线心室相对同步的患者，双室起搏不但不能使患者获益，有可能造成不同步，甚至会恶化心功能；第三，双室起搏受解剖的影响，有部分患者没有适当的靶静脉而植入失败；第四，基础疾病如缺血性心肌病，左室瘢痕负荷也是双室起搏无反应难以避免的问题。所以 2016 年 ESC 心衰指南中双室起搏的指针强调了 QRS 时限≥150ms 的完全左阻滞患者是Ⅰa 类推荐[7]。在符合植入指针的患者中仍有各种原因包括房颤、频发室早，AV 间期不恰当或合并其他疾病造成约 1/3 患者无反应[8,9]。

希氏束作为传导系统上重要的结构，历来受到关注。双室起搏的缺陷使得希氏束起搏成为生理性起搏的另一个研究突破口。通过夺获希氏束 - 浦肯野纤维系统的传导，能产生最生理性的心室激动顺序，模拟出最接近正常的心室激动。早在 20 世纪六七十年代，人们就在动物研究和电生理检查上初步尝试了希氏束起搏并成功夺获希氏束，但

由于缺乏有效的固定工具,永久希氏束起搏的临床应用一直是高山仰止,可望而不可即[10-12]。直到 2000 年,Deshmukh 等[2]运用普通主动螺旋电极在塑性钢丝帮助下成功尝试了希氏束起搏。入选的持续性房颤合并心衰患者(QRS 间期 <120ms),通过普通主动电极植入希氏束,经两年的平均随访时间证实希氏束起搏组心功能优于右室起搏,成功率 66.7% 但阈值偏高,急性期阈值 2.4 ± 1.0V@0.5ms,慢性阈值 3.9 ± 2.5V@0.5ms。2006 年 Zanon 等[3]研究报道运用新型的主动固定起搏导线和配套操纵的输送鞘进行希氏束起搏,成功率达到 92%(24/26),较早期明显提高并且阈值明显下降,显示出植入永久性 HBP 的可行性。2013 年,Barba-Pichard 等[13]在 CS 电极植入失败的需再 CRT 治疗的患者中通过希氏束起搏纠正左束支传导阻滞实现再同步,平均纠正完左的阈值为 3.09 ± 0.44V@0.5ms,使得希氏束起搏的临床运用又向前迈出一大步。经鞘植入的电极明显提高了永久性希氏束起搏的成功率,也带来了更多、更深入的研究,临床上希氏束起搏逐渐成为生理性起搏的代表。

二、永久性希氏束起搏的国际专家组共识和国际研究现状

为规范希氏束起搏的临床运用,便于推广和进一步研究,2018 年初国际希氏束工作专家组发表了永久希氏束起搏的专家共识[14]。该篇共识是永久希氏束起搏国际协作工作组的合力之作,撰写人云集了国际上这方面的 10 位顶级专家。温州医科大学附属第一医院心脏中心的黄伟剑教授从 2012 年起带领国内专家开展了该技术,目前研究的深度和广度均处于全球领先地位,他也作为唯一的中国专家参与了制定共识。在共识中围绕不同类型的希氏束起搏给出详细和明确的定义;对患者的选择、阈值要求以及门诊随访和医师培训管理提供了全方位的指导和意见,以保证该领域研究表达的一致性和统一性。共识规范了希氏束起搏的定义:①选择性希氏束起搏(selective HBP):只夺获希氏束,无局部心肌进行融合;②非选择性希氏束起搏(non-selective HBP):同时夺获希氏束及局部心肌。在判断区分选择或非选择性希氏束起搏的关键在于夺获希氏束后 QRS 的形态,以心电学判断为准,并不是解剖意义上的起搏位点。希氏束起搏的适应证不仅用于希浦系传导正常的患者,也适用于传导存在病变的患者。根据患者是否存在传导束病变,将希氏束起搏进一步分类。同时,共识对可接受的阈值参数、规范的术后随访给出了建议,以便于今后开展临床研究的统一性和比较性。鉴于希氏束起搏普遍较高的阈值,共识将输出脉宽设定为 1.0ms 以便延长电池寿命,但临床中实际运用仍有待进一步的讨论和随访证实。

共识的编写让永久性希氏束起搏有据可循。证据来源于 2000—2017 年相关研究,国际希氏束工作专家组于 2018 年同时发表了相关的 meta 分析研究[15]。介绍了这一阶段的进展,包括植入方法和临床运用为主。

三、希氏束起搏植入方法进展

早期的希氏束起搏是依靠钢丝塑型非带鞘植入,没有鞘的支撑植入,难度可想而知。2004 年 Deshmukh 报道的研究中,使用无鞘管引导的主动电极进行永久希氏束植入,只有近 72.2%(39/54)的成功率[16]。带鞘植入工具使希氏束起搏的植入成功率大大得以提升,在对 26 个希氏束临床研究的荟萃分析中,希氏束起搏的成功率由无传送鞘的 54.6% 提高到使用

由鞘管导入导线（3830电极）的92.1%[15]。

同时此荟萃分析对入选的研究进行了阈值分析，平均急性期阈值为1.76V（95%CI 1.47V，2.05V）@0.5ms，慢性期阈值为1.79V（95%CI 1.27V，2.32V）@0.5ms[15]。但在纠正LBBB上，希氏束的起搏阈值并非那么理想。Barba-Pichard报道的9例患者中，左束支阻滞纠正的平均阈值为3.09V±0.44[13]。而Lustgarten的研究中，完左纠正的起搏平均输出需设置在3.8±2.2V/0.5ms@0.7±0.5ms[17]。2014年，黄伟剑教授首次提出双电极法，并在2015年HRS年会上推广，获得国内外专家的一致认可。此后此方法广泛运用在临床中：如果第一根电极参数不满意留，则以此电极为路标，第二根电极在其周边区域寻找更佳的起搏位点，也可以交替寻找到最终满意的起搏参数。此后，将电极固定到更深和室侧更远的区域起搏成为了植入技术的热点。

四、希氏束起搏临床应用进展

希氏束起搏适用于需心室起搏的患者：病窦综合征伴长PR间期需要心室起搏，房室传导阻滞希氏束以下传导功能保留，慢性房颤伴心衰需房室结消融后起搏支持的患者等。

其中在持续性房颤伴心衰需房室结消融患者中，希氏束起搏替代常规右室起搏的临床研究开始最早。Deshmukh[2]及我中心[18]运用希氏束起搏在房室结消融控制房颤心室率治疗心衰的研究结果提示射血分数，心脏重构，心胸比及心衰症状均有明显的改善。近期Pugazhendhi发表的注册研究中高度房室传导阻滞患者中进行了希氏束起搏和常规右室起搏比较，在长期随访中阈值、感知及阻抗均保持相对稳定，获得更好的心功能保护[19]。另一类适应证是需再同步治疗的患者。目前小样本量的研究和多中心研究显示需再同步治疗的患者进行了希氏束起搏与双室起搏的交叉比较，随访结果提示在改善预后方面二者无明显差异。有部分患者希氏束起搏纠正左束支传导阻滞的参数理想，可作为初选起搏方式，直接替代传统的双室起搏[13,17]。对于起搏介导的心肌病或双室起搏无反应患者，将原起搏方式升级为希氏束起搏，能改善临床症状与预后[20,21]。我中心对18例右室起搏介导的心肌病或双室起搏治疗无反应患者进行了起搏器升级，平均随访1年后，希氏束起搏明显改善临床症状，提高左室射血分数并逆转左室重构[21]。

五、希氏束起搏的国内进展

目前国内希氏束起搏的热度持续升高，多家大中心纷纷开展相关研究：包括盛夏等的研究长期安全性和可行性分析；于海波等的研究在心力衰竭伴传导系统病变患者的可行性分析，邹建刚等的研究希氏束起搏对心脏机械同步性的影响，并已经发表了系列研究结果[22-26]，这也反映了国内整体研究水平与国际接轨，甚至领先于国际。多中心研究《在心衰合并房颤需要房室结消融的患者中比较希氏束起搏与双室起搏的临床疗效》正在进行中，研究结果将增加更多的临床研究证据。

六、研究展望

希氏束起搏在保持生理性传导上表现突出，但缺陷也明显：①起搏阈值偏高，感知偏低，存在心房交叉感知；②不适用于希氏束以远阻滞及心肌病变造成的室内弥漫性传导阻滞；③需考虑传导束病变进展导致的远期电极失用。因此黄伟剑领衔国内希氏束起搏较为成熟的各家中心继续探索更可行和安全的传导束起搏部位。2017 年我中心现实了首例越过左束支阻滞部位的左束支起搏[27]。该例完左的扩张心肌病患者具有 CRT Ⅰa 类适应证,术中尝试在希氏束起搏以 10V/0.5ms 不能纠正左束支阻滞,采用"双电极法"在室侧以 0.5V/0.5ms 输出夺获左束支即纠正 LBBB,夺获心电图呈右束支传导阻滞形态,最终患者临床获得超反应结果并维持了起搏参数的长期稳定性。

希氏束远端起搏包括左束支区域起搏具有以下优势:①对于房室传导阻滞患者,跨越阻滞部位,因此夺获阈值低,最长 3 年的随访显示阈值稳定;②固定在病变以远,不易受传导束病变随时间向室侧进展的影响;③避免了房侧希氏束导线容易出现的交叉感知;④为需房室结消融的患者提供足够的消融靶点空间保证消融安全;⑤该部位与房室交界区相比,更靠近室侧间隔,局部心肌细胞较多,夺获周边心肌细胞可作为自身心室起搏备份,也更加安全。此部位的起搏临床适用范围更广,具有更好应用前景。此方法操作简单,学习周期短,引发了大量的关注和积极的临床探索。但目前规范和有序的引导远端希普系起搏是临床研究的重点,开展相关的多中心研究也是必然趋势。

七、总结

在生理性起搏的研究过程中,经历了双室起搏到传导束起搏的漫长历程,最终还是让孜孜不倦的研究者们找了最生理性的起搏部位——希浦系统。它颠覆了以往生理性起搏的理念,甚至挑战了传统电生理理论知识,是对目前再同步治疗的补充与发展,但仍需更多大样本、多中心的随机对照试验对其远期有效性与安全性进行验证。远端束支区域起搏弥补了单纯希氏束起搏的不足,可能具有更好的发展前景。

随着相应传送鞘管、植入电极的改进和操作技术的提高,通过对起搏电生理医师进行统一培训,规范手术操作,防范相关并发症,做好患者的术后随访与管理,将更利于我国生理性起搏事业的推广与应用。

参 考 文 献

[1] Cooley DA. In memoriam. Tribute to Ake Senning,pioneering cardiovascular surgeon. Tex Heart Inst J,2000,27:234-235.

[2] Deshmukh P,Casavant DA,Romanyshyn M,et al. Permanent,direct His-bundle pacing:a novel approach to cardiac pacing in patients with normal His-Purkinje activation. Circulation,2000,101:869-877

[3] Zanon F,Baracca E,Aggio S,et al. A feasible approach for direct his-bundle pacing using a new steerable catheter to facilitate precise lead placement. J Cardiovasc Electrophysiol,2006,17:29-33.

[4] Wilkoff BL,Cook JR,Epstein AE,et al. Dual-chamber pacing or ventricular backup pacing in patients with an implantable defibrillator:the Dual Chamber and VVI Implantable Defibrillator(DAVID) Trial. JAMA,2002,288:3115-3123.

[5] Sweeney MO,Hellkamp AS,Ellenbogen KA,et al. Adverse effect of ventricular pacing on heart failure and atrial fibrillation among patients with normal baseline QRS duration in a clinical trial of pacemaker therapy for sinus node dysfunction. Circulation,2003,107:2932-2937.

[6] Healey JS,Toff WD,Lamas GA,et al. Cardiovascular outcomes with atrial-based pacing compared with ventricular pacing:meta-analysis of randomized trials,using individual patient data. Circulation,2006,114:11-17.

［7］ Ponikowski P, Voors AA, Anker SD, et al. 2016 ESC Guidelines for the diagnosis and treatment of acute and chronic heart failure: The Task Force for the diagnosis and treatment of acute and chronic heart failure of the European Society of Cardiology (ESC). Developed with the special contribution of the Heart Failure Association (HFA) of the ESC. Eur J Heart Fail, 2016, 18: 891-975.

［8］ Doshi RN, Gupta N. Cardiac resynchronization therapy: past, present, and future ［J］. Rev Cardiovasc Med, 2007, 8: 69-77.

［9］ Vijayaraman P, Bordachar P, Ellenbogen KA. The continued search for physiological pacing: where are we now? J Am Coll Cardiol, 2017, 69: 3099-3114.

［10］ Stuckey JH, Hoffman BF, Kottmeier PK, et al. Electrode identification of the conduction system during open heart surgery. Surgical forum, 1958, 9: 202-204.

［11］ el-Sherif N, Scherlag BJ, Lazzara R. Conduction disorders in the canine proximal His-Purkinje system following acute myocardial ischemia. I. The pathophysiology of intra-His bundle block. Circulation, 1974, 49: 837-847.

［12］ Scherlag BJ, El-Sherif N, Hope RR, et al. The significance of dissociation of conduction in the canine His bundle. Electrophysiological studies in vivo and in vitro. J Electrocardiol, 1978, 11: 343-354.

［13］ Barba-Pichardo R, Manovel Sanchez A, Fernandez-Gomez JM, et al. Ventricular resynchronization therapy by direct His-bundle pacing using an internal cardioverter defibrillator. Europace, 2013, 15: 83-88.

［14］ Vijayaraman P, Dandamudi G, Zanon F, et al. Permanent His bundle pacing: Recommendations from a Multicenter His Bundle Pacing Collaborative Working Group for standardization of definitions, implant measurements, and follow-up. Heart Rhythm, 2018, 15: 460-468

［15］ Zanon F, Ellenbogen KA, Dandamudi G, et al. Permanent His-Bundle Pacing: A systematic literature review and meta-analysis. Europace 2018.

［16］ Deshmukh PM, Romanyshyn M. Direct His-bundle pacing: present and future ［J］. Pacing Clin Electrophysiol, 2004, 27: 862-870.

［17］ Lustgarten DL, Crespo EM, Arkhipova-Jenkins I, et al. His-bundle pacing versus biventricular pacing in cardiac resynchronization therapy patients: A crossover design comparison. Heart Rhythm, 2015, 12: 1548-1557.

［18］ Huang W, Su L, Wu S, et al. Benefits of permanent his bundle pacing combined with atrioventricular node ablation in atrial fibrillation patients with heart failure with both preserved and reduced left ventricular ejection fraction. J Am Heart Assoc, 2017, 6: pii: e005309.

［19］ Abdelrahman M, Subzposh FA, Beer D, et al. Clinical outcomes of his bundle pacing compared to right ventricular pacing. J Am Coll Cardiol, 2018, 71: 2319-2330.

［20］ Shan P, Su L, Chen X, et al. Direct His-bundle pacing improved left ventricular function and remodelling in a biventricular pacing nonresponder. Can J Cardiol, 2016, 32: e1571-1577, e1574.

［21］ Shan P, Su L, Zhou X, et al. Beneficial effects of upgrading to His bundle pacing in chronically paced patients with left ventricular ejection fraction <50. Heart Rhythm, 2018, 15: 405-412.

［22］ 韩宏伟, 苏晞, 杨新玮, 等. 永久希氏束起搏在心力衰竭患者中的应用. 中华心律失常学杂志, 2018, 22: 111-116.

［23］ 钱智勇, 王垚, 邱垣皓, 等. 希氏束起搏患者导线长期稳定性的观察. 中华心律失常学杂志, 2018, 22: 95-99.

［24］ 盛夏, 潘轶文, 张杰芳, 等. 永久希氏束起搏的长期安全性和可行性分析. 中华心律失常学杂志, 2018, 22: 100-104.

［25］ 吴圣杰, 苏蓝, 黄伟剑. 希氏 - 浦肯野系统起搏的现状与展望. 中华心律失常学杂志, 2018, 22: 123-

129.

[26] 于海波,梁延春,王娜,等.希氏束起搏在希氏-浦肯野系统传导病变心力衰竭患者中的应用.中华心律失常学杂志,2018,22:105-110.

[27] Huang W,Su L,Wu S,et al. A novel pacing strategy with low and stable output:pacing the left bundle branch immediately beyond the conduction block. Can J Cardiol,2017,33:e1731-1736,e1733.

4. 心律失常远程监测研究进展

作　　者：解玉泉　张　璇
作者单位：上海交通大学医学院附属新华医院心内科

一、简要发展史

心律失常的传统监测方法包括心电图、院内心电监护仪等,但由于心律失常在临床上具有突发性、短暂性、间歇性等发作特点,而传统心电图只能够显示几秒时程的心电现象,导致临床上心律失常漏检率高,而传统心电图监护仪不能满足非住院患者实时心电监测和医疗资源信息化的要求。为了便于长时程的追踪和治疗,随着电子计算机技术及网络通讯技术的发展,远程监测(RM)应运而生。远程监测是指远程设备自动收集与传输关于临床事件、设备功能或临床事件的信息,通过电话技术发送到专门服务器。远程监测终端既可以是便携式可移动设备,通过蜂窝技术接入公共移动网络;也可以是固定装置,通过专用传输设备和模拟电话线与因特网连接进行传输,最终传输到专门服务器。根据可监测装置是否为侵入性可分为非植入式远程监测和植入式远程监测两种类型。

非植入式远程监测根据所用仪器不同可分为动态心电图、远程实时心电检测等。动态心电图能够记录患者 24 小时的心电信息,相比传统心电图大大提高了心律失常的检出率,但它的实时性差,尤其对院外患者,即使发生室性心动过速、心室颤动等恶性心律失常,也无法及时发现及处理。远程实时心电监测设备轻巧、可随身佩戴,监测时间可长达数天至数月,能够实时远程化传输患者的心电信息,进一步提高了诊断的准确率和发生心律失常至就诊处理的时间[1]。近年来,随着物联网技术的发展与智能手机的普及,远程心电监测开始同云计算、云服务器结合起来,众多智能健康医疗产品纷纷面世,可以同时远程监测心电、血压、血糖等多项参数,为临床医生的诊断提供了更全面的临床数据库。

随着心血管疾病患病率的不断增加、医疗技术及设备的进步和临床上植入适应证的拓展,心血管植入性电子器械(CIEDs)的应用也越来越广泛。远程监测在临床上应用主要应用植入型器械治疗,CIEDs 包括心脏起搏器、植入型心律转复除颤器(ICD)和心脏再同步治疗(CRT-P/D)器械等;少数通过植入型监测设备:如植入型心脏事件监测仪(ICM)及植入型心力衰竭监测仪等。临床应用于窦性心动过缓、室性心动过速和慢性心力衰竭患者的诊断、治疗和监测[2-3]。

临床上心血管疾病接受器械植入的患者常规进行术后随访,传统的门诊随访不仅要求医院具有专门的技术和设备,同时需要患者亲自前往医院进行当面询问及检测器械性能及安全性,CIEDs 植入门诊随访次数为平均每年 1 次到数次,随访间期可能出现无症状性心律失常、电极导线脱位、电子设备的程序故障等问题,不能被及时发现和解决,因而临床诊疗过程中存在着安全隐患。增加随访次数会加重患者和医生的时间及经济负担,同时患者门诊随访依从性也不能得到保证。因此,在 20 世纪 70 年代,带有远程监测功能的 CIEDs 应运而生,远程监测克服了传统临床随访的弊端,同时给患者带来许多益处,如 RM 相比传统检测方法在发现无症状性房颤方面等具有显著优势[4]。通过 RM 评估 CIEDs 的基本信息参数可以确定其基本工作情况和患者临床状况。这些基本参数包括:起搏阈值、导线阻抗、心房 / 心室感知 / 起搏功能、电池状态等。评价患者临床状况的基本参数有:基本心律、心律失常发作的负荷(心房颤动、房性早搏、室性早搏、室性心动过速等)、静息或活动时平均心率、心房 / 心室起搏比例等[5]。CIEDs 远程监测的实时性可显著缩短医师了解这些参数变化的时间。

目前几种主要的远程心电监测系统如下[6]:①Home Monitoring(HM)系统:是德国 Biotronik 公司生产的首个经 FDA 批准的远程监测系统。它与全球大多数移动通信网络系统兼容,无论患者身处何处,每天都以固定的时间间隔及临床事件发生时自动发送相关数据,无需患者进行操作。HM 系统可以获得起搏器起搏 / 感知、导线阻抗等各种参数,以及高分辨率的腔内心电图。②Carelink 系统:美国 Medtronic 公司生产,通过电话线传输数据,在患者居住地按预先设定好的时间间隔定时发送数据或由不良临床事件触发。其优势为整合了对 CRT 和 ICD 的 Optivol 功能的远程监控,即通过监测经胸阻抗了解患者心力衰竭恶化情况。③Latitude 系统:由美国 Boston Scientific 公司生产。其特点是除了传输 CIEDs 的工作信息外,还可以传输患者的体重和血压信息。④Merlin.net 系统:美国 St Jude 公司生产,可将 CIEDs 的工作信息通过无线手机卡传输给医生,并把监测随访结果发送到患者手机上。Housecall plus 系统是该公司在 Merlin 系统之前早期开发的远程监测系统,需要医生和患者互动时传输数据,从 2006 年逐渐退出市场。

二、国际研究现状

国外近年来对于远程监测(RM)的安全性、有效性及经济效益进行了大量的研究。证实了 RM 具有以下优势。

1. **RM 的安全性及有效性**　临床上 COMPAS 研究[7]表明远程监测安全性与传统随访相当。TRUST 研究[8]、CONNECT 研究[9]表明 RM 大幅度缩短事件发生到干预的时间。TRUST 研究表明 HM 系统增强患者安全性,远程监测组与对照组相比,在死亡率、卒中率及需要医学干预的事件发生率方面均无显著差异;但是 HM 可以减少 43% 的常规门诊随访,可以早期识别临床相关事件及心律失常,将临床医生做出诊断与处理的决策时间由传统随访的 36 天减为平均 2 天。

CONNECT 研究纳入了 1997 例植入 ICD 或 CRT-D 患者,结果表明 CareLink 远程监测随访次数下降 38%,从事件发生到临床决策的平均时间由传统随访组的对照的 22 天缩短至 4.6 天($P<0.001$);平均住院时间由 4 天减少至 3.3 天($P=0.002$)。

2. **RM 可减少 ICD 不适当放电及其导致的患者住院率**　ECOST 研究[10]表明远程监测可以连续监测心房颤动、T 波过感知、器械功能异常等,减少 ICD 或 CRT-D 误感知、误放电,减少充电次数,因而延长电池寿命;可以降低 72% 因不适当放电导致的患者住院人数。同时如果监测到 ICD 适当治疗,也可以提示医生尽早开始针对病因的治疗,进而减少总治疗次数。

3. RM 还可降低 ICD/CRT-D 患者住院率、降低心衰患者死亡率 EVOLVO 研究[11]表明 CareLink 系统可减少心衰患者急诊次数及总就医次数，改善患者生活质量。ALTITUDE 研究[12]入选了 194 006 例植入 ICD 和 CRT-D 患者，其中远程监测组 69 556 例，经匹配后，远程监测组 1 年及 5 年生存率明显高于非远程监测组，死亡率降低 50%。EFFECT 研究[13]纳入了 987 例植入 ICD 的患者，相比于门诊随访组，远程监测组降低了患者的死亡率（0.15 vs.0.27/ 年，$P<0.001$）和住院率（0.15 vs. 0.28，$P<0.001$）。INTIME 研究[14]选取 664 例植入 ICD/CRT-D 心衰患者，其中远程监测组 333 例，随访 1 年，证实了 RM 能降低心衰患者死亡率，早期发现不良事件，触发临床干预，从而显著改善心衰患者临床预后。

4. RM 可以降低临床医疗费用 一项注册研究[15]通过比较 RM 和非 RM 患者的住院率和植入 CIEDs 30 天后的医疗费用。表明 RM 能减少住院率和医疗花费。EFFECT 的一项分析研究[16]表明 RM 可降低植入 ICD/CRT-D 的心衰患者的直接医疗费用。CONNECT研究[9]结果也表明 RM 可以增加患者的经济效益，在平衡了 CIEDs 价格后，RM 组的经济开销大大降低了成本。为临床上节约了大量的医疗资源。

5. 增加患者满意度 对美国 CareLink 和 Housecall 系统远程随访患者满意度的评价研究显示，患者认为使用远程监测可改善医疗效果，提高安全性，满意度较高[17]。此外，由于不需要亲自到诊室随访，还节省了患者的时间与费用。仅有极少数患者出于对隐私的顾虑、对科技的恐惧以及希望保持与医护的直接接触等原因，拒绝 RM。整体而言，在临床研究中患者对 RM 的接受程度是较高的。

在近年来大量的临床研究的基础上，2008 年 HRS 关于 CIED 监测的专家共识建议[18]起搏器植入后随访流程，按计划的院内随访是为了充分利用植入设备的功能，并优化患者管理，保障患者安全。定期常规随访的缺陷在于缺乏对有症状或无症状事件的早期识别，患者因此可能会遭受设备故障严重临床风险，本可预防的疾病进展恶化；以及无法连续监测，使设备存储的有价值诊断信息因此无法利用评估。远程监测功能可以用于及早发现 CIED 工作异常。2015 年更新的远程监测的专家共识中[19]，更是将 RM 推荐为植入 CIED 患者的标准随访策略的 I A 类适应证。

三、国内研究现状

2009 年 2 月，国内植入第一台带有远程监测功能的起搏器，近年来，已植入数以万计远程监测的起搏器、ICD 及 CRT-P/D，国内学者也对 CIEDs 的远程监测进行了大量的研究。CareLink 远程随访应用临床研究[20]是一项多中心、前瞻性、观察研究，全国 12 家医院参与，研究对象约 216 例，评价了 CareLink 远程监测系统在植入起搏器、ICD、CRT-D 患者中使用的易用性，结果表明患者接受度高，医生随访负担减轻，平均随访时间由常规随访的 14.8 分钟减少为 8.2 分钟（$P<0.0001$）。

颜群等[21]自 2011 年起 7 年间随访了植入 CIEDs 的患者共 1995 例，其中只有 28 例（1.4%）CIEDs 具有远程监测功能，结果表明：目前带有远程监测功能的 CIEDs 植入的比例较低，植入者依从性不高；远程监测功能可早期检测和识别心律失常及设备故障，其远程监测功能是安全、可行的；并将可能在一定程度上逐渐取代传统诊室随访制度。邱樑等[22]随访了植入具有家庭远程监测系统的 CIED 患者 37 例，发现 CIED 的家庭远程监测系统能有效传输信息,能及早发现异常事件及处理策略,并证实激素起搏电极导线参数的稳定性,未发现急性期参数的变化。刘文亨等[23]纳入了 2012 年 1 月至 2013 年 10 月在全国 12 家医院已经植入具有 CareLink 功能的起搏器 /ICD/ 心脏再同步治疗除颤器(CRT-D)的患者 215 例,3 个月门诊随访并填写 CareLink 评估问卷。其中 153 例患者认为 Carelink 监测仪容易使用,表明对于国内植入起搏器、ICD 或 CRT 的患者,Carelink 远程监测系统容易使用,操作简单,满意程度较高。因此,国内研究促进了 CIEDs 远程监测的全面推进及未来的发展。

四、研究展望

目前非植入式远程监测根据所用仪器由临床上心电图、动态心电图发展到长时程、远程实时心电检测等。比传统心电图大大提高了心律失常的检出率,同时,心律失常的检测的智能化,能够实时远程化传输患者的心电信息,进一步提高了诊断的准确率和发生心律失常至就诊处理的时间未来将会有更为先进、便捷的远程检测器械。

CIEDs 远程监测在我国尚未完全普及,部分医院甚至没有设置 CIEDs 远程监测数据资料分析的岗位,同时临床上缺乏合理的收费管理系统。随着"互联网 + 智慧医疗"在我国的大力发展,目前我国迫切需要加快 CIEDs 远程监测的推进,尤其是临床上日益增加的随访需求,最大程度满足患者不需要进入医院就能进行随访。远程监测未来可使更多患者在家中就能接受远程诊断并远程控制治疗策略。但另一方面从患者的隐私和安全性及法律层面上,远程监测仍然存在很多问题有待加强监管。此外,大量监测数据还需要优化的资料分析系统,为远程随访带来临床、卫生经济学获益。

远程监测与新的移动通讯技术结合是未来发展趋势之一。无创性远程监测可以避免CIEDs 的并发症,也是未来重要的发展方向。目前我国已投入使用的有中卫莱康手机式远程监测等。未来便携式心电监护仪的发展趋势主要表现在以下方面:①进一步提高便携灵活性;②提高运算速度;③增强交互能力;④增加存储容量;⑤降低功耗;⑥ 网络化与智能化[24]。

目前 CareLink 网络是世界上最大的远程监测系统,覆盖全世界 80 个国家,10 200 个诊所,160 万患者,能够兼容 99.9% 的美敦力心脏植入装置,MyCareLink 能够通过手机 APP 传输与起搏器建立对话,自动读取起搏器存储数据,再通过覆盖全球的 3G 网络,将数据传到云端。再传输给医生分析数据并及时处理,如果患者状况良好,起搏器各项参数无异常,可免去一次随访,节省随访成本。如果检测到异常数据,也可以立即通知患者尽快就医。这样,常规的门诊随访患者中约 60% 都不需要程控及参数调整,仅在家中或者社区服务站进行远程监测即可。因此,开启云随访模式,其功能是进行大数据管理,整合资源及分级随访,实现便捷对接,提供精准服务。

参 考 文 献

[1] Engel H,Huang J J,Tsao C K,et al. Remote real-time monitoring of free flaps via smartphone photography and 3G wireless Internet:a prospective study evidencing diagnostic accuracy. Microsurgery,2011,31:589-595.

[2] Dickstein K,Vardas P E,Auricchio A,et al. 2010 Focused Update of ESC Guidelines on device therapy in heart failure:an update of the 2008 ESC Guidelines for the diagnosis and treatment of acute and chronic heart failure and the 2007 ESC Guidelines for cardiac and resynchronization therapy. Develop. Eur Heart J,2010,

12:1526.

［3］Mcmurray JJV,Adamopoulos S,Anker SD,et al. ESC Guidelines for the diagnosis and treatment of acute and chronic heart failure 2012］. Eur Heart J,2012,11:110-110.

［4］张璇,解玉泉.心脏植入性电子装置在无症状心房颤动检测与相关治疗中的作用.中国介入心脏病学杂志,2017,25:114-117.

［5］解玉泉,李毅刚.家庭监测系统在心脏电子植入装置患者随访中的应用.中国介入心脏病学杂志,2015,23:471-473.

［6］张澍,陈柯萍,黄德嘉,等.心血管植入型电子器械术后随访的专家共识.中华心律失常学杂志,2012,16:325-329.

［7］Abraham WT,Adamson PB,Bourge RC,et al. Wireless pulmonary artery haemodynamic monitoring in chronic heart failure:a randomised controlled trial. Lancet,2011,377:658-666.

［8］Varma N,Epstein A E,Irimpen A,et al. Efficacy and safety of automatic remote monitoring for implantable cardioverter-defibrillator follow-up:The Lumos-T Safely Reduces Routine Office Device Follow-Up (TRUST) Trial. Circulation,2010,122:325-332.

［9］CrossleyGH,Boyle A,Vitense H,et al. TheCONNECT(Clinical Evaluation of Remote Notification to reduce time to clinical decision)trial:the value of wireless remote monitoring with automatic clinician alerts.Am Coll Cardiol,2011,57:1181-1189.

［10］Guã©Don-Moreau L,Chevalier P,Marquiã© C,et al. Contributions of remote monitoring to the follow-up of implantable cardioverter-defibrillator leads under advisory. Eur Heart J,2010,31:2246-2252.

［11］Zanaboni P,Marzegalli M,Landolina M E,et al. CV4 evaluation of telemonitoring for heart failure patients with implantable defibrillators:The Evolvo(Evolution of Management Strategies of Heart Failure Patients With Implantable Defibrillators)Study. Value in Health,2012,15:A281-A281.

［12］Saxon LA,Hayes DL,Gilliam FR,et al. Long-term outcome after ICD and CRT implantation and influence of remote device follow-up:the ALTITUDE survival study. Circulation,2010,122:2359-2367.

［13］De S A,Leoni L,Luzi M,et al. Remote monitoring improves outcome after ICD implantation:the clinical efficacy in the management of heart failure(EFFECT)study. Europace,2015,17:1267.

［14］Hindricks G,Taborsky M,Glikson M,et al. Implant-based multiparameter telemonitoring of patients with heart failure(IN-TIME):a randomised controlled trial. Lancet,2014,384:583-590.

［15］Piccini J P,Mittal S,Snell J,et al. Impact of remote monitoring on clinical events and associated health care utilization:A nationwide assessment. Heart Rhythm,2016,13:2279-2286.

［16］Capucci A,De SA,Luzi M,et al. Economic impact of remote monitoring after implantable defibrillators implantation in heart failure patients:an analysis from the EFFECT study. Europace,2017,19.

［17］Masella C,Zanaboni P,Stasi FD,et al. Assessment of a remote monitoring system for implantable cardioverter defibrillators. J Telemedicine & Telecare,2008,14:290-294.

［18］Wilkoff B L,Auricchio A,Brugada J,et al. HRS/EHRA expert consensus on the monitoring of cardiovascular implantable electronic devices (CIEDs):description of techniques,indications,personnel,frequency and ethical considerations. Heart Rhythm,2008,5:907-925.

［19］Slotwiner D,Varma N,Akar JG,et al. HRS Expert Consensus Statement on remote interrogation and monitoring for cardiovascular implantable electronic devices. Heart Rhythm,2015,12:e69-e100.

［20］李玉秋,陈柯萍,宿燕岗,等. Carelink 远程监测系统在临床医生中的易用性评价.中国循环杂志,2017,32:29-32.

［21］颜群.远程监测功能在心脏植入性电子器械患者中的临床应用现状.大连医科大学,2017.

［22］邱樑,项美香,王建安.家庭远程监测系统在心脏植入型电子器械中的应用.中华心血管病杂志,

2016,44:55-59.

［23］刘文亨,陈柯萍,宿燕岗,等.远程监测系统在国内心血管植入型电子器械患者中的应用评价.中华心律失常学杂志,2016,20:481-485.

［24］程玲,王兆霞,张会君.远程心电网络监测的临床应用研究进展.中国心血管病研究,2016,14:109-112.

5. 无射线导管消融治疗心律失常进展

作　　者：喻荣辉　许丰强
作者单位：首都医科大学附属北京安贞医院

　　传统心脏介入电生理技术需要在 X 线照射指导下完成,进入 21 世纪以后,随着三维标测系统应用于临床,压力导管使用日益普及,传统技术出现了质的飞跃,极低射线甚至无射线的绿色电生理技术反映了近年来的重要发展趋势,体现了 21 世纪心脏病学中科技和人文和谐发展的思想。

　　目前国际上大多数心脏介入手术仍是 X 线透视指导下进行,秉承"所见即所得"的第一视窗理念,医生们需要披上铅衣,频繁透视,保证安全和提高效率[1,2]。辛勤的工作和高超的技术,虽然为众多患者解除了病痛,术者也在承受着 X 线辐射造成的严重后果,易导致皮肤、造血系统、免疫系统、内分泌系统、眼睛等组织的放射性损伤[3],甚至有研究表明,若 X 线曝光达到 60 分钟以上,患者发生恶性肿瘤的几率将提升 0.03%~0.23%[4]。介入医生每年接触大量病例,可想而知受到辐射更多,为了防护辐射而不得不"披挂上阵",长期工作经常带来肌肉骨骼损伤,JAMA surgery 杂志甚至将其称为介入医生的流行病[5]。研究发现,X 线辐射可以造成染色体变异等遗传性风险[6],以至于在国家提倡二胎的政策以后,介入医生们也难以享受政策红利,这与现代绿色技术潮流强调科技创新和人文关怀的宗旨背道而驰。

　　另外,由于传统 X 线透视建立的视窗只能提供二维图像,不能全面精准展示心脏的空间解剖结构,而且存在成像清晰度、分辨率、角度等诸多限制,因此在指导电生理手术时,尤其是复杂心律失常消融,如房颤、房扑以及病理性室速、乳头肌等特殊部位室速时,其局限性日渐凸显,为介入医生们所诟病,临床迫切需要一种新的视窗技术代替已有的二维方法;另外,部分患者如孕妇、备孕、射线敏感、肾功能不全、活动受限等合并症情况下也需要不在 X 线环境下的介入操作,此时极低甚至不使用射线的绿色电生理具有不可替代的优势[7-9]。

　　减少射线对患者和自己的伤害成了一代又一代电生理医生的不懈追求。近年来,绿色电生理技术的巨大进展主要体现在:

一、磁导航(RMN)技术

　　磁导航(RMN)技术的出现,使得穿刺完房间隔后,可以在导管室外操作导管就可以完成手术,因此对于术者来说是一种无射线手术。磁导航导管在磁场内可以被远程操作的特点,使得医生不在导管室内操作就可以控制导管到达心腔的各个位置,重复性好,准确性高。该技术原理是术者通过计算机远程控制系统操作由两个半球形的永久磁体和推进系统组成的设备,利用磁场来控制磁导航导管行进的方向和力量,从而对一系列复杂多变、危险系数大、常规介入手术方法失败等多种心脏病变进行介入治疗。自 2002 年 Fddis 等首次报道 RMN 可以用于指导心内膜标测和导管消融以来,RMN 已经广泛应用于复杂心律失常的诊断和治疗之中。2006年RMN首次进入我国后,在心律失常上方面开始广泛应用包括(房颤)、心房扑动、室上性心动过速(室上速)、室性心动过速等疾病,而其中房颤和室上速占据了绝大部分[10-12]。该技术由于导管头端非常柔软,使得心肌穿孔,心脏压塞的风险大大降低。但其缺陷是操作系统价格昂贵,配套电生理导管少,而患者实际上并未减少射线[10-12]。与传统手术相比,该技术具备以下优势:①相似的成功率;②术者较少的曝光时间;③较低的并发症率;④较短的学习曲线。磁导航和三维标测系统结合后,使得腔内导航更加精确(图5-5-1,见插页)。

二、心腔内超声(ICE)的出现

心腔内超声(ICE)的出现使得电生理手术完全零射线成为可能,它犹如打开了电生理医生的另一只眼睛,使得术者几乎在"直视"视窗下完成心脏的各个腔室建模,从而不依赖X线照射也可以进行射频消融。目前有两种ICE系统应用于临床,分别为①单频(9 MHz)超声导管,其探头可以1800r/分的速度360°机械旋转,所成图像为垂直于导管中轴的环形切面图像,类似于血管内超声[8];②64元件相控阵ICE导管,探头频率可变,多设计为5.5~10MHz,10F导管,可以通过手柄在前后,左右两个方向180°范围内调整方向,所成图像均为扇形,与体表和食管超声一致,由于探头频率可变,组织穿透性更好,因此可以提供高质量的图像,清晰显示心脏内的细微结构,并且具有彩色、脉冲、连续多普勒及组织多普勒显像功能[13,14]。ICE有两种检查途径,分别为右心途径和左心途径。右心途径指通过腔静脉系统进入右心房,右心室,肺动脉进行观察;左心系统指通过股动脉置于主动脉窦,左心室进行观察。但由于右心心脏组织相对薄弱,ICE能量易于穿透,故常规经右心系统将ICE导管通过腔静脉系统进入右心对左心室进行标测。ICE应用前景广泛,尤其近年在指导房间隔穿刺,房颤,室性心律失常射频消融方面,欧美等发达国家已经将其作为常规,通过ICE的应用,可以最大程度减少射线,甚至完全摆脱射线,做到零射线消融。然而此项技术亦有一定的不足,即ICE实际是二维切面为主,三维成像时精度不够,导管较粗可能影响其他导管操作,价格昂贵,此外其学习曲线亦较长,实际操作中,往往需要两人配合,这些使得临床普及带来一定难度(图5-5-2,见插页)。

三、创新性建立第二视窗理念并实现全三维无射线标测消融

在电生理手术从二维时代逐步向三维时代迈进的时候,压力导管、高精密度建模等技术的出现,笔者等创新性建立全三维下的"第二视窗"理念,使得不依靠超声的无射线心律失常消融手术也成为可能。

近年来,Carto、Ensite等三维系统成为介入电生理标配,在心律失常标测及消融方面逐渐成为利器,随着以上系统高精密度建模技术日益成熟,模拟构像的空间定位与实际解剖位置的差异越来越小,大大降低了对射线的依赖。

尤其近年来压力检测消融导管的出现,术者可以在"所到即所得"的理念下安全操作导管,结合高精密度建模技术,通过规范化的新型导管操作技术,完美重建心脏三维结构,形成所谓"第二视窗",在这种视窗下,心脏结构更有三维感,也更加清晰和精准,使得介入电生理变得"无线、精准和安全"。

通过理念改革和技术创新,笔者等在大量实践中探索总结了一套完善的以全三维技术

为核心的"无射线"心律失常消融技术，将其命名为"T3D"（total three dimension），该技术单独利用三维标测系统（X线和超声都不使用）即可完成所有操作。首先体现在"第二视窗"理念的提出，将"所见即所得"的第一视窗方法学转化到"所到即所得"的第二视窗方法学，在高精密度标测下重建的第二视窗，导管操作更加安全和高效；其次，原创了无射线房间隔穿刺技术，该技术包括以下方面：①体表定位技术在胸廓骨性标志用三维标测系统标记，用来对应心内相应结构，为无射线下操作提供三维坐标；②准确构建右心房三维模型并分析房间隔穿刺位点，用压力导管或者多极导管仔细重建右心房三维解剖结构，分别标记三尖瓣环、希氏束、冠状静脉窦、上腔静脉、下腔静脉等的空间解剖位置，重点构建间隔面，位于卵圆窝的房间隔穿刺点一般在纵切面希氏束高度水平（上下不超过0.5CM）以及横切面间隔的后三分之一附近位置，同时通过电位分析确认。③导丝和房间隔穿刺针的可视化 按 CARTO 3 系统的设定，在系统中自定义一个二极电极，在导丝或穿刺针等任何良好导体通过二极电极尾线与三维系统相连时，系统在收到电信号后会将导丝或穿刺针标记为一个二极电极并将其实时位置显示在三维视界下。另外，EnSite 系统下也能设置和使用。胡宇才等在该技术安全性、有效性及实用性方面做了临床病例对照研究[15]，纳入2015年12月至2017年4月北京安贞医院心律失常诊疗中心诊断为阵发性房颤行射频消融治疗的患者共60例，随机分为研究组（30例）采用 T3D 技术；对照组（30例）行常规房颤射频消融术。比较两组患者手术相关参数、环肺静脉电隔离术（CPVI）成功率、房颤复发率、并发症发生率。结果研究组心房重建时间[(57.7 ± 11.0)min 比 (10.4 ± 3.5)min，$P<0.001$]显著大于对照组；而冠状窦电极到位时间显著少于对照组[(1.1 ± 0.6)min 比 (2.9 ± 1.7)min，$P<0.001$]，差异均有统计学意义。研究组 X 线曝光时间为零，对照组(15.73 ± 3.91)min，差异有统计学意义（$P<0.001$）。而两组射频消融时间和手术总时间比较，差异均无统计学意义（均 $P>0.05$）。单次房间隔穿刺成功率比较，研究组高于对照组（86.7% 比 63.3%，$P=0.037$），差异有统计学意义。T3D 技术的局限性主要在于全三维术者要求具有丰富的解剖、电生理、导管操作基础，对初学者应用较困难（图5-5-3，见插页）。

追溯中国绿色电生理的发展历程，中国术者在绿色电生理技术的创新和应用上走在世界前列，以刘小青、姚焰和喻荣辉等专家为代表，从2009年开始研究极低射线甚至完全无射线的绿色电生理射频消融手术。2013年开始，笔者等中青年专家为代表的电生理术者率先实现包括房颤在内（穿间隔后）的所有类型心律失常的无射线手术，2015年1月，笔者在国际上规模最大的波士顿国际房颤学会议上作为首席术者公开演示了穿间隔后无射线的房颤射频消融手术，这也是波士顿房颤会议首次转播亚洲手术；2016年7月，笔者在中国最大的大连国际房颤学会议上首次公开演示了全程无射线（包括房间隔穿刺）的房颤射频消融手术（T3D）。

近年来 X 线背景技术、三维螺旋造影技术、机器人操作技术和实时磁共振技术等绿色电生理方法也相继出现，其有效性和安全性有待进一步实践检验[6-8]。

中国原创的 T3D 技术是电生理射频消融史上的一座里程碑。唯有 T3D 技术真正实现了不需要大型 X 光机辅助或者昂贵的心腔内超声导管辅助即可实现所有类型心律失常的无射线导管消融治疗，就患者而言，安全、高效、低害而不增加任何费用（国外少数顶尖电生理实验室可以实现零射线射频消融手术，但需要使用昂贵的超声导管），就医疗机构而言，还可以省去构建电生理导管室时采购大型 X 光机的高额费用（国内通常需要进口，售价通常接近 1000 万元,每年维护费用近百万,购买周期也比较漫长),这也是国家医疗保健体系的巨大负担。以 T3D 技术作为基础,2017 年 9 月笔者等在国际上率先成立"无射线导管室",在经胸超声做备用的情况下,利用 T3D 技术可顺利完成除心外膜之外所有心律失常的射频治疗,目前已经累积成立 3 家"无射线导管室",病例超过 1000 例,在全国和国际上产生巨大反响,以 T3D 技术为代表的绿色电生理工作入选"门诊"杂志评选的 2017 中国心血管领域十大影响力事件。"无射线导管室"的建立,让电生理介入医生摆脱沉重的铅衣束缚,从此,"无铅无挂",完全摆脱铅衣导致的肌肉骨骼以及关节疾病,不但保证身体健康,而且极大延长职业寿命。

概括之,目前实现低剂量,甚至完全无射线辐射条件下的绿色电生理临床实践已经比较成熟,取得了许多宝贵经验和令人鼓舞的成果,尤其 T3D 技术是一项不需要增加费用而安全有效并值得推广的技术,已经全国许多医院取得了成功经验。尽管先行者的尝试也许还存在某些争议和不足,但只要集思广益,积极进取,这项技术就会被越来越多的专家学者所认同。

推动新理念和新技术的发展,减少射线辐射对患者和术者的伤害,迫切需要建立绿色电生理的专业组织,在规范化学术平台的推动下,可以更快提升广大电生理医生的学术水平和专业技能,"心随绿动,健康同行",实现"安全、精准、高效和低害"的绿色消融,不仅造福广大患者,也关爱医生自己。我们有理由相信,在 21 世纪这个科技和人文交相辉映的时代,全国电生理中心终将汇聚成浩瀚的绿色林海。

参 考 文 献

[1] Kossmann CE. Dipolar nature and duration of the regression process in the human heart. J Clin Invest,1948, 27:544.

[2] Kossmann CE,Berger AR,et al. The rate of conduction in the human atrium. J Clin Invest,1947,26:1186.

[3] Limacher M,Douglas P,Germano G,et al. Radiation safety in practice of cardiology. J Am Coll Cardiol,1998, 31:892-913.

[4] Cohen S,Liu A,Gurvitz M. Exposure to low-dose ionizing radiation from cardiac procedure ang malignancy risk in adults with congenital heart disase. Circulation,2018,137,1334-1345.

[5] Epstein S,Spaner EH,Tran B. Prevalence of Work-Related musculoskeletal Disorders Among Surgeons and Interventionalists:A Systematic Review and Meta-analysis,JAMA surg,2018,153:e174947.

[6] Fiorenzo Gaita,Peter G. Guerra,Alberto Battaglia,et al. The dream of near-zero X-rays ablation comes true. Eur Herat J,2016,37,2749-2755.

[7] Fernandez-Gomez JM,Morina-Vazquez P,Morales ER,et al. Exclusion of fluoroscopy use in catheter ablation procedures:six years of experience at a single center.J Cardiovasc Electrophysiol,2014,25:638-644.

[8] Reddy VY,Morales G,Ahmed H,et al. Catheter ablation of atrial fibrillation without the use of fluoroscopy. Heart Rhythm,2010,7:1644-1653.

[9] Casella M,Dello Russo A,Pelargonio G,er al.Near zero fluoroscopic exposure during catheter abaltion of supraventricular arrhythmias:the no-party multicentre randomized trial. Europace,2016,18:1565-1572.

[10] 王士雯. 磁导航系统在心血管病诊治中的应用现状和前景. 中华老年多器官疾病杂志,2009,12:484-486.

[11] 卢才义,高磊,颜伟,等. 磁导航系统在房室结折返性心动过速导管射频消融治疗中的应用. 中华老年多器官疾病杂志,2009,8:498-502.

［12］磁导航技术结合 CARTO 消融室性早搏一例 . 中国心脏起搏与心电生理杂志,2011,25:466-467.

［13］chu EFA,Chin MC,et,al.Radiofrequency catheter ablation guided by intracardiac echocardiography. Circulation,1994,89:1301-1305.

［14］Bruce CJ,Packer DL,Seward JB. Intracardiac Doppler hemodynamics and flow:new vector,phased-array ultrasound-tipped catheter. Am J Cardiol,1999,83:1509-1512,a1509.

［15］胡宇才,白融,许丰强,等 . 全三维技术在老年心房颤动射频消融术中的安全性及有效性研究 . 中国介入心脏病学杂志,2017,25:622-627.

六、中国心律失常诊疗专家共识

1. 中国心房颤动患者卒中预防规范

国家卫生和计划生育委员会脑卒中防治专家委员会房颤卒中防治专业委员会
脑卒中防治系列指导规范编审委员会《中国心房颤动患者卒中防治指导规范》专家委员会

一、前言

心房颤动(房颤)导致的脑卒中及体循环栓塞事件,常可危及生命并严重影响患者的生存质量。预防房颤相关脑卒中已成为房颤患者综合管理策略中的主要内容。其预防及治疗方式与脑动脉粥样硬化所致脑卒中不同,抗凝治疗是预防和减少房颤所致脑卒中的有效手段,然而我国大多数房颤患者未进行抗凝治疗,而接受抗血小板治疗的比率较高[1-2]。进一步增强对房颤及其并发症危害性的认识、加强血栓栓塞并发症(特别是脑卒中)的预防,对于改善预后、减轻与之相关的社会经济和家庭负担具有重要意义。为更好指导临床做好房颤患者脑卒中防治,在国家卫生和计划生育委员会脑卒中预防办公室的倡导下 2015 年制订了心房颤动患者卒中预防规范(规范)。随着非维生素 K 拮抗剂口服抗凝药(non-vitamin K antagonist oral anticoagulants,NOACs)在房颤临床研究中证据和非药物治疗经验的增加以及相关领域指南推荐的更新,有必要修订规范中的相关内容,以更好指导房颤脑卒中预防工作。

二、心房颤动与脑卒中的流行病学

房颤是最常见的心律失常之一。在人群中的发病率约为 1%~2%[3-4]。根据 2004 年发表的中国数据,我国 30~85 岁居民房颤患病率为 0.77%,其中 80 岁以上人群患病率达 30% 以上[1-2]。

非瓣膜病房颤占房颤患者的绝大多数。在瓣膜病中,二尖瓣狭窄患者房颤的患病率最高,约占 40%。其次为二尖瓣关闭不全、三尖瓣病变和主动脉瓣病变[5-6]。在发展中国家,房颤合并瓣膜性心脏病仍较为常见[7]。

血栓栓塞性并发症是房颤致死、致残的主要原因,而脑卒中则是最为常见的表现类型。在非瓣膜病房颤患者中,缺血性脑卒中的年发生率约 5%,是无房颤患者的 2~7 倍,而瓣膜病房颤脑卒中发生率是无房颤患者的 17 倍[8-11],并且随着年龄的增长,这种风险进一步增高[12]。发生脑卒中的风险在不同的房颤类型(阵发性、持续性、永久性)是类似的。房颤所致脑卒中占所有脑卒中的 20%。在不明原因的脑卒中患者中应注意心电监测以明确是否存在房颤。研究数据表明房颤患者在相同的栓塞风险评分下,亚洲人群发生脑卒中风险高于非亚洲人群[13-15]。

房颤相关脑卒中与非房颤相关的脑卒中相比:症状重,致残率高,致死率高,易复发;病死率 2 倍于非房

137

颤相关的脑卒中；医疗费用 1.5 倍于非房颤相关脑卒中[16]。

虽然已有确凿研究证据表明，血栓栓塞事件风险高的房颤患者进行规范化抗凝治疗可以显著改善患者预后，但我国大多数房颤患者并未应用抗凝治疗。即使应用华法林抗凝治疗的患者中，多数未系统监测国际标准化比值（INR），或 INR 保持在无效的低水平（<2.0）。导致这一现状的原因是多方面的，其中临床医生对于血栓栓塞性并发症危害性认识不足以及对传统抗凝药物华法林增加出血风险过度担忧可能是其主要原因。实际上，只要严格遵照相关指南、正确掌握适应证、动态评估栓塞及出血风险、严密监测，脑卒中风险高的房颤患者抗凝治疗的获益远超过其风险。

三、心房颤动患者脑卒中风险评估与抗凝策略

合理的抗凝治疗是预防房颤相关脑卒中的有效措施，但同时亦将增加出血风险。因此，在确定患者是否适于抗凝治疗前应评估其获益与风险，只有预防栓塞事件的获益明显超过出血的风险时方可启动抗凝治疗。

房颤患者发生缺血性脑卒中的风险与其临床特征密切相关，根据基线特征对患者进行危险分层是制定正确抗凝策略的基础[17]。

1. 房颤患者脑卒中风险评估与抗凝策略

（1）非瓣膜病房颤脑卒中的风险评估与抗凝策略

$CHADS_2$ 和 CHA_2DS_2-VASc 评分是临床上最常用的两种非瓣膜病房颤患者脑卒中风险的预测模型，临床上通过计算每一项的分值，将房颤患者进行风险分层。随着评分的增加，栓塞风险增加。$CHADS_2$ 评分简单易行，但在评分为 0~1 分（低危）的患者中，仍有较高的脑卒中发生率。CHA_2DS_2-VASc 评分可在原来 $CHADS_2$ 评分为 0 的所谓低危患者中细化分层，区分真正低危及部分中高危患者。CHA_2DS_2-VASc 评分的主要目的是找出真正低危患者，这些患者无需抗栓治疗。同时，在高危患者中，CHA_2DS_2-VASc 评分系统也具有评估价值。目前推荐采用 CHA_2DS_2-VAS$_c$ 评分系统（表 1）。男性评分≥2 分、女性评分≥3 分推荐抗凝治疗。评分为 1 分（除外女性性别得分）者，根据获益与风险衡量，可考虑采用口服抗凝药。若评分为 0 分，不用抗凝及抗血小板药物。女性性别在无其他脑卒中危险因素存在时不增加脑卒中风险[18-19]。

（2）瓣膜病合并房颤的脑卒中风险评估与抗凝策略

瓣膜病房颤定义为风湿性二尖瓣狭窄、机械瓣或生物瓣置换术后、或二尖瓣修复术后合并的房颤。瓣膜病房颤为栓塞的主要危险因素，具有明确抗凝适应证，无需再进行栓塞危险因素评分。

表 1 CHA_2DS_2-VASC 评分系统

危险因素	评分	危险因素	评分
慢性心力衰竭/左心室收缩功能障碍（C）	1	血管疾病（V）	1
高血压（H）	1	年龄 65~74 岁（A）	1
年龄≥75 岁（A）	2	女性（Sc）	1
糖尿病（D）	1	最高累计分	9
脑卒中/短暂性脑缺血发作/血栓栓塞史（S）	2		

2. 出血风险评估与抗凝策略

抗凝治疗可增加出血风险，但如很好地控制国际标准化比值（INR），合理选择药物及剂量，控制其他出血危险因素（如高血压）等规范治疗情况下，颅内出血的发生率 0.1%~0.6%，比既往有明显降低[19]。在治疗前及治疗中应注意对患者出血风险动态评估，确定相应的治疗方案。目前有多种评估方法应用于临床，出

血危险评估(表 2),分为可纠正和不可纠正的危险因素[20]。

表 2 出血危险因素

可纠正的危险因素

　　高血压(尤其是收缩压 >160mmHg,1mmHg=0.133kPa)

　　服用维生素 K 拮抗剂时不稳定的 INR 或 INR 达到治疗目标范围值时间 <60%

　　合并应用增加出血倾向的药物如抗血小板药物及非甾体抗炎药

　　嗜酒(≥8 个饮酒量 / 周)

潜在可纠正的危险因素

　　贫血

　　肾功能受损

　　肝功能受损

　　血小板数量或功能降低

不可纠正的危险因素

　　年龄(>65 岁)

　　大出血史

　　既往脑卒中

　　需要透析治疗的肾脏病或肾移植

　　肝硬化

　　恶性疾病

　　遗传因素

　　出血危险因素的生物标志物

　　高敏肌钙蛋白

　　生长分化因子 -15

　　血肌酐 / 估测的肌酐清除率

注:INR= 国际标准化比值

　　出血风险增高者亦常伴栓塞风险增高,若患者具备抗凝治疗适应证,出血风险亦高时,需对其进行更为审慎的获益风险评估,纠正出血风险的可逆性因素,严密监测,制定适宜的抗凝治疗方案。这些患者接受抗凝治疗仍能净获益,不应将出血风险增高视为抗凝治疗的禁忌证。70% 的房颤相关脑卒中后果严重,或为致命性,或具有严重的致残性。在抗凝所致大出血并发症中,除颅内出血外,大多数并不具有致命性。对出血风险高且缺血性脑卒中风险亦高的患者,应严密监测下进行抗凝治疗,以减少出血风险;对出血风险高而脑卒中风险较低的患者,应慎重选择抗栓治疗的方式和强度[18],并应考虑患者的意愿。

四、抗凝药物的选择

　　抗凝药的选择需根据相应的适应证、产品特征与患者相关的临床因素,同时也要考虑患者的意愿。

　　华法林是房颤脑卒中预防及治疗的有效药物。华法林在瓣膜病房颤中已经成为标准治疗。非瓣膜病房颤患者脑卒中及血栓栓塞一级、二级预防荟萃分析显示[10],华法林与安慰剂相比可使脑卒中的相对危险度降低 64%,缺血性脑卒中相对危险度降低 67%。每年所有脑卒中的绝对风险降低 2.7%。全因死亡率显著降低 26%。大样本的队列研究显示：在出血高风险的人群中应用华法林,平衡缺血性脑卒中与颅内出血后的净效益更大[12]。

由于华法林的吸收、药物动力学及药效学受遗传和环境因素(例如药物、饮食、各种疾病状态)影响,在非瓣膜病房颤中的应用始终不甚理想。我国房颤注册研究显示:脑卒中高危患者(CHADS$_2$≥2 分)口服抗凝药的比例仅为 10% 左右,远低于欧、美国家(50%~80%)。即使接受华法林抗凝治疗,抗凝达标率(INR2.0~3.0)也低,大多维持 INR<2.0[21]。在 4 项评价 NOACs 的 Ⅲ 期临床研究的亚组分析显示,亚洲人群华法林治疗组脑卒中发生率高于非亚洲人群,且大出血及颅内出血发生率亚洲患者高于非亚洲房颤患者[22]。

NOACs 克服了华法林的缺点,使用简单,不需常规凝血指标的监测,较少食物和药物相互作用。临床研究证实,NOACs 在减少脑卒中及体循环栓塞疗效上不劣于华法林(达比加群酯110mg,每日 2 次和利伐沙班),甚至优于华法林(达比加群酯150mg,每日 2 次和阿派沙班);大出血不多于华法林(达比加群酯 150mg,每日 2 次和利伐沙班),或少于华法林(达比加群酯 110mg,每日 2 次和阿派沙班)。所有 NOACs 颅内出血发生率低于华法林。在 4 项评价 NOACs 的 Ⅲ 期临床研究的亚组分析显示,亚洲人群应用 NOACs 降低脑卒中及体循环栓塞的幅度优于非亚洲人群[22]。

具有抗凝适应证的非瓣膜病房颤患者,华法林或 NOACs 均可选用。基于 NOACs 全面的临床获益,非瓣膜病房颤患者脑卒中预防优先推荐 NOACs[20]。而瓣膜病房颤患者的抗栓治疗,由于 NOACs 尚无证据支持用于此类患者,故应选用华法林。

与非亚洲人相比,接受华法林治疗的亚洲人群具有较高的大出血和颅内出血发生率;接受 NOACs 治疗的亚洲人群可显著降低大出血和颅内出血相对风险。因此,认为 NOACs 特别适用于亚洲人群[22]。

NOACs 也可用于华法林治疗 INR 控制不理想时。有证据表明,SAMe-TT2R2 评分可能预测 INR 控制不佳。SAMe-TT2R2 计算最高分为 8 分,性别、年龄(<60 岁)、病史[(以下疾病至少两个:高血压、糖尿病、冠状动脉疾病(CAD)/心肌梗死(MI)、外周动脉疾病、慢性心力衰竭、脑卒中史、肺病、肝肾疾病)],使用存在相互作用的药物(如控制心律用的胺碘酮)各计 1 分;2 年内吸烟和种族(非白人)各计 2 分[23]。用 SAMe-TT2R2 预测华法林治疗窗内的时间(time in therapeutic range,TTR)<65% 有一定价值[24-26]。甚至和华法林治疗的结局存在统计学相关性[24-27]。可根据 SAMe-TT2R2 积分选择 NOACs 或华法林,0~2 分的患者可应用华法林治疗,>2 分时更换为 NOACs。

五、华法林抗凝治疗

1. 华法林的药代动力学特点

华法林有很强的水溶性,口服经胃肠道迅速吸收,生物利用度 100%。口服给药后 90min 达血药浓度峰值,半衰期 36~42h。吸收后与血浆蛋白结合率达 98%~99%。主要在肺、肝、脾和肾中储积。经肝脏细胞色素 P450 系统代谢,代谢产物由肾脏排泄[27]。

华法林的吸收、药物动力学及药效学受遗传和环境因素(例如药物、饮食、各种疾病状态)影响[28-30]。

(1) 遗传因素的影响

主要遗传因素包括:①华法林相关的药物基因多态性。国内外均有大量研究发现编码细胞色素 P450(CYP 2C9)和维生素 K 环氧化物还原酶复合体亚单位 1(VKORC1)某些位点的多态性影响了华法林的代谢清除,可导致对华法林的需求量减少,增加出血风险[31-32]。目前已商品化的基因检测,主要用于评估 CYP2C9 和 VKORC1 的基因多态性。基因多态性可解释 30%~60% 的华法林个体差异[33]。但目前尚不推荐对所有服用华法林的患者常规进行基因检测以决定剂量。如有条件,基因型测定将有助于指导华法林剂量的调整。②华法林的先天性抵抗,先天性华法林抵抗的患者需要高出平均剂量5~20倍才能达到抗凝疗效,可能与华法林对肝脏受体的亲和力改变有关。③凝血因子的基因突变。

(2) 环境因素的影响

药物、饮食、各种疾病状态均可改变华法林的药代动力学。服用华法林的患者在加用或停用影响华法林吸收、代谢和清除的药物时均会影响华法林的药效学[34]。

明显增强华法林抗凝作用的药物:保泰松、磺吡酮、甲硝唑及磺胺甲氧嘧啶等抑制华法林S型异构体代谢,胺碘酮是华法林R型和S型两种异构体代谢清除的强抑制剂,胺碘酮与华法林同时应用的机会较多,应引起注意。

轻度增强华法林抗凝作用的药物:西咪替丁和奥美拉唑等抑制华法林R型异构体的清除,轻度增强华法林对凝血酶原时间(prothrombin time,PT)的作用。

减弱华法林抗凝作用的药物:巴比妥、利福平、卡马西平等增强肝脏对华法林的清除,减弱华法林的抗凝作用。

增加出血风险的药物:与非甾体抗炎类药物、某些抗生素、抗血小板药物同时服用,增加出血风险。

长期饮酒可增加华法林清除,但是饮用大量葡萄酒却几乎对患者的PT不产生影响。饮食中摄入的维生素K是长期服用华法林患者的主要影响因素之一,应建议患者保持较为稳定的维生素K摄入量,发生明显变化时应该加强监测,注意调整华法林剂量。

研究发现部分中药对华法林的抗凝作用也有影响,但这方面的研究较为有限。

疾病可以影响华法林作用:肝功能异常、长期腹泻或呕吐、乏氧状态、化疗、发热和甲状腺功能亢进等影响凝血因子合成或代谢,增强华法林的抗凝作用。慢性肾功能不良时华法林的剂量需求也会降低。华法林的清除率随年龄增长而呈现下降的趋势,对于老年患者可能会出现药效增强现象。

了解以上药物、食物与疾病对华法林的影响固然重要,但更重要的是患者在合并用药、饮食或疾病变化时,及时监测INR并调整剂量。

2. 华法林药理作用特点[35-37]

凝血因子Ⅱ、Ⅶ、Ⅸ、Ⅹ前体需要在还原型维生素K作用下其N-末端谷氨酸残基发生r-羧化后才具备促凝生物活性,羧化作用使凝血因子发生钙离子依赖性构象改变,从而提高凝血辅因子结合到磷脂表面的能力,加速血液凝固。华法林通过抑制环氧化维生素K还原酶从而抑制环氧化维生素K还原为维生素K,并抑制维生素K还原为还原型维生素K,而使凝血因子前体部分羧基化或脱羧基化受到影响而发挥抗凝作用。此外华法林还可因抑制抗凝蛋白调节素S和C的羧化作用而具有促凝血作用。当开始使用华法林治疗在促凝血因子未下降前使活化抗凝蛋白C和S水平减少,血液中的促凝和抗凝平衡被打破从而发生短暂的凝血功能增强。华法林对已经活化的凝血因子Ⅱ、Ⅶ、Ⅸ、Ⅹ无作用,体内已经活化的凝血因子代谢后方能发挥抗凝作用,凝血因子Ⅱ的半衰期最长60~72h,其他凝血因子Ⅶ、Ⅸ、Ⅹ的半衰期为6~24h。服用华法林后2~3d起效。停药后,随着以上各凝血因子的合成而恢复凝血功能,后者需多日后逐渐恢复。

3. 华法林抗凝治疗及监测

由于华法林本身的代谢特点及药理作用使其应用较复杂,加之很多因素也会影响到华法林的抗凝作用,因此需要密切监测凝血指标、反复调整剂量。

(1) 华法林初始剂量

建议中国人的初始剂量为1~3mg(国内华法林主要的剂型为2.5mg和3mg),可在2~4周达到目标范围。某些患者如老年、肝功能受损、充血性心力衰竭和出血高风险患者,初始剂量可适当降低。如果需要快速抗凝,给予普通肝素或低分子肝素与华法林重叠应用 5 d 以上,在给予肝素的第 1 天或第 2 天即给予华法林,当 INR 达到目标范围后,停用普通肝素或低分子肝素。

与西方人比较,亚洲人华法林肝脏代谢酶存在较大差异,中国人的平均华法林剂量低于西方人。中国房颤抗栓研究中华法林的维持剂量均值 3mg[38]。为减少过度抗凝,通常不建议给予负荷剂量。随华法林剂量不同,大约口服 2~7d 后开始出现抗凝作用。

（2）华法林抗凝作用监测

华法林的有效性和安全性同其抗凝效应密切相关,而剂量 - 效应关系在不同个体有很大差异,因此必须密切监测防止过量或剂量不足。

① 监测指标:PT 是最常用于监测华法林抗凝强度的指标。PT 反映凝血酶原、Ⅶ因子、Ⅹ因子的抑制程度。INR 是不同实验室测定的 PT 经过凝血活酶的国际敏感指数(international sensitivity index,ISI)校正后计算得到的。INR 可使不同实验室测定凝血指标具有可比性。②抗凝强度:在应用华法林治疗过程中,应定期监测 INR 并据此调整华法林剂量。华法林最佳的抗凝强度为 INR 2.0~3.0,此时出血和血栓栓塞的危险均最低[39]。TTR>60% 的疗效最佳。虽然一些学者认为老年患者应用华法林时宜采用较低的 INR 目标值(1.8~2.5),但这一观点缺乏大型临床研究证据。队列研究提示,接受华法林治疗的房颤患者 INR 在1.5~2.0 范围时脑卒中风险增加 2 倍,推荐老年患者应与一般成年人采取相同的 INR 目标值(2.0~3.0)。植入人工机械瓣膜的患者,根据不同类型的人工瓣膜以及伴随血栓栓塞的危险来进行抗凝。主动脉瓣置换术后 INR 目标为 2.0~3.0,而二尖瓣置换术后建议 INR 目标为 2.5~3.5,植入两个瓣膜的患者,建议 INR 目标为2.5~3.5[40]。我国正在进行"十二五"国家科技支撑计划项目《瓣膜病术后抗凝个体化和低抗凝标准研究》,将会给出中国机械瓣换瓣术后合理的抗凝强度的数据。③监测频率:首次服用华法林后 2~3d 监测 INR;治疗监测的频率应该根据患者的出血风险和医疗条件而定。

住院患者口服华法林 2~3d 后开始每日或隔日监测 INR,直到 INR 达到治疗目标并维持至少两天。此后,根据 INR 结果的稳定性数天至 1 周监测 1 次,根据情况可延长,出院后稳定患者可每 4 周监测 1 次。

门诊患者剂量稳定前应数天至每周监测 1 次,当 INR 稳定后,可以每 4 周监测 1 次。如果需调整剂量,应重复前面所述的监测频率直到 INR 再次稳定。

由于老年患者华法林清除减少,合并其他疾病或合并用药较多,应加强监测。合用可能影响华法林作用的药物或发生其他疾患,则应增加监测频度,并视情况调整华法林剂量。

长期服用华法林患者 INR 的监测频率受患者依从性、合并疾病、合并用药、饮食调整以及对抗凝药物反应的稳定性等因素影响[41]。

（3）剂量调整

初始剂量治疗 1 周 INR 不达标时,可按照原剂量 5%~15% 的幅度调整剂量并连续(每 3~5d)监测INR,直至其达到目标值(INR 2.0~3.0)。

一次 INR 轻度升高或降低可以不急于改变剂量,但应寻找原因,并在短期内复查。许多研究证实[42-44],INR 超出目标值范围明显增加不良事件。但单次 INR 超出范围,不良事件的发生率相对较低[45]。如果两次 INR 位于目标范围之外应调整剂量。可升高或降低原剂量的 5%~15%,调整剂量后注意加强监测。

华法林剂量调整幅度较小时,可以采用计算每周剂量,比调整每日剂量更为精确。

下列情况下暂不宜应用华法林治疗:①围术期(含眼科与口腔科手术)或外伤;②明显肝、肾功能损害;③中重度高血压[血压≥160/100mmHg(1mmHg=0.133kPa)];④凝血功能障碍伴有出血倾向;⑤活动性消化性溃疡;⑥两周之内大面积缺血性脑卒中;⑦妊娠;⑧其他出血性疾病。

4. 对于 INR 异常升高和 / 或出血并发症的处理

影响 INR 值有如下因素：INR 检测方法的准确性、维生素 K 摄入的变化、华法林的吸收及代谢变化、维生素 K 依赖的凝血因子合成及代谢的变化、其他药物治疗的变化、华法林服药的依从性等。INR 超出治疗范围时应注意查找上述因素，并根据升高程度及患者出血危险采取不同的方法。

INR 升高明显(5.0~10.0)时，暂停华法林 1d 或数天，重新开始用药时调整剂量并密切监测。如果患者有高危出血倾向或者发生出血，则需要采取更积极的措施迅速降低 INR，包括应用维生素 K_1、输注新鲜冰冻血浆、凝血酶原浓缩物或重组凝血因子Ⅶa。应用维生素 K_1，避免剂量过高，使 INR 降至安全范围即可，避免重新应用华法林时产生抵抗。维生素 K_1 可以静脉、皮下或口服应用，静脉注射可能会发生过敏反应。口服应用安全，但起效较慢。当 INR 在 5.0~10.0 时，可予维生素 K_1 1.0~2.5mg，当 INR 在 10.0 以上时，则需用更大剂量的维生素 K_1 5.0mg。当需要迅速逆转抗凝作用时，可静脉内缓慢注射维生素 K_1。当大剂量应用维生素 K_1 后，继续进行华法林治疗时，可以给予肝素直至维生素 K_1 的作用被逆转，恢复对华法林治疗的反应。

服用华法林出现轻微出血而 INR 在目标范围内时，不必立即停药或减量，应寻找原因并加强监测。患者若出现与华法林相关的严重出血，首先立即停药，输注凝血酶原复合物迅速逆转抗凝，静脉注射维生素 K_1 5.0~10.0mg。

5. 不良反应

(1) 出血

抗凝治疗可增加患者出血风险，因此在治疗前以及治疗过程中应注意对患者出血风险进行动态评估，并确定相应的治疗方案。华法林导致出血事件的发生率因不同治疗人群而不同。在非瓣膜病房颤患者的前瞻性临床研究中，华法林目标为 INR 2~3 时严重出血的发生率为每年 1.4%~3.4%，颅内出血的发生率为每年 0.4%~0.8%[46]。出血可以表现为轻微出血和严重出血，轻微出血包括鼻出血、牙龈出血、皮肤粘膜瘀斑、月经过多等；严重出血可表现为肉眼血尿、消化道出血，最重为颅内出血。

服用华法林患者的出血风险与抗凝强度、抗凝管理、INR 的稳定性等相关；与患者相关的出血危险因素如既往出血史、年龄、肿瘤、肝脏和肾脏功能不良、脑卒中史、酗酒、合并用药尤其是抗血小板药物及非甾体抗炎药等相关。

(2) 非出血不良反应

除了出血外，华法林还有罕见的不良反应。如急性血栓形成，包括皮肤坏死和肢体坏疽。通常在用药的第 3~8d 出现，可能与蛋白 C 和蛋白 S 缺乏有关。此外华法林还能干扰骨蛋白的合成，导致骨质疏松和血管钙化。

6. 抗凝治疗的管理

虽然华法林有很多局限性，剂量调整和监测都比较繁琐，但通过专科门诊对患者随访和教育并进行系统化管理能够明显增强患者的依从性和用药的安全性。INR 即时检测技术(point-of-care test，POCT)，简化了抗凝治疗的检测流程，为门诊、急诊快速检测以及家庭监测 INR 提供便利。临床研究显示，与每月进行 1 次中心实验室的检测相比，服用华法林的患者应用 POCT 进行家庭自我监测至少同样安全、有效[47]。有条件的医院应该成立抗凝门诊，以便对使用抗凝药的患者进行系统化的管理。

六、非维生素 K 拮抗剂口服抗凝药

1. NOACs 的品种，药代动力学和药效学特点

(1) 目前 NOACs 均作用在凝血瀑布中的单靶点，分别为Xa 抑制剂和直接凝血酶抑制剂。

143

（2）目前在非瓣膜病性房颤中经过临床试验取得循证医学证据并在欧美国家获得批准的药物有直接凝血酶抑制剂达比加群酯，Xa 抑制剂利伐沙班、阿派沙班和艾多沙班[48-51]。其中达比加群酯、利伐沙班获得我国食品药品监督管理局的批准，用于非瓣膜病房颤的血栓栓塞预防。

（3）NOACs 的药代动力学特点（表 3）[52]：所有 NOACs 的半衰期均较短，服用简单，不需常规凝血化验监测，不需常规调整剂量，较少食物或药物相互作用。

表 3　不同非维生素 K 拮抗剂口服抗凝药的药代动力学

项目	达比加群酯	阿哌沙班	艾多沙班	利伐沙班
生物利用度	3%~7%	50%	62%	单独服用:66% 与食同服:100%
前体药物	是	否	否	否
非肾脏 / 肾脏清除率（指肾功能正常时）	20%/80%	73%/27%	50%/50%	65%/35%
肝脏代谢:CYP3A4 参与	否	是(清除,中度作用)	微弱(<4%)	是(清除,中度作用)
进食对吸收影响	无影响	无影响	增加 6%~22%	增加 39%
推荐与食同服	否	否	否	必须
PPI 或 H2 受体阻断剂对吸收影响	减少 12%~30%（对临床无影响）	无影响	无影响	无影响
亚洲种族	增加 25%	无影响	无影响	无影响
胃肠耐受性	消 化 不 良(5%~10%)	正常	正常	正常
清除半衰期	12~17h	12h	10~14h	5~9h(青年); 11~13h(老年)

注:PPI= 质子泵抑制剂

（4）与华法林全部经肝脏代谢不同，NOACs 有程度不同的肾脏排泄，因此所有 NOACs 的临床试验均未入选严重肾功能不良[肌酐清除率（CrCl）≤ 30ml/min]的患者。

（5）应了解每种 NOACs 的药代动力学特点，以及可能发生的药物相互作用，以利于临床选择并进行随访。影响 NOACs 的主要代谢途径涉及到 p- 糖蛋白和 CYP3A4。凡是经过这些途径代谢的药物理论上有可能与新型抗凝药发生相互作用，但品种明显少于华法林。

2. 适用人群

（1）NOACs 适用于非瓣膜病房颤患者。由于其疗效、安全性和使用方便等特点，可以优先于华法林使用。自体主动脉瓣狭窄、关闭不全、三尖瓣关闭不全、二尖瓣关闭不全患者合并房颤亦可应用 NOACs。心脏人工机械瓣膜和中度至重度风湿性二尖瓣狭窄房颤患者禁用 NOACs。房颤合并瓣膜病变患者使用 NOACs 的适应证与禁忌证（表 4）。

表 4　心室颤动合并瓣膜病变患者使用非维生素 K 拮抗剂口服抗凝药的适应证和禁忌证

项目	适应证	禁忌证
人工机械瓣膜		√
中到重度二尖瓣狭窄(通常为风湿性心脏病起源)		√
中到重度其他自体瓣膜病变	√	
重度主动脉瓣狭窄	√　数据有限,绝大多数将行介入治疗	
生物瓣膜	√　术后前 3 个月除外	
二尖瓣修复	√　术后前 3~6 个月除外	
PTAV 和 TAVI	√　尚无前瞻性研究;也许需要与单联或双联抗血小板药物合用:注意出血风险	
肥厚型心肌病	√　尚无前瞻性研究	

注:PTAV = 经皮腔内主动脉瓣膜成形术;TAVI = 经导管主动脉瓣置入术

(2) NOACs 原则上不可用于严重肾功能不良的患者。

3. 起始用药和剂量选择[53]

(1) 所有患者在开始服用 NOACs 之前,都应进行 CHA$_2$DS$_2$-VASc 评分、出血危险因素评估,对抗凝治疗适应证及出血风险进行评估。

(2) 根据患者的具体情况确定是否使用 NOACs 及其种类。要按照我国食品药品监督管理局批准的适应证使用。应给患者建立服药卡片,以利抗凝管理。

(3) 用药前应进行必要的检查,特别是血常规、凝血指标和肝肾功能。

(4) 应使用 NOACs 在房颤抗凝临床试验中的所证实的有效剂量,即达比加群酯每次 150mg,每日 2 次或每次 110mg,每日 2 次;利伐沙班每次 20mg,每日 1 次;阿派沙班每次 5mg,每日 2 次;艾多沙班每次 60mg,每日 1 次。

(5) 以下情况应考虑使用低剂量:①对高龄(>80 岁),或肌酐清除率 30~49 ml/min,或出血风险高,或同时使用有相互作用的药物(如维拉帕米)者,达比加群酯应使用每次 110mg,每日 2 次;②对肌酐清除率 30~49ml/min,或出血评分高者利伐沙班应使用每次 15mg,每日 1 次;③具备高龄(>80 岁),血肌酐≥1.5mg (133μmol/L),体重 ≤ 60kg 中 2 项者,阿派沙班应使用每次 2.5mg,每日 2 次;④对肌酐清除率 15~49ml/min,艾多沙班应使用每次 30mg,每日 1 次;⑤其他出血高危的患者;⑥因病情需要联合抗血小板药物治疗的患者。

(6) 已经使用华法林抗凝治疗的患者,停用华法林后,若 INR<2.0,可立即换用 NOACs;INR2.0~2.5 之间,最好第 2 天给药;INR>2.5,应监测 INR 变化,待 INR<2.5 后按上述办法换药。

4. 与其他抗栓药的桥接

使用普通肝素抗凝的患者,可在停用肝素后立即使用 NOACs,肾功能不良者可延迟数小时;使用低分子量肝素者,可在下次应该用药时换用 NOACs;使用口服抗血小板药物者,可直接换用 NOACs。

5. 用药依从性和随访监测

(1) NOACs 半衰期短,用药后 12~24 h 作用即可消失,因此必须保证患者服药的依从性,以免因药效下降而发生血栓栓塞。应进行适当的宣教,加强患者及其亲友对按时服药重要性的认识。

（2）如果发生漏服，每日 2 次用药的药物漏服 6h 以内，应该补服前次漏服的剂量，对于高脑卒中风险和低出血风险的患者，补服药物可延长至下次计划服药时间。每日 1 次用药的药物漏服 12h 以内，应该补服前次漏服的剂量。超过此期限，不再补服，而且下一次仍使用原来剂量，不要加倍。

（3）如果忘记是否已经服用，每日 1 次的药物，若出血风险较低或栓塞风险较高（CHA_2DS_2-VASc ≥ 3），可再服 1 次，以后按正常服用。若出血风险较高或栓塞风险较低（CHA_2DS_2-VASc ≤ 2），可下次按正常服用。每日 2 次的药物下次按常规时间和剂量服用。

（4）如果不慎服用了 2 倍的剂量，每日 1 次的药物可按原计划在 24h 后继续服用原剂量；每日 2 次的药物，停服 1 次，在 24h 后开始按原剂量服用。

（5）严重超量服用 NOACs（>2 倍），需要立即到医院就诊，以便严密观察有无出血发生。

（6）服用 NOACs 不需常规进行有关凝血的化验检查。但若发生严重出血，血栓事件，需要急诊手术，肝肾功能不良，怀疑药物相互作用或过量服用时，可进行相应检测。服用达比加群酯者，活化部分凝血活酶时间（APTT）>2 倍正常上限，服用利伐沙班者，PT（需用敏感试剂）>2 倍正常上限，说明出血风险增加。

（7）服用 NOACs 需对患者进行定期随访，至少每 3 个月 1 次。每次随访应了解是否有血栓栓塞和出血事件，药物不良反应，用药依从性和合并用药。

（8）对正常肾功能者每年进行 1 次血常规和肝肾功能检查，如果肾功能受损，CrCl ≤ 60ml/min，需每 10 个月复查 CrCl。在年龄 ≥ 75~80 岁的老年人或全身情况较差的患者，需至少每 6 个月复查。并根据肾功能改变对剂量做相应的调整。对于使用达比加群酯或艾多沙班的患者，由于主要通过肾脏清除，监测肾功能尤为重要。急性疾病（如感染、急性心力衰竭等）对肾功能常会有短暂影响，在这种情况下应重新评估肾功能。

6. 出血的处理

（1）发生出血后应立刻了解患者前次口服抗凝药的时间和种类。

（2）由于 NOACs 的半衰期都很短，所以停药时间越长，药物作用越弱。停药 12~24h 后可基本恢复正常凝血功能。但若肾功能减低，这一时间会相应延长。

（3）如果是小出血，可以延迟或暂停 1 次药物，观察出血情况，确定以后是否继续服用。注意是否同时应用具有相互作用的药物。

（4）发生非致命性大出血，应立即采用压迫止血或外科止血，补充血容量，必要时给予补充红细胞，血小板或新鲜血浆。对达比加群酯还可采用利尿和透析。

（5）发生危及生命的大出血，除上述措施外，可考虑给予凝血酶原复合物浓缩剂，活化因子Ⅶa 等药物。

（6）危及生命的出血或经一般处理仍不能控制的大出血可考虑应用 NOACs 逆转剂。①达比加群酯特异性逆转剂（idarucizumab，是一种无活性的凝血酶类似物特异性结合达比加群酯的人源性抗体片段），已经完成Ⅲ期临床试验，并获美国食品药品监督管理局（FDA）及欧盟委员会批准上市[54]。我国也在加快审批中。idarucizumab 与达比加群酯快速结合、解离慢，接近不可逆结合，与凝血酶的结合力是达比加群酯的 350 倍，可以与游离态及结合态的达比加群酯结合，静脉注射数分钟内达到峰值，继之被快速清除。在 REVERSE-AD 试验中证实其能在数分钟完全逆转达比加群酯的抗凝作用[55]。②andexanet alfa 是一种直接或间接 Xa 抑制剂抗凝作用的逆转剂，是一种经过酶解无活性的重组 Xa 因子蛋白，与 Xa 抑制剂有高度亲和力，按照 1∶1 化学当量的比率结合，恢复内源性 Xa 活性，降低抗凝活性。目前已完成Ⅲ期临床试验，尚未批准上市[56]。③aripazine 是一种合成的小分子物质（D- 精氨酸化合物），可以广泛地拮抗肝素、低分子肝素和 NOACs。它可以通过非共价氢键和电子交换与抗凝药结合。目前正在进行Ⅱ期临床试验[57]。

（7）出血以后是否恢复抗凝治疗要因人因病而异。要仔细评估血栓栓塞和出血的风险。原则上，如果发生了危及生命的大出血，将视为抗凝治疗的禁忌证。

七、抗血小板治疗

阿司匹林在房颤患者的脑卒中预防的疗效一直备受争议。早年的荟萃分析显示:与安慰剂相比抗血小板治疗减少了 22% 的脑卒中[58]。但其后的研究未能证实阿司匹林在房颤脑卒中预防的疗效,并且出血的风险不比华法林及 NOACs 少,尤其是高龄患者[8,59-65]。故不主张用抗血小板制剂作为房颤脑卒中预防。

八、特殊人群的抗凝治疗

1. 慢性肾脏疾病合并房颤患者的抗凝治疗

慢性肾脏疾病(CKD)指多种病因导致的肾脏结构或功能改变,伴或不伴肾小球滤过率(GFR)下降,可表现为肾脏损伤指标异常或病理检查异常。CKD 会影响患者血小板聚集能力和凝血功能,同时肾脏排泄能力减低又会影响经肾脏代谢的药物。CKD 既是出血危险因素又是血栓事件的危险因素。

(1) 华法林:①适应证选择:华法林治疗可显著降低 CKD 患者的脑卒中或血栓栓塞风险,但也显著增加出血风险。需仔细评估华法林治疗带来的净临床效应[66-67]。对于透析患者尽管未证实华法林会使患者获益,但是华法林可能是目前较合适的选择。②剂量:华法林几乎完全通过肝脏代谢清除,代谢产物仅有微弱抗凝作用,通过肾脏排泄,肾功能不全患者根据 INR 调整剂量。③监测:由于 CKD 患者出血风险增加,需要监测 INR。透析患者由于营养不良、频繁使用抗生素以及胆固醇代谢异常导致的维生素 K 缺乏可能会出现对华法林的治疗反应波动,需要加强监测。

(2) NOACs:①适应证:对非瓣膜病房颤合并轻或中度 CKD 患者,可以选择 NOACs。达比加群酯不推荐用于 CrCl<30ml/min 的患者。阿哌沙班、利伐沙班和艾多沙班不推荐用于 CrCl<15ml/min 的患者。所有 NOACs 不能用于透析患者。②剂量调整:NOACs 部分通过肾脏清除,CKD 患者需要根据 CrCl 调整剂量。达比加群酯:80% 通过肾脏清除,阿哌沙班 27% 通过肾脏清除,利伐沙班 35% 通过肾脏清除,肾功能的波动可能对药物的清除有潜在影响。CrCl 30~49ml/min 时 NOACs 应采用低剂量,达比加群酯每次 110mg,每日 2 次;利伐沙班达每次 15mg,每日 1 次。

2. 围术期患者的抗凝治疗

(1) 华法林

①手术前:正在接受华法林治疗的房颤患者在手术前需暂时停药。若非急诊手术,一般需要在术前 5 天左右(约 5 个半衰期)停用华法林,并使 INR 降低至 1.5 以下。若 INR>1.5 但患者需要及早手术,可予患者口服小剂量维生素 K_1(1~2mg),使 INR 尽快恢复正常。服用华法林治疗的心房颤动患者,如存在较高血栓栓塞风险,建议桥接治疗[19]。中度血栓栓塞风险的患者,术前应用低剂量普通肝素(UFH)5000U 皮下注射或预防剂量的低分子肝素(LMWH)皮下注射,具有高度血栓栓塞风险的患者,当 INR 下降时,开始全剂量 UFH 或治疗剂量的 LMWH 治疗。术前持续静脉应用 UFH 至术前 6h 停药。皮下注射 UFH 或 LMWH,术前 24h 停用。②手术后:根据手术出血的情况,在术后 12~24h 重新开始抗凝治疗,出血风险高的手术,可延迟到术后 48~72h 再重启抗凝治疗,术后起始可用 UFH 或 LMWH 与华法林重叠。华法林抗凝达标后,停用 UFH 或 LMWH。

(2) NOACs

服用 NOACs 的患者,由于其可预测的抗凝效果,起效快,半衰期较短,停药后作用消除快,在手术前短期停药和手术后重新服用时无需桥接治疗。

① 手术前:根据出血风险及肾功能状态决定 NOACs 停用的时间。当无临床重要出血危险,且即使出血也可进行适当的局部压迫治疗,如一些口腔科的手术或白内障、青光眼手术,可以在 NOACs 抗凝治疗的

谷值浓度时进行手术（如最近 1 次服药 12h 或 24h 之后，根据每日 2 次或每日 1 次服药而定）。肾功能正常的患者有轻微出血风险的择期手术，推荐在手术前 24h 停服 NOACs；对有大出血风险的手术，推荐手术前 48h 停服 NOACs。服用利伐沙班且肌酐清除率在 15~30ml/min 的患者，出血风险低危及高危停药时间分别为 36h 或 48h。服用达比加群酯的患者，无论操作出血风险的高低，主要依据患者肾功能的情况，术前 24~96h 停药。

② 手术后：如果手术后即刻能够完全止血，可在 6~8h 后开始服用 NOACs。大多数外科手术后 48~72h 再重启抗凝治疗。

3. 房颤射频消融、植入器械围术期抗凝治疗[68]

（1）射频消融术前：房颤持续时间不详或 ≥48h 的患者，需应用华法林达标或 NOACs 至少 3 周或行经食管超声排除心房内血栓。华法林抗凝达标者术前无需停药，维持 INR2.0~2.5。NOACs 可以术前 12~24h 停用或不停用。

（2）射频消融术中：术中房间隔穿刺前或穿刺后即刻给予普通肝素，并维持 ACT 在 300~400s。

（3）射频消融术后：术后如果止血充分，且已证实无心包积液，鞘管拔出 3~4h 后恢复使用 NOACs 或华法林。消融后应用华法林或 NOACs 抗凝治疗至少 2 个月。此后是否需要长期抗凝取决于栓塞危险因素。

（4）植入器械围术期：对于植入器械（如起搏器）者，近年来的研究报道，围术期不停用华法林，可减少出血及血栓事件。对于服用 NOACs 的患者，目前无证据支持围术期不停用 NOACs 的益处，仍应遵从围术期流程，术前根据出血风险及肌酐清除率停用 NOACs 12~48h，无需桥接治疗，术后数小时至 2d（根据 CHA$_2$DS$_2$-VASc 危险评分）重新启用抗凝药。

4. 房颤合并冠心病的抗栓治疗

（1）房颤合并冠心病拟行急诊或择期经皮冠状动脉介入术（PCI）

使用华法林的患者在接受择期或紧急 PCI 时应继续使用。但不清楚对 NOACs 是否可以这样做，因为所有的临床试验中，接受 NOACs 治疗的患者在行 PCI 时均建议停用。故目前仍建议择期 PCI 时，应停用 NOACs 最好 24h 以上。

（2）房颤合并急性冠状动脉综合征（ACS）和 / 或 PCI 后的抗栓治疗

房颤患者合并 ACS 和 / 或 PCI 术后，在抗凝治疗基础上加用单个或双联抗血小板药物治疗可减少房颤脑卒中及冠状动脉事件的发生，但增加出血风险。联合抗栓治疗的方式、剂量及联合治疗的时程尚缺乏充分循证医学证据。目前的建议基于小规模研究、回顾性分析及专家共识。新近进行的两项基于 NOACs 的联合抗栓治疗策略的随机前瞻性临床进行了有益的探索。

一项基于华法林的联合抗栓治疗前瞻性研究（WOEST）是评价两联（华法林加氯吡格雷）与三联抗栓治疗（华法林加阿司匹林联合氯吡格雷）安全性及有效性的前瞻性研究，显示华法林加氯吡格雷组较三联抗栓的出血事件减少，并且栓塞等心血管事件亦较三联治疗减少[69]。

新近公布的基于利伐沙班的随机前瞻性评价联合抗栓策略的研究（PIONEER-PCI）评价 3 种不同的联合抗栓治疗方法的安全性及有效性。研究显示两种不同剂量利伐沙班（利伐沙班每日 15mg 加氯吡格雷；利伐沙班每次 2.5mg，每日 2 次，联合双联抗血小板）比传统的三联抗栓（华法林加双联抗血小板）减少心肌梗死溶栓试验（TIMI）大出血、小出血或临床相关出血。脑卒中、心肌梗死、心血管死亡事件 3 组间差异无统计学意义[70]。另外一项基于达比加群酯的随机前瞻性评价联合抗栓策略的研究（REDUAL-PCI）评价 3 种不同的联合抗栓治疗方法的安全性及有效性。研究显示两种不同剂量达比加群酯（达比加群酯每次 110mg，每日 2 次，加 P2Y12 受体拮抗剂；达比加群酯每次 150mg，每日 2 次，加 P2Y12 受体拮抗剂）比传统的三联抗栓（华法林加双联抗血小板）减少 TIMI 大出血、小出血或临床相关出血。脑卒中、心肌梗死、心血管死亡事件、非预期血运重建 3 组间差异无统计学意义[71]。至此，以华法林或利伐沙班、达比加群酯为基础的两联治疗比华法林为基础的三联抗栓治疗明确减少出血风险。但两联治疗(抗凝联合一种 P2Y12 拮抗剂)比三联治疗在减少脑卒中、心肌梗死及心血管死亡方面是否具有相似或减少的趋势目前研究的样本量尚不能得出确定结论。

房颤合并 ACS 和 / 或 PCI 目前建议:推荐应用新一代药物涂层支架;尽量缩短三联抗栓治疗的时间;尽量采用桡动脉入路，以减少出血风险;必要时联用质子泵抑制剂或 H_2 受体拮抗剂，减少消化道出血风险。

需要抗凝治疗的房颤合并 ACS 患者联合抗栓治疗建议:①出血风险高:三联抗栓治疗(华法林或 NOACs、阿司匹林联合氯吡格雷)1 个月，其后应用华法林或 NOACs 与 1 种抗血小板药物(阿司匹林或氯吡格雷)的两联抗栓治疗至 ACS 和 / 或 PCI 术后 1 年。②出血风险低:三联抗栓治疗 6 个月，其后应用华法林或 NOACs 与一种抗血小板药物(阿司匹林或氯吡格雷)的两联抗栓治疗至 ACS 和 / 或 PCI 术后 1 年。

需要抗凝治疗的房颤合并择期 PCI 患者联合抗栓治疗建议:①出血风险高:三联抗栓治疗 1 个月，其后应用华法林或 NOACs 与一种抗血小板药物(阿司匹林或氯吡格雷)的两联抗栓治疗至 PCI 术后 6 个月。其后，单用口服抗凝药。②出血风险低:三联抗栓治疗 1 个月，其后应用华法林或 NOACs 与一种抗血小板药物(阿司匹林或氯吡格雷)的两联抗栓治疗至 PCI 术后 1 年。

(3) 房颤合并稳定性冠心病或动脉粥样硬化

房颤患者合并稳定性冠心病(ACS 或 PCI 后 1 年)、颈动脉粥样硬化性疾病或外周动脉疾病时，其最佳抗凝治疗策略尚有待探讨。虽然一些学者建议联合应用抗血小板药(特别是阿司匹林)与华法林，但现有研究提示在华法林治疗基础上加用阿司匹林并不能进一步降低脑卒中与心肌梗死发生率,却显著增加出血事件风险。冠心病患者单独应用华法林进行二级预防至少与阿司匹林等效。NOACs 比华法林的优势在房颤伴稳定冠心病患者中应该是一致的。对于所有稳定冠心病合并房颤的患者，均推荐口服抗凝药单药治疗，除非患者冠状动脉事件风险非常高，且出血风险较低，否则不主张口服抗凝药联合抗血小板治疗。

5. 房颤合并肥厚型心肌病的抗凝治疗

肥厚型心肌病合并房颤血栓栓塞事件发生率高，无需进行 $CHA_2DS_2-VAS_C$ 评分，均应抗凝治疗[17]。

6. 房颤复律时的抗凝治疗

在房颤持续时间 >48h 或持续时间不明的患者中，拟行择期心脏复律前应使用剂量调整的华法林(INR 2.0~3.0) 或 NOACs 进行至少 3 周的抗栓治疗。或经食管超声心动图检查无左心房或心耳血栓，在抗凝治疗下，提前进行转律治疗(不必等待 3 周的抗凝)。复律后继续进行 4 周的抗凝治疗。其后，具有栓塞危险因素的患者，继续长期抗凝治疗。

房颤发作 <48h 的患者在应用普通肝素或低分子肝素或 NOACs 治疗下可直接进行心脏复律。转律后无论有否栓塞危险因素继续进行 4 周的抗凝。其后，具有脑卒中危险因素的患者，长期抗凝治疗。

房颤发生 >48h 且伴血流动力学不稳定(心绞痛、心肌梗死、休克或肺水肿)应立即进行心脏复律，尽快启动抗凝治疗。复律后继续抗凝治疗。口服抗凝治疗的持续时间(4 周或长期)取决于患者是否存在脑卒中的危险因素。

7. 房颤患者发生脑卒中后的抗凝治疗[20]

抗凝治疗可有效预防房颤患者发生脑卒中。房颤相关脑卒中早期复发率高,脑卒中后 7~14d 内应用非口服抗凝药未降低脑卒中复发,但显著增加出血,并且病死率及致残率两者相似。目前对房颤患者脑卒中后的急性期抗凝治疗的安全性和有效性研究较少。荟萃分析显示房颤患者脑卒中急性期使用抗凝治疗并不优于阿司匹林，出血风险显著增加。研究显示，大面积缺血性脑卒中后即刻应用非口服抗凝药增加出血风险，且未能降低脑卒中复发率；小面积脑卒中、短暂性脑缺血后即刻应用或持续应用抗凝治疗获益大于风险。

房颤发生脑卒中后急性期启用抗凝药的时机取决于脑卒中的严重性，在未启用抗凝药前，可应用抗血小板药物。具体建议：①短暂性脑缺血患者，第1天时启用抗凝药。②轻度脑卒中（national institutte of health stroke severity scale，NIHSS<8分）患者，第3天启用抗凝药。③中度脑卒中（NIHSS 8~15分）患者，第6天影像学评估未见出血转化时，启用抗凝药。④重度脑卒中（NIHSS >16分）患者，第12天影像学评估未见出血转化时，启用抗凝药。⑤不建议给正在使用抗凝治疗的脑卒中患者进行溶栓治疗。⑥房颤相关脑卒中长期口服抗凝药华法林、NOACs明确获益。NOACs在减少颅内出血、出血性脑卒中更具优势[20]。

九、左心耳封堵在心房颤动脑卒中预防的应用

左心耳是房颤血栓栓塞的主要来源，90%~100%的非风湿性心脏病房颤患者血栓可能来源于左心耳，封闭左心耳理论上是预防房颤患者栓塞并发症的有效途径之一[72]。

左心耳封堵的应用经验有限，主要来自观察性研究和注册研究的信息[73-76]。仅有两项前瞻性随机对照研究，比较了WATCHMAN装置与华法林预防房颤患者血栓栓塞事件的有效性和安全性[77-78]，研究显示WATCHMAN装置预防缺血性脑卒中不劣于华法林，且较低的出血率。左心耳封堵还需要进行有统计学把握度的对照研究评价真正不适用抗凝药或正在服用抗凝药出现脑卒中的患者左心耳封堵的有效性和安全性。此外也有待于将左心耳封堵与NOACs进行比较。

左心耳封堵在房颤脑卒中预防的应用可能适用于：对于CHA_2DS_2-VASc评分≥2的非瓣膜性房颤患者，如具有下列情况之一：①不适合长期规范抗凝治疗；②长期规范抗凝治疗的基础上仍发生脑卒中或栓塞事件。术前应作相关影像学检查以明确左心耳结构特征，以便除外左心耳结构不适宜手术者。考虑到经皮左心耳封堵术的初期学习曲线及风险，建议在心外科条件较好的医院开展此项技术[79]。

十、房颤脑卒中预防的总体治疗建议

在房颤脑卒中预防治疗推荐等级上，本规范采用国内外指南常用方法，即Ⅰ类：有充分证据证明符合该适应证的患者能获益；Ⅱa类：有较充分证据证明患者能获益；Ⅱb类：该类适应证的患者可能获益，但证据尚不充分或有争议；Ⅲ类，该类适应证患者不能获益或有害，证据等级也按惯例分为A、B、C 3类。①大量的临床随机对照试验数据提供了充分一致的证据；②临床随机对照试验提供了充分的证据，但临床试验数据（包括试验个数和病例数）有限尚未达到A级的标准；③专家共识。

Ⅰ类推荐：(1)根据发生血栓栓塞风险选择抗栓治疗(B)。(2)CHA_2DS_2-VASc评分≥2(男性)或≥3(女性)，在充分风险评估并与患者沟通后可选择：①NOACs(A)；②华法林(INR2.0~3.0，A)。(3)有抗凝治疗适应证，在使用华法林治疗时难以控制INR达到目标治疗范围(2.0~3.0)或不能常规监测INR(每月至少1次)，或华法林严重不良反应及其他禁忌时，可选用NOACs(A)。(4)机械瓣术后/风湿性二尖瓣狭窄，建议应用华法林抗凝，INR目标值根据瓣膜类型及部位来决定(B)。(5)使用直接凝血酶抑制剂或Xa因子抑制剂前应评估肾功能，此后每年至少1次重新评估(B)。(6)定期再评估脑卒中和出血的风险及药物的副作用，并据此调整原抗凝治疗方案(C)。

Ⅱa类推荐：①有抗凝治疗适应证，颅内出血风险较高的患者，可选用NOACs(B)；②有抗凝治疗适应证，

伴终末期肾病(CrCl<15ml/min)或透析治疗的患者,可用华法林抗凝(B)。

Ⅱb类推荐:有抗凝治疗适应证,但不适合长期规范抗凝治疗;或长期规范抗凝治疗的基础上仍发生脑卒中或栓塞事件,可行经皮左心耳封堵术预防血栓栓塞事件(C)。

Ⅲ类推荐:①服用华法林后,INR控制较好,且无明显副作用,应推荐继续使用华法林而无必要更换为NOACs(C);②对严重肾功能损害(CrCl<15ml/min)者,不应使用NOACs(C)。

(参考文献略)

2. 左心耳干预预防心房颤动患者血栓栓塞事件:目前的认识和建议

中华医学会心电生理和起搏分会
中华医学会心血管病学分会
中国医师协会心律学专业委员会

一、前言

心房颤动(房颤)为常见的快速性心律失常之一,其严重并发症为血栓栓塞事件,轻者影响生存质量,重者可致残、致死。因此,在该病的防治策略中,预防栓塞事件的发生系重要的防治策略。在预防血栓栓塞事件中,规范的抗凝治疗已获满意疗效,然因需长期抗凝,患者依从性较差。据估计,我国房颤患者规范抗凝治疗者不足10%。因此,探索新的预防血栓栓塞事件的策略便显得尤为必要。

近年来,采用左心耳干预预防血栓栓塞事件的临床研究已有诸多报道,国内许多中心也陆续将外科干预左心耳及经皮左心耳封堵术应用于临床。循证医学研究结果已初步证实,有效干预左心耳预防血栓栓塞的效果不亚于华法林的抗凝效果[1],为推进这一策略在我国实施提供了有力依据。

为规范左心耳干预预防血栓栓塞事件的临床应用,我国本领域的专家在借鉴国内外相关研究的基础上,结合我国具体情况,制定了左心耳干预预防房颤患者血栓栓塞事件的认识和建议,以供开展此项工作时参考应用。

二、左心耳结构和功能

左心耳是胚胎时期原始左心房的残余附属结构,形成于胚胎发育的第4周[2]。左心耳位于左上肺静脉与左心室游离壁之间,基底部靠近冠状动脉回旋支主干,后上方与左上肺静脉毗邻。左心耳多呈长管钩状结构,形态变异较大,长度通常为16~51mm,开口直径为10~40mm[3]。通过计算机断层扫描(CT)、磁共振成像(MRI)和经皮选择性左心耳造影可以显示左心耳形态。研究发现左心耳形态各异,Wang等[4]根据心脏CT检查结果将622例患者左心耳开口形态分为5种类型:椭圆形(oval,占68.9%)、足样(foot-like,占10.0%)、三角形(triangular,占7.7%)、水滴样(water drop-like,占7.7%)和圆形(round,占5.7%)。尸检发现,80%患者左心耳呈多叶状,其中54%为双叶状[3]。与发育成熟的左心房不同,左心耳内有丰富的梳状肌及肌小梁,表面不光滑,易使血流产生漩涡和流速减慢,其解剖特点在一定程度上决定了左心耳为左心房血栓形成的好发部位。Di Biase等[5]应用CT或MRI对932例药物治疗无效、拟行导管消融治疗的房颤患者左心耳进行形态学研究,根据影像学结果(测量长度、角度及分叶数等结构特点)将左心耳分成4类:鸡翼形(chicken wing)、仙人掌形(cactus)、风向袋形(windsock)和菜花形(cauliflower),其中鸡翼形最多,占48%。导管消融术前脑卒中/短暂性脑缺血发作(TIA)发生率在鸡翼形左心耳患者中仅为4%,而在仙人掌形、风向袋形和菜花形患者中分别为12%、10%和18%。在CHADS$_2$评分0~1分的患者中,非鸡翼形左心耳患者脑卒中风险显著高于鸡翼形左心耳患者 (4.6% 对 0.7%)。在校正了 CHADS$_2$ 评分、性别、房颤类型等多变量的回归模型中,79% 鸡翼形左心耳患者不太可能有脑卒中 /TIA 病史。Kimura 等[6]对低 CHADS$_2$ 评分的非瓣膜性房颤患者进行了左心耳解剖学特征与脑卒中危险分层相关性的分析,发现左心房内径大小、左心耳血流速度、左心室功能及血清脑钠肽水平等均不能预测脑卒中风险,而菜花形左心耳则是脑卒中的独立预测因子。因此,左心耳的形态与血栓栓塞的发生有密切关系。

左心耳具有收缩及舒张功能,其收缩功能参与左心室的充盈,舒张功能与左心房的容积—压力调节有关。窦性心律时,左心耳因具有正常收缩能力而很少形成血栓,经食管超声心动图 (TEE) 检查呈现特征性血流频谱:向上的排空波由左心耳主动收缩产生,其后的充盈波则由左心耳弹性回缩或当房室间压差消失时肺静脉充盈左心房及左心耳所致[3]。病理状态下左心房压增高时,左心房及左心耳均通过增大内径及加强主动收缩力来缓解左心房压,保证左心室足够的血液充盈。随着左心房的不断增大,左心耳入口明显增宽,呈球形或半球形改变,左心耳的充盈和排空速度也逐渐降低。房颤时心耳壁的内向运动难以引起足够的左心耳排空,导致血液在左心耳淤积,进而形成血栓的病理基础,TEE 检查可发现左心耳血流呈不规则的锯齿样改变,血流速度明显降低[3,7]。研究表明,房颤患者左心耳内血栓形成取决于左心耳收缩功能,形成血栓者其左心耳收缩功能显著低于未形成血栓者[8-9]。

三、左心耳与心房颤动血栓形成

左心耳是房颤患者血栓的主要形成部位,57% 的瓣膜性房颤血栓和 90% 的非瓣膜性房颤血栓均来自左心耳[10]。研究表明,房颤患者左心房结构重构、血管内皮结构和功能损伤、凝血机制激活等诸多因素与左心房内血栓有关[2,11]。

(一)左心耳功能与房颤血栓

窦性心律下左心耳具有正常收缩功能而不易形成血栓,房颤时左心耳内血流速度显著降低。尤其在左心房内压力增高的情况下,左心房及心耳需通过增大内径、增强主动收缩来缓解心房内压力,保证左心室有足够的血液充盈。随着左心房增大,左心耳的充盈和排空速度将进一步降低。除此之外,房颤时左心耳口明显增宽,心耳呈球形或半球形改变,心耳壁的不规则内向运动难以产生足够的左心耳排空,加之左心耳内肌小梁凹凸不平,易使血流产生漩涡,导致血液在左心耳淤积,易化血栓形成[2]。Zateyshchikov 等[12]研究发现,左心耳充盈和排空速度低于 20cm/s 是持续性房颤患者发生左心耳内血栓的独立危险因素。

医源性左心耳功能受损同样易导致左心房内血栓形成。左心房收缩功能主要由心耳完成。当左心耳隔离后,左心房收缩功能严重受损,即使在窦性心律下左心房内也易形成血栓。

(二)左心耳内血栓形成的临床危险因素

Scherr 等[13]研究发现 CHADS$_2$ 评分≥2 分和左心房内径增加是房颤患者左心耳内血栓形成的高危因素,而与房颤类型及检查时是否为窦性心律无关。随后的一项研究也证实 CHADS$_2$ 评分与左心耳内血栓密切相关,心功能不良、脑卒中 /TIA 病史、糖尿病为左心耳血栓的主要预测因素。尚有研究发现持续性房颤其持续时间及心耳内自发显影也是心耳内血栓形成的高危因素[14]。Zateyshchikov 等[12]研究则发现年龄 >75 岁是持续性房颤患者左心耳内血栓形成的危险因素。高龄房颤患者易出现左心耳内血栓可能也是其成为房颤脑卒中高危因素的重要原因[15]。

新近,Boyd 等[16]研究发现左心室质量指数也与房颤患者左心耳内血栓形成关系密切。左心室质量指数增加可导致左心室舒张功能减低,继而出现左心房扩大和血流动力学改变,易化血栓的形成。Tang 等[17]则连续入选了 433 例拟行导管消融的非瓣膜性房颤患者,经 TEE 筛检出 6% 的患者左心房 / 心耳内存在血栓,而体质指数 ≥ 27.0kg/m^2 是血栓形成的独立危险因素。肥胖患者左心耳血栓形成可能与其激素水平及脂肪细胞分泌的细胞因子、生长因子水平变化等有关。

（三）左心耳结构与房颤血栓

除了临床因素之外,左心耳的形态结构可能与局部血栓形成有关。Beinart 等[18]利用 MRI 测定房颤患者的左心耳容积、长度、开口面积及分叶数目,分析各参数与患者缺血性脑卒中 /TIA 病史的相关性。结果显示,除年龄、服用阿司匹林外,左心耳的开口面积是脑卒中的独立预测因素。Di Biase 等[5]依据术前 CT/MRI 影像将 932 例(14% 的患者 CHADS$_2$ 积分≥2)接受导管消融的房颤患者左心耳形态分为 4 种:仙人掌形(30%)、鸡翼形(48%)、风向袋形(19%)、菜花形(3%);8% 的患者存在缺血性脑卒中 /TIA 病史;在校正 CHADS$_2$ 评分、性别和房颤类型后显示,鸡翼形左心耳患者脑卒中风险最低,而仙人掌形的脑卒中风险是其 4.08 倍(P=0.046),风向袋形是其 4.5 倍(P=0.038),菜花形是其 8 倍(P=0.056)。Kimura 等[6]入选 80 例接受房颤导管消融的患者进行增强 CT 扫描,对比分析了 30 例既往有脑卒中病史和 50 例年龄匹配患者的左心耳解剖结构特征。经校正 CHA$_2$DS$_2$-VASc 评分的 logistic 回归分析显示,菜花形左心耳是脑卒中的独立预测因素(OR:3.355;95% CI:1.243~9.055 ;P=0.017)。然而,不同左心耳形态导致脑卒中风险差异的确切机制尚不明确。

总之,房颤时左心耳收缩功能不良、合并的诸多临床因素及左心耳的特殊形态结构共同易化了左心耳内血栓的形成。

四、心房颤动左心耳干预的适应证和禁忌证

（一）外科干预左心耳

外科干预左心耳预防房颤血栓栓塞主要包括切除左心耳或缝合左心耳。Kanderien 等[19]入选 137 例房颤患者作为研究对象,其中 52 例患者(38%)外科切除左心耳,85 例(62%)外科缝线缝合或吻合器缝合左心耳。术后所有患者均行 TEE 检查评价左心耳血流和血栓。以左心耳残存或有持续血流通过左心耳为不成功,结果显示 82 例患者(60%)不成功。研究还提示左心耳切除成功率最高(73%),缝线缝合次之(23%),吻合器缝合均不成功。Adams 等[20]对 12 例外科开胸手术的持续性房颤患者同时行左心耳缝合结扎,术中经 TEE 显示完全封堵左心耳,随访 3 个月,进行增强 CT 扫描,75% 患者左心耳有造影剂进出,提示左心耳不完全封堵。Bartus 等[21]对 11 例患者经心包途径结扎左心耳,1 例因超声心动图显示不清晰放弃,1 例因漏斗胸左心耳结扎后需胸腔镜手术取出圈套器,无其他并发症。6 例患者随访 2 个月,其中有 2 例发生不完全封堵。上述研究说明外科干预左心耳后,随访应重点观察有无左心耳不完全封堵,因其易形成后期血栓。外科左心耳外结扎方式容易形成不完全性封堵,心脏内缝合技术封闭左心耳成功率高于结扎技术,其中荷包缝合后再线性缝合成功率最高。Ailawadi 等[22]从美国 7 个中心选取 71 例患者应用新型缝合器(AtriClip)夹闭左心耳,其中 1 例因左心耳太小被剔除,67 例(95.7%)夹闭成功,无器械相关不良事件和围术期死亡事件发生。随访 3 个月,61 例患者接受 CT 和 TEE 检查,60 例(98.4%)左心耳完全封堵。但关于左心耳夹闭口部如何定位及如何理想封堵左心耳仍需更多临床研究提供确切依据。

1. **外科干预左心耳的适应证** 接受择期开胸手术的房颤患者,建议术中同时进行左心耳外科干预以预防血栓栓塞事件。外科缝合或结扎左心耳,术后可能存在左心耳不完全封堵,存在血栓栓塞风险,故推荐外科切除左心耳作为首选方案。具体建议如下：①接受二尖瓣外科治疗及消融的房颤患者,建议同时行左心耳切除;②接受主动脉瓣外科治疗及消融的持续性房颤患者,在不增加外科手术风险的情况下(延长手术时间或增加出血风险),建议同时行左心耳切除;③接受冠状动脉旁路移植手术及消融的持续性房颤患者,在不增加外科手术风险的情况下(延长手术时间或增加出血风险),建议同时行左心耳切除;④接受先天性心脏病外科治疗及消融的房颤患者,在不增加外科手术风险的情况下(延长手术时间或增加出血风险),建

议同时行左心耳切除;⑤对于无心肺疾病的年轻的房颤患者行外科微创消融术,建议同时行左心耳处理。

2. 外科干预左心耳的禁忌证 左心耳局部组织脆弱易出血或预期患者寿命少于1年。

(二)经皮左心耳封堵

外科手术切除左心耳或手术缝合左心耳入口仍具一定创伤性。近年来研发的经皮左心耳封堵器亦可有效地预防血栓栓塞。目前左心耳封堵器主要有3种:PLAATO、WATCHMAN、AMPLATZER Cardiac Plug(ACP)。PLAATO和WATCHMAN封堵器基本结构相似。自膨胀镍钛记忆合金笼状结构支架的外面包被可扩张的高分子聚合物膜,镍钛合金支架的杆上有锚钩(类似鱼钩上的倒刺),可以协助装置固定在心耳中以免脱落。高分子聚合物膜可以封闭左心耳心房入口,隔绝左心耳和左心房体部,防止血流相通。ACP是1款双碟样左心耳封堵装置,其结构类似Amplatzer房间隔封堵装置,由1个置于左心耳的碟形叶片和1个碟形帽构成,其间由凹陷的腰部连接,远端的碟形片置于左心耳防止移位,近端的碟形帽封住左心耳口部。封堵器植入后,左心房内皮细胞会在高分子聚合物膜表面爬行生长,一段时间后形成新的内皮。封堵器通过特殊设计的房间隔穿刺鞘和释放导管释放。经皮左心耳封堵是近年来发展起来的一种创伤较小、操作简单、耗时较少的治疗方法,应用该技术预防房颤血栓栓塞事件的研究也已证实,成功经皮左心耳封堵术后预防血栓栓塞效应不亚于华法林抗凝效果。

1. 经皮封堵左心耳适应证:CHA_2DS_2-VASC评分≥2分的房颤患者,同时具有下列情况之一:①不适合长期口服抗凝药者;②服用华法林,国际标准化比值(INR)达标的基础上仍发生脑卒中或血栓栓塞事件者;③HAS-BLED评分≥3分者。

术前应行相关影像学检查以明确心耳结构,应除外其结构不宜植入封堵器者。考虑到左心耳封堵器植入初期学习曲线及风险,建议应在心外科条件较好的医院开展此项技术。

2. 经皮封堵左心耳禁忌证:①左心房内径>65mm、经TEE发现心内血栓和/或左心耳浓密自发显影、严重二尖瓣病变或心包积液>3mm者;②预计生存期<1年的患者;低脑卒中风险(CHA_2DS_2-VASC评分0或1分)或低出血风险(HAS-BLED评分<3分)者;③需华法林抗凝治疗的除房颤外其他疾病者;④存在卵圆孔未闭合并房间隔瘤和右向左分流,升主动脉和/或主动脉弓处存在复杂可移动和/或破裂和/或厚度>4mm的动脉粥样硬化斑块者[23-25];⑤有胸膜粘连(包括曾经做过心脏手术,心外膜炎及胸部放疗)者,不建议应用LARIAT封堵左心耳;⑥需要接受择期心外科手术者;⑦目前虽无直接证据证实心功能低下为经皮左心耳封堵的不利因素,但对于左心室射血分数(LVEF)<0.35或心功能Ⅳ级(NYHA分级)且暂未纠正者,不建议左心耳封堵。

五、左心耳干预的方法

(一)经皮左心耳封堵

经皮左心耳封堵最早于2001年8月应用于临床[26],欧美多家中心使用PLAATO封堵器对华法林抗凝禁忌的脑卒中高危房颤患者行左心耳封堵。此后,又有WATCHMEN、ACP、LARIAT等封堵器应用于临床。PLAATO研究5年随访结果显示,入选患者脑卒中/TIA发生率为3.8%/年,低于CHADS₂评分预测的发生率6.6%/年,提示植入PLAATO封堵器可减少房颤患者脑卒中风险[24]。比较口服华法林抗凝与WATCHMEN封堵器预防脑卒中的PROTECT AF研究随访2.3年显示,左心耳"局部"干预预防脑卒中的疗效不劣于华法林[27]。此外,初期临床试验表明,房颤患者使用ACP封堵器和LARIAT封堵器安全、可行[28-29]。虽然现有临床证据支持房颤患者行左心耳封堵预防脑卒中,但考虑到尚缺少前瞻性、大规模、多中心、随机对照的长期随访临床研究证据,且尚无左心耳封堵与新型抗凝药物对比的临床研究,2012年房颤指南中指出,左心耳封堵预防血栓栓塞事件仅推荐用于有血栓栓塞高危因素而又不能长期接受抗凝治疗的非瓣膜性房颤患者[30]。

植入左心耳封堵器可在局部麻醉状态下进行，如患者不能耐受，则应行全身麻醉。穿刺左股动脉植入 5F 鞘，将猪尾导管头端置于升主动脉，连接压力监测。必要时可经 TEE 指导房间隔穿刺和植入手术。植入过程一般由右股静脉入路，经房间隔穿刺进入左心房，给予静脉肝素抗凝并维持活化凝血时间（ACT）>250s。穿刺成功后加硬钢丝通过房间隔穿刺鞘将头端置于左心耳内，之后撤出房间隔穿刺鞘，将左心耳封堵专用输送鞘通过钢丝送入左心房，头端位于左心耳内，通常在右前斜（RAO）20° + 头位（CRA）20° 对左心耳进行造影，以充分展示左心耳口部最大直径。根据造影结果并结合经 TEE 测量评估左心耳口部直径。必要时可补充其他体位对左心耳特殊解剖结构包括心耳颈部的形状、心耳的长度、是否存在分叶、以及左心耳与肺静脉之间的位置关系进行评估。根据左心耳口部直径测量结果以及左心耳结构特点，选择尺寸合适的封堵装置，通常封堵器直径比左心耳口部最大直径大 20%~40%，以确保封堵器释放后有足够支撑力固定。通过输送鞘将封堵器送至左心耳口部，经左心耳造影和 TEE 检查确认封堵器位于最佳释放位置后方释放封堵器。通过重复左心耳造影和经 TEE 检查是否存在进出左心耳的血流以明确封堵效果，并确认封堵器未堵塞毗邻的左上肺静脉开口。而后在 X 线透视下进行手动牵拉并在 TEE 监视下确认封堵器植入是否稳定。如效果满意，则释放封堵器，回撤鞘管，结束手术；如封堵效果不佳，则应回收封堵器重新放置或更换不同直径封堵器，直至达到最佳封堵效果。

（二）外科干预左心耳

Madden[31]于 1949 年开展了世界首例左心耳切除术，但早期接受此类手术的病例均有较高的并发症发生率，因此，左心耳切除术并未得到广泛开展[32]。随着 COX Ⅲ 术式的应用，其临床效果已被公认，成为治疗永久性房颤的有效方法，而 COX Ⅲ 术式通常包括左心耳切除或封闭，因此左心耳切除或封闭再次成为研究的热点。许多外科中心在施行手术的过程中常规切除或结扎左心耳，以减少脑卒中的发生风险[33-35]。2006 年美国心脏病学会（ACC）指南建议，在二尖瓣换瓣手术中均应切除左心耳[36]。2012 年房颤指南更新摘要中指出，左心耳封堵术（包括外科左心耳切除术）可作为不能坚持长期服用任何类型口服抗凝药物、同时具有脑卒中高危风险的房颤患者的治疗措施（Ⅱb,C）[30]。2014 美国心脏协会（AHA）/ACC/ 美国心律学会（HRS）指南建议，进行心脏手术的房颤患者可考虑左心耳手术切除（Ⅱb,C）[37]。

外科左心耳干预的方法经历了 3 代技术的发展。第 1 代技术是左心耳切除，即切除心耳后再缝合或吻合器切除；第 2 代技术是左心耳外结扎或者内缝合[38]，可通过丝线结扎或器械夹闭的方法；近来出现第 3 代技术，应用新的左心耳夹闭器械[39-40]。

1. 直接操作的方法 ①左心耳切除法：切除大部分左心耳，连续缝合切口；②左心耳缝扎法：用缝线直接缝合结扎左心耳，缺点是缝扎左心耳常封闭不完全，可残留血流交通，仍存在血栓形成的风险[41-42]；③荷包缝合法：沿左心耳基底部荷包缝合 1 周，最后加 1 层连续缝合[43]；④左心耳分段结扎法：用 2 根编织线从心脏外面在左心耳根部结扎，或者每隔 5mm 依次打结结扎左心耳[44]。

2. 特殊器械的方法 Atricure 夹闭器（美国 West Chester 公司）：目前已获美国食品药品监督管理局（FDA）批准应用。研究表明此装置安全、有效，能持久地阻断左心耳到左心房的血流，以降低脑卒中风险[22,45]。一项动物实验选用 7 只狒狒，应用 Atricure 夹闭器夹闭左心耳，180d 后行 MRI 检查提示左心耳均完全夹闭[40]。另一项动物实验，选用 8 只杂种犬应用心房封堵装置（atrial exclusion device，AED，美国 AtriCure 公司）装置夹闭左心耳，这种装置包括 2 个不锈钢片，1 个可弯曲，1 个不易弯曲，外面套以涤纶编织的纤维织物。7、30、90d 后经 TEE、左心房造影和大体标本病理评价夹闭效果，均为完全闭合[35]。美国一项多中心临床研究，选取 71 例 CHADS$_2$ 评分 >2 分的患者，应用此装置评价左心耳夹闭的安全性和有效性。术后 30d 经 TEE 评价其安全性，术后 3 个月经 TEE 或计算机断层扫描血管造影评价其有效性。结果显示，1 例由于心耳太小未行手术,余70例中67例(95.7%)成功夹闭,未出现装置相关的并发症,无围术期死亡。随访中,1例死亡,61例经CT证实,60例(98.4%)完全闭合[22]。另一项临床研究纳入10例冠心病合并阵发性房颤的患者,在不停跳下行冠状动脉旁路移植术的同时用此装置行左心耳夹闭,平均夹闭时间(4±1)min,未出现夹闭相关并发症,术中在右心室、左心耳、左心房测量电信号,结果表明左心耳夹闭可使左心耳完全电隔离[46]。

Endo GIA Ⅱ吻合器(美国United States Surgical公司):克利夫兰心脏中心2005年报道,应用此装置行左心耳切除术222例,没有切割线处出血的病例,10%因线下组织撕裂行缝合修补。操作前需TEE检查有无左心耳血栓,如有血栓,则做标准的切与缝;无血栓则应用此装置。注意夹闭左心耳基底部时应离回旋支3~5mm,以避免损伤该血管[47]。

Tiger Paw系统(美国LAAx公司):一项多中心的前瞻性研究应用Tiger Paw装置对60例患者行左心耳夹闭,1例因传送装置不能闭合,后经缝合闭合;1例出现小撕裂口行人工缝合;余均成功完成。平均操作时间27s,54例随访90d,TEE显示无残漏;其中5例残腔超过6mm[48]。

3. 经胸腔镜行左心耳干预　经胸腔镜封闭左心耳预防房颤栓塞的技术已用于临床[49-50],但是否具有优越性尚待深化研究[51-52]。

4. 外科左心耳干预可能存在的问题　左心耳组织较脆,切除后围术期易发生出血;左心耳闭合的失败率与术者经验直接相关,其成功标准是夹闭左心耳的远端无血流,残余部分<1cm。据报道,左心耳外结扎后60%仍有缝隙或27%的左心耳残袋内留有小桩,桩的高度可达1cm,容易形成栓塞[19]。

六、经皮左心耳封堵的器械

近十余年,随着经皮左心耳封堵技术的日渐成熟,左心耳封堵装置的研发也进展迅速,先后有4种左心耳封堵装置应用于临床。

(一) PLAATO封堵器

PLAATO(Percutaneous Left Atrial Appendage Transcatheter Occlusion,美国EV3公司)是第1个成功植入人体的经皮左心耳封堵器,2001年首次应用于临床[26]。PLAATO是由1个植入器械和1根可控导管构成。植入器械是1个直径15~32mm的自膨胀镍钛合金网,网架表面覆盖了聚四氟乙烯薄膜,网架的辐条上有数个小勾穿出薄膜,可以将网架锚定在左心耳的内表面(图6-2-1,见插页)[26]。植入器械通过可控导管固定在左心耳的口部。可以通过植入器械的中央管向左心耳注射造影剂,如果网架位置合适,释放植入器械,撤回导管和房间隔穿刺鞘(图6-2-2)[26]。

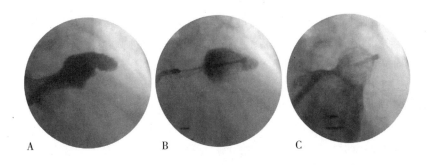

图6-2-2　左心房造影

A:房间隔穿刺成功后,注射造影剂显示左心耳形状,测量左心耳口部直径;B:经植入器械的中央管注射的造影剂滞留在左心耳中,提示植入器械位置合适;C:释放植入器械后,左心房造影提示左心耳封堵完全

有多项研究表明 PLAATO 封堵器可以有效预防脑卒中。在 1 项多中心研究中，111 例持续或阵发性、非瓣膜性房颤的患者(有抗凝禁忌和 1 个以上的脑卒中高危因素)植入 PLAATO，108 例植入成功(97.3%)。术后 1 例需心外科干预，最后死于神经系统疾病，3 例出现心脏压塞。随访 9.8 个月，2 例出现脑卒中[53]。在另 1 项随访 5 年的多中心、前瞻性研究中，64 例患者植入 PLAATO，脑卒中/TIA 的年发生率是 3.8%，低于按照 CHADS$_2$ 评分预期的 6.6% 的年发生率[24]。尽管临床研究表明植入 PLAATO 是安全有效的，但由于临床应用中心脏压塞、器械脱位、血管并发症较多，2006 年 PLAATO 封堵器退出医疗市场。

(二) WATCHMAN 封堵器

WATCHMAN(美国波士顿科学公司)是第 2 个经皮左心耳封堵器，2002 年首次在欧洲进入临床应用[54]。它由可植入器械、输送导管、12F 房间隔穿刺鞘 3 部分组成。可植入器械包括 1 个自膨胀的镍钛合金框架，框架带有固定钩和可浸透薄膜，框架直径 21~33mm(图 6-2-3，见插页)[54]。PROTECT AF 研究是在非瓣膜性房颤患者中(CHADS$_2$ 评分 >1 分)比较左心耳封堵器和华法林预防脑卒中安全性和有效性差异的随机、多中心临床研究[55-56]。该研究入选了 707 例需要长期口服华法林的房颤患者，以 2:1 的比例随机分入 WATCHMAN 组和华法林组。WATCHMAN 组手术成功率为 91%。86% 的患者术后 45d 时停用华法林，改用阿司匹林和氯吡格雷双联抗血小板治疗，术后 6 个月单用阿司匹林抗血小板治疗。随访 18 个月，WATCHMAN 组复合终点事件(脑卒中、心血管病死亡和系统性栓塞)的发生率低于对照组(3.0% 对 4.9%)。WATCHMAN 组出血性脑卒中、心血管病性死亡率和全因死亡率均低于对照组(0.1% 对 1.6%，0.7% 对 2.7%，3.0% 对 4.8%)。然而，WATCHMAN 组缺血性脑卒中的发生率要高于对照组(2.2% 对 1.6%)，主要由于 WATCHMAN 组围术期因气体栓塞致 5 例脑卒中。与对照组相比，WATCHMAN 组的安全性终点也不尽人意：10.6% 的患者发生围术期并发症，4.8% 为严重心脏压塞，3 例出现器械栓塞，其中 2 例需要外科手术取出脱落的植入装置。WATCHMAN 组中 2.2% 的患者发生了植入器械相关的严重并发症，需要外科手术干预，但没有封堵装置相关的死亡病例。

(三) AMPLATZER 封堵器

AMPLATZER Cardiac Plug(ACP，美国圣犹达公司)是第 3 个应用于临床的左心耳封堵器。ACP 由房间隔穿刺鞘、输送导管和植入式自膨胀装置 3 部分组成(图 6-2-4，见插页)[57]。它是由 AMLATZER 双碟房间隔封堵器发展而来。ACP 由 1 个镍钛合金网和聚酯膜片组成，合金网包括 1 个叶片和 1 个碟片，二者之间通过 1 个中央带连接。叶片上有固定钩可以提高植入器械的稳定性，碟片从左心耳口的心房侧封堵。ACP 的直径 16~30mm，有 8 种尺寸可供选择。ACP 一般需要比左心耳入口远端 1~2cm 最窄处大 10%~20%，只有这样才能将植入器械与周围的左心耳心肌固定充分。植入器械上有双头螺丝分别与输送导管和碟片连接，可以将植入器械回收或重新放置。2011 年 Park 等[28]首次报道了 ACP 临床应用的结果。欧洲 10 个中心 143 例房颤患者中成功植入 137 例(96%)。10 例发生严重并发症(7%)，其中 3 例缺血性脑卒中，2 例植入器械脱落栓塞(均通过导管回收)，5 例严重心脏压塞。另有 4 例轻微心脏压塞，2 例 TIA，1 例植入器械在静脉系统脱落。全部患者使用阿司匹林和氯吡格雷双联抗血小板药物 1~3 个月后单独使用阿司匹林 5 个月。

(四) LARIAT 封堵器

LARIAT 封堵器(美国 Sentre HEART 公司)包括 3 个部分，封堵球囊导管(EndoCATH)，两根顶端磁化的导引钢丝(FindrWIRZ，两根钢丝的磁铁极性相反，可以相互吸引吻合)，12F 的缝合装置(LARIAT)。使用 LARIAT 系统缝合左心耳的步骤包括：①心包穿刺，将 0.035in 导引钢丝放置在心包腔；②房间隔穿刺，在 0.025in 导引钢丝导引下将封堵球囊导管放置在左心耳口部(通过 TEE 确认)；③心内膜和心外膜的导引钢丝通过磁性晶体相互吸引连接，建立"滑轨"；④LARIAT 缝合装置从心包腔通过"滑轨"到达左心耳口部，结扎缝合(图图 6-2-5)[21]。

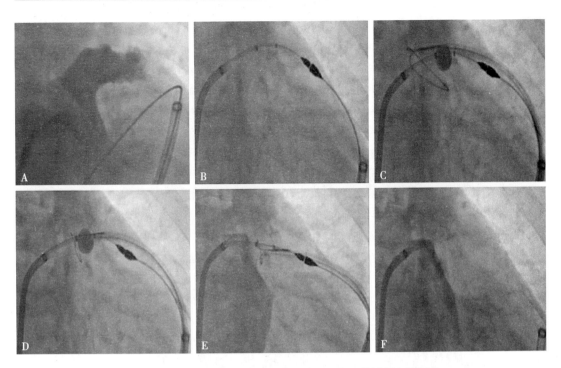

图 6-2-5　使用 LARIAT 系统缝合结扎左心耳的过程(右前斜)

A:左心房造影确定左心耳的口部和体部,导引钢丝放置在心包腔中;B:心内膜和心外膜的导引钢丝通过磁性晶体吸引到一起,建立"滑轨";C:LARIAT 装置在"滑轨"导引下到达左心耳;D:经过封堵球囊确认 LARIAT 在左心耳口部,扎紧打结;E:左心房造影,无心耳显影,释放 LARIAT;F:再次行左心房造影,无左心耳显影,确认左心耳缝合结扎完全

　　2012 年公布的一项研究结果显示:89 例房颤患者中,LARIAT 装置植入成功率为 96%(85/89),其中 81 例为完全结扎缝合,3 例左心耳可见残余分流。3 例心脏压塞,2 例心包炎,2 例未知原因的猝死,2 例脑卒中(非栓塞性的),无 LARIAT 系统直接导致的手术并发症。随访 1 年,98% 的患者左心耳完全缝合结扎[29]。

七、左心耳干预围术期管理

(一) 经皮左心耳封堵围术期管理

　　1. **术前准备**　在签署知情同意书之后,患者应接受详细的临床检查,包括房颤临床症状评定、其他心血管疾病及心功能评估(NYHA 分级)、脑卒中及出血危险分层以及左心耳解剖学评估;并完善相关实验室检查,包括血清肌酐、血常规、心肌标志物、凝血功能及 INR。对于有脑卒中病史的患者,应行基线状态下的脑 CT 或 MRI 检查。所有患者均应完成经胸超声心动图(TTE)及 TEE 检查,术前通过 TEE 排除左心房及左心耳血栓,并充分探明左心耳解剖结构。术前应通过多角度二维 TEE 或三维 TEE 对左心耳解剖结构进行评估,重点应包括心耳形态、长度、口部尺寸、颈部形状、"着陆区"(landing zone,心耳内植入封堵器的部位)面积,以及是否存在分叶、分叶数目、形态及部位。此外还需评估左心耳与肺静脉之间的位置关系。如心耳解剖结构复杂,术前还需行 CT 或 MRI 等检查以明确具体解剖结构[58]。

　　对于长期口服华法林的患者,术前应调整华法林剂量,使 INR<2.0。所有患者术前 48h 口服阿司匹林 300mg,2 次 /d 及氯吡格雷 75mg,2 次 /d,术前 1h 可给予预防性抗生素治疗[53]。

　　2. **植入操作**　左心耳封堵器植入应在局部麻醉或全身麻醉状态下进行。除 X 线透视、多投照位造影或螺旋造影辅助外，术中必要时可连续 TEE 监测指导植入手术[53,55,59]。

所有操作流程应符合常规心导管手术操作流程，避免空气栓塞及血栓形成。封堵器植入过程由股静脉入路，经 12~14F 穿间隔鞘管（图 6-2-6，见插页）采用标准房间隔穿刺操作[可于 TEE 或心腔内超声（ICE）指导下进行]进入左心房后[54]，给予静脉肝素以维持术中（房间隔穿刺后至整个植入过程结束）ACT>250s[53]。

将输送鞘送至左心耳开口处，经与开口垂直的角度进行左心耳造影。然后根据造影结果（图 6-2-7A）及 TEE 结果对左心耳口部直径进行测量[26]。再根据左心耳的结构特点，选择尺寸合适的封堵装置（PLAATO 封堵器尺寸应比左心耳口部尺寸大 20%~50%[53]、WATCHMAN 封堵器尺寸应比左心耳体部直径大 10%~20%[55]，以保证释放后有足够支撑力固定。LAmbre™ 封堵器（图 6-2-8，见插页）及第 2 代 ACP（图 6-2-9，见插页）[60]目前尚处于临床研究阶段。除了 TEE 外，也可通过 ICE 对左心耳进行测量并指导术者的植入操作。封堵器通过输送鞘送至心耳口部并释放。术中可通过输送鞘进行左心耳造影（图 6-2-7B）或通过 TEE 图像来确认封堵器的最佳释放位置。Amplatzer 封堵器常置于左心耳较近端的位置，即其着陆点相对较浅，因此以封堵心耳口部为主；而 WATCHMAN 封堵器的着陆点则相对较远，因此可能受心耳远端或分叶近端复杂解剖结构的影响较大[61]。

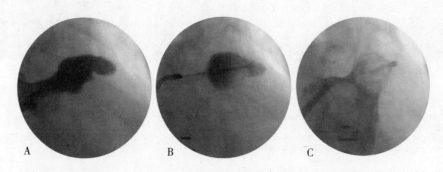

图 6-2-7　左心耳封堵术中左心耳和 / 或心房造影图

A:穿房间隔后左心耳造影可测量左心耳尺寸；B:经封堵器内腔注射造影剂可通过封堵面后的造影剂染色情况判断位置及封堵情况；C:装置释放后左心房造影可显示封堵器完全封堵左心耳

封堵器释放后，可通过是否存在进出心耳的血流来确认封堵器周围与心耳内膜之间有无缝隙[26]。膨胀后的封堵器边缘密封程度可根据左心耳造影的心耳近端血流染色及填充情况分为 4 级：1 级（严重渗漏），可见明确的血流染色并完全填充心耳；2 级（中度渗漏），可填充三分之二心耳；3 级（轻度渗漏），可填充三分之一心耳；4 级（微量渗漏或无渗漏），几乎或完全探测不到进入心耳的血流染色。也可根据 TEE 的多普勒彩色血流将密封程度分为 5 级[62]：1 级（严重渗漏），可见多条散在血流；2 级（中度渗漏），可见直径 >3mm 的血流；3 级（轻度渗漏），可见直径 1~3mm 的血流；4 级（微量渗漏），可见直径 <1mm 的血流；5 级（无渗漏），无血流。封堵技术成功定义为封堵器植入后，经造影及 TEE 证实没有前向或逆向血流穿过封堵器，封堵器边缘残余前向或逆向血流不超过 3mm（3 级或以上，图 6-2-10，见插页）[53,55]。如封堵器边缘与心耳组织贴合欠佳或封堵器位置不满意，可回缩封堵器调整后重新膨胀，或保留房间隔穿刺鞘并更换不同尺寸的封堵器。然后测量封堵器的尺寸以确认其膨胀压力是否足够。如压力理想，封堵器尺寸应达到其无压力时的 80%~90%。然后需在 X 线透视下进行手动牵拉并在 TEE 监视下确认封堵器植入是否稳定。然后释放封堵器，回撤导引鞘管。封堵器释放后，可行左心房造影以确认左心耳完全封堵（图 6-2-7C）。

术者及所在中心必须具备应对紧急心脏穿孔及器械栓塞的能力[58]。导致心脏穿孔的潜在原因包括使用过硬的导引导丝及导管，反复多次尝试封堵器定位及封堵器植入过深。如发生心脏穿孔，应紧急进行经皮心包腔穿刺引流,必要时紧急输血。因此术前应常规备血,并请心脏外科医生支持。此外,器械取回工具(如圈套器、拉钳等)也应常备,以处理可能发生的器械脱落或栓塞。

3. 术后管理　术后所有患者住院监护至少24h。术后第1天应拍摄X线胸部正位片以明确封堵器位置[53,55],并复查TTE明确是否发生心包积液和/或心脏压塞。如无禁忌术后第2天即可出院[59]。出院时手术成功定义为出院时左心耳封堵器功能正常,无主要不良事件(MAE)。封堵器功能正常定义为出院前或术后7d内TTE或TEE显示左心耳封堵器释放完全且功能正常。

术后应继续服用华法林抗凝,并同时给予低分子肝素协同抗凝,直至INR达到2.0后可停用低分子肝素。目前左心耳封堵术后抗凝治疗方案尚无指南推荐,临床上一致认可的术后抗凝方案来自PROTECT AF研究,即出院后患者应坚持口服华法林抗凝至少45d[56]。在此期间应每周复查1次凝血功能以确认INR在治疗范围内。在第45天随访时,应常规复查TEE评估封堵器在左心耳的位置、封堵器中间和/或周围有无血流、封堵器的稳定性、有无残余房间隔分流,以及左心耳内或封堵器表面是否存在潜在血栓。对于有脑卒中病史的患者,还可通过NIH脑卒中量表(NIH Stroke Scale, NIHSS)及Barthel指数(Barthel index, BI)、改良Rankin量表(MRS)、SF12v2健康调查表来评估患者脑卒中的严重程度及脑卒中事件后的长期功能改变[55]。

如封堵器植入45d后TEE确认封堵成功(完全封堵或残余血流宽度<3mm),可停用华法林改为双联抗血小板治疗(DPI,阿司匹林+氯吡格雷),直至术后6个月时停用氯吡格雷,仅阿司匹林终身服用[56]。如第45天随访时复查TEE未达到封堵成功,则继续口服华法林抗凝。术后第3、6及12个月时应复查TEE以排除封堵器血栓形成可能,同时确认封堵效果(是否存在残余漏)。此外,CT及MRI扫描也是检查左心耳封堵术后血栓形成和/或残余漏的替代方法。左心耳封堵器对MRI相容性有一定要求,目前认为在下述条件下行MRI检查是安全的:静磁场≤3T;磁场梯度空间≤720T/cm;在最大全身特定平均吸收率(SAR)3W/kg下扫描15min。以上MRI安全条件为非临床测试结果,仅供参考。另外,MRI的图像质量可能会受到影响。

PROTECT AF研究[55]中,所有接受WATCHMAN封堵器植入的患者在术后继续口服华法林及阿司匹林81~100mg/d,INR治疗目标值为2.0~3.0。在第45天随访时确认封堵成功后,停用华法林,并给予氯吡格雷75mg/d口服至6个月及阿司匹林325mg/d直至随访结束。器械相关的血栓发生率为4.2%,随访过程中有13%的患者未停用口服抗凝药。对于随访中存在明显残余漏的患者口服抗凝药治疗的必要性仍存在争议。PROTECT AF研究中,术后第12个月时复查TEE发现有32%的患者存在封堵器周围不同程度的残余漏,但该结果并不意味着血栓栓塞风险增加[63]。在ASAP研究[25]中,植入WATCHMAN封堵器且对华法林禁忌的患者,给予双联抗血小板治疗6个月,随后停用氯吡格雷而保留阿司匹林长期口服。该方案可减少预期脑卒中风险77%,出血性脑卒中发生率为0.6%,器械相关血栓形成率为4%。

目前对于植入ACP封堵器患者的术后抗凝方案尚缺乏大规模临床随机对照研究数据。Chun等[64]研究发现,与WATCHMAN封堵器相比,植入ACP封堵器的患者术后双联抗血小板治疗6周,其器械相关的血栓形成率可低至1.7%,但预期脑卒中发生率高于4.2%,其经验尚待更大规模临床数据证实。

此外,大部分左心耳封堵术后的患者还存在口服抗凝药相关的出血风险,因此术后的抗凝治疗方案仍需谨慎。目前共识仍倾向于术后3~6个月内双联抗血小板治疗,再转为长期单用阿司匹林。该方案经近期注册研究证实安全可行,效果令人满意[61]。

对于既往脑卒中的患者,在术后第6、12个月及其后每年应至少于神经内科门诊随访1次。随访时可复查NIHSS、BI及MRS。如有任何神经系统临床症状或体征出现,或NIHSS评分增加≥2分,或BI评分减少≥15分,或MRS评分增加≥1分,尤其是当这些评分变化来自于非神经系统病因时,应及时请神经内科医生会诊。所有患者在术后第12个月时可复查SF12v2健康调查表。

（二）外科左心耳干预围术期管理

1. 术前管理 所有拟行外科左心耳干预的患者术前均须进行相应管理,以了解患者的总体情况,制定相应的手术方案,旨在获得安全、高效的治疗效果。

心脏大血管超声或者 CTA 检查。了解肺静脉、左心房、左心耳的解剖,左心房和左心耳有无血栓,心脏瓣膜情况,心脏大小和功能,为手术方案与风险的评估提供依据。

冠状动脉检查。对可疑冠状动脉病变者,必要时可行冠状动脉造影以排除其病变。如合并冠心病,则应制定相应的手术方案。

术前可疑左心耳血栓患者,行华法林抗凝治疗（INR 2.0~3.0）3 个月,复查 TEE。经 3 个月抗凝治疗仍有左心耳血栓者,建议开胸手术,在消融房颤时同期取出血栓,并处理左心耳。当患者合并二尖瓣狭窄等外科手术适应证并可疑左心耳血栓者应尽早行外科手术治疗。

心、肺功能检查。明确心、肺功能状态,评估能否承受外科手术与麻醉等。

实验室检查项目:肝肾功能,血糖水平,血电解质,甲状腺功能,心钠肽（ANP）,脑钠肽（BNP）,肌钙蛋白（cTn）,INR 等。对于甲状腺机能亢进／减退的患者,需进行相应的治疗,待促甲状腺激素（TSH）、三碘甲状腺原氨酸（T3）、四碘甲状腺原氨酸（T4）等达到基本正常的水平方可手术。

服用阿司匹林或华法林患者,除急诊手术外,一般建议术前 72 h 停用口服抗凝药,改用低分子肝素桥接治疗。

2. 术中管理 所有患者均行全身麻醉、气管插管、颈内静脉置管、桡动脉置管,连续实时监测心率（HR）、血压（BP）、呼吸频率（R）、血氧饱和度（SatO$_2$）、中心静脉压（CVP）、体温（T）等重要生命体征,并定时测定血气分析、血电解质、ACT 等项目。准备好必要的救治药品、手术器械和抢救设备,除颤器应处于应急状态。

3. 术后管理 术后均应送监护病房监护,监护项目包括:HR、BP、R、SatO$_2$、T 等重要生命体征,并定时测定血气分析、血电解质等。

在心率允许情况下（≥65 次／min）,术后可静脉连续应用胺碘酮（50mg/h）;酌情口服胺碘酮（200mg/d）。胺碘酮禁忌者,建议口服美托洛尔。

术后房颤复发伴血流动力学不稳定者,建议使用直流电复律。术后 3~6 个月内如有房颤复发,药物转复不佳者可行直流电复律。

术后 24h,胸腔渗出液体量正常者,推荐使用低分子肝素抗凝;术后常规华法林抗凝 1~3 个月。

出院前可行 24h 动态心电图、超声心动图、X 线胸片等检查,以明确心律、心率、肺静脉口、左心耳情况。

八、左心耳干预的并发症及处理

（一）经皮左心耳封堵并发症及处理

对于有抗凝治疗禁忌证的房颤患者,经皮左心耳封堵是有效预防血栓栓塞的治疗方法。其并发症发生率较低（6%~7%）[28,56],并随术者经验积累逐步降低[1]。主要围术期并发症包括:心包积液、心脏压塞、封堵相关脑卒中（气体栓塞、脑出血）、封堵器脱落栓塞、封堵器血栓形成、残余漏、出血、血管穿刺并发症等。需要紧急心外科手术干预的比例在 1.1%（0.2%~6.3%）[1,23-24,53,65-66],主要是心包积液、心脏压塞,其次是封堵器脱落栓塞所造成。病死率相对较低,围术期平均病死率 1.1%（0~1.6%）[23-24,53,66-68],造成死亡的原因包括:术中麻醉诱发充血性心力衰竭[53],封堵器脱落后回撤造成髂动脉破裂引起失血性休克[53],封堵器脱落栓塞引起左心室流出道急性闭塞[66]。现将围术期主要并发症及其处理分述如下。

1. 心包积液、心脏压塞 心包积液及心脏压塞是经皮左心耳封堵术最常见的并发症,总发生率在 4.1%

(0~6.7%)[1,23-24,26,28,53-54,56,59,66-67]。绝大多数有血流动力学变化的心包积液、心脏压塞均发生在术后24h内，但也有极个别患者可出现延迟心脏压塞，甚至发生在术后2周至1个月[26]。发生心包积液、心脏压塞的常见原因是导丝、鞘管操作不当，多次调整封堵器位置，封堵器在左心耳内放置过深和房间隔穿刺不当等。心肌穿孔的紧急治疗措施包括经皮心包穿刺引流和输血，以及心外科手术治疗。最重要的抢救措施是立即在X线透视与造影剂指导下行心包穿刺引流术。PROTECT AF和CAP研究[1]指出通过这一措施，绝大多数心脏压塞的患者(76.5%)可以避免开胸手术，即使开胸手术不可避免，也可以为过渡到开胸手术争取时间。不过，能及时提供单采红细胞和必要的心外科支持，对于心包积液、心脏压塞的治疗仍然至关重要。目前，尚有利用房间隔封堵器堵闭左心耳较大心肌穿孔的病例报道[69]，建议当心肌穿孔时，在导管回撤前保持导管在心包腔间隙内，改用房间隔封堵器封闭穿孔部位，再应用原先的左心耳封堵器正确封堵左心耳即可。此外，术前通过TEE、CT或MRI评价左心耳形态，选择合适的封堵器，并在房间隔穿刺过程中选择多体位透视，术中应用TEE或ICE实时监测[58,70]，应用猪尾导管减少鞘管头端造成左心耳穿孔的风险，验证封堵器稳定性时使用造影剂显示左心耳，避免多次不恰当调整封堵器位置，以及谨慎的操作均能有效预防心包积液、心脏压塞的发生。总体而言，无论是心包穿刺还是外科修补，患者的临床预后均较好，并无长期致残或死亡发生，但住院平均天数可能因此被延长6d[1]。

2. 封堵相关脑卒中 为经皮左心耳封堵治疗的严重并发症，封堵相关脑栓塞和脑出血的总发生率为0.6%(0~2.2%)[1,28,56,66]，目前报道的绝大多数为脑栓塞。导致脑栓塞的原因有气体栓塞或血栓脱落等。PROTEC AF研究[1]共报道了5例脑卒中患者(0.9%)，其中3例为气体栓塞，术中通过透视和超声心动图明确发现气体进入左侧循环系统。尽管剩余的2例原因不明，但仍高度怀疑是气体栓塞引起。气体栓塞为急性并发症，多发生在手术当天或术后48h内。由于术中使用直径相对较大的12F穿间隔鞘管，因此，持续的冲刷鞘管以杜绝空气进入非常重要。此外，术前禁食会造成脱水，引起左心房压降低，极易诱发术中气体栓塞。所以，在展开封堵器前，应常规使用生理盐水增加患者的左心房压约10mmHg[70]。

3. 封堵器脱落栓塞 围术期封堵器脱落栓塞的发生率约为0.7%(0~6.3%)[1,23,26,28,54,56,65-67]。PROTECT AF研究报道了3例(0.6%)封堵器脱落栓塞，1例在术中被发现，另2例由于无明显临床症状在术后45d的TEE随访中被发现。术中发现的患者，封堵器脱落后陷于左心室流出道，继而行心外科手术治疗。在尝试回撤过程中，封堵器的倒钩造成了主动脉瓣左、右冠窦瓣叶轻度撕裂，心外科同时进行了主动脉瓣置换术和左心耳外科结扎术。另2例患者，随访中发现脱落的封堵器位于主动脉(1例位于胸主动脉、1例位于腹主动脉髂动脉分叉处)，前者通过股动脉穿刺动脉逆行途径，应用圈套器经皮取出，而后者因拒绝介入治疗，在术后23个月时最终通过外科手术取出。ASAP研究[25]报道，术中共发生2例(1.3%)封堵器脱落，封堵器均栓塞于降主动脉，均通过经皮圈套器成功捕获，2例患者均未出现即刻和远期并发症，其中1例患者改用较大型号的封堵器封堵成功。因此，封堵术前应常规备取回工具(圈套器、异物钳等)以防封堵器脱落栓塞的发生。

4. 封堵器血栓形成 封堵器相关的血栓形成发生率为4.0%(2.4%~6.8%)[1,25,54,71-72]。PROTECT AF研究[1]结果显示，20/478例患者术后随访发现了封堵器相关的血栓形成。其中3例出现了TIA，其余患者应用抗凝药后均无症状且完全内皮化。封堵器血栓在4例患者中呈现可移动性，10例不可移动，其余血栓状态未知。发生TIA的患者中，1例患者血栓的形态明确为可移动和/或带蒂形。ASAP研究[25]报道了6例封堵器相关的血栓形成，仅1例在术后341d出现了脑梗死。其余5例无症状患者中，4例接受了4~8周的低分子肝素治疗，另1例未做其他治疗。较早期的1项研究报道了4例患者在随访45d时发现封堵器血栓形成，其中1例发生TIA，研究者认为45d时内皮化过程尚不完全，停用华法林后应联合应用阿司匹林和氯吡格雷至6个月(该研究在9个月时尸检发现内皮化已经完全)[54]。此外，尚有个案报道指出，术前TEE提示无左心耳血栓、仅有自发性回声增强的患者，行经皮左心耳封堵术后，在6个月常规随访时发现封堵器表面有部分可移动的团块影,高度提示血栓形成可能,该报道虽极为罕见,但为经皮左心耳封堵的有效性及其术后抗凝策略提出了挑战。鉴于大多数行经皮左心耳封堵术的患者均有口服抗凝药出血风险,因此术后抗血栓治疗策略必须非常谨慎。目前虽然较为倾向于联合抗血栓治疗即术后3~6个月给予阿司匹林+氯吡格雷,此后改为阿司匹林单独用药,而且似乎临床疗效尚可[25,72-73]。但除外其他因素后,主要决定术后抗凝治疗策略的是封堵器相关血栓形成和残余漏的比例。所以,应该制定较为个体化的抗血栓方案,根据术后TEE对于封堵器相关血栓形成和残余漏的评价来决定。虽然残余漏对于预后的影响尚有争论,但一旦术后发现封堵器血栓形成,则必须行抗凝、阿司匹林或阿司匹林+氯吡格雷等相应的治疗策略。然何种抗血栓治疗策略更为合理,则需进一步研究。

5. **残余漏** 各研究对残余漏的定义各不相同。PROTECT AF研究[27]定义残余漏为TEE显示封堵器周围血流宽度≥5mm,而PLAATO研究[24,53]则定义残余漏为血流宽度>3mm。然而,真正意义上的封堵成功应完全没有残余血流。最新研究结果显示,ACP封堵器随访6个月后的残余漏发生率为16.2%,有5例无残余漏的患者在第6个月随访时方发现中度残余漏,而其低LVEF值可能与新出现的残余漏有关[57]。PROTECT AF亚组分析[63]评价了WATCHMAN封堵器周围各种程度的残余血流,其结果显示残余漏的发生率随时间延长而递减,从术后45d的40.9%至术后6个月的33.8%,在术后12个月时下降到32.1%。在所有有记录到残余血流的患者中,轻度(<1mm)仅占7.7%,而中度(1~3mm)和重度(>3mm)更为常见,分别占到59.9%和32.4%。研究结果显示,左心耳封堵器周围残余血流的严重程度和华法林应用及临床预后(包括血栓栓塞事件)无关。有封堵器周围残余血流的患者发生不良事件的比例不增加,延长华法林的应用时间也不能显著减少不良事件的发生率。尽管研究建议术后45 d可以停服华法林,然而这一结论仍有待商榷。因该研究中一些有残余血流的患者仍继续服用华法林则可能会影响到该研究结果的准确性。此外,目前已有研究报道,在左心耳封堵术后仅给予阿司匹林和氯吡格雷,而不应用抗凝药,并且指出残余漏的程度尚不能作为术后是否应用抗凝药的依据[25,27]。总体而言,封堵器周围残余漏对患者临床预后和术后抗血栓策略的影响尚有争议。目前,还有利用两次封堵来治疗残余漏的个案报道[74],不过其长期疗效和必要性也有待更大规模的研究来评价。

6. **其他并发症** 其他围术期或封堵器相关的并发症还包括主要出血事件(0.7%)、穿刺部位血肿(0.4%)、动静脉瘘(0.2%)、心律失常(0.2%)、假性动脉瘤(0.2%)及其他事件(TEE探头造成的食管撕裂、第1代封堵器输送导丝断裂、气管损伤、术后呼吸衰竭等)[1,54,56,67]。

(二)外科左心耳干预并发症及处理

外科左心耳干预是在全胸腔镜下或微创外科小切口下进入胸腔和心包腔内进行的手术,因此,患者必须行全身麻醉与必要的生命体征监测。如发生并发症,则应紧急抢救和相应处理。

1. **麻醉意外** 包括心室颤动(室颤)或心脏骤停、药物过敏等。术前要充分了解病情及重要器官的功能状态,术中除颤仪应处于应急状态。一旦发生麻醉意外,应迅速进行有效抢救;发生室颤或心脏骤停,应立即体外除颤及做相应处理。

2. **肺损伤** 因术前无法准确判断患者有无胸膜粘连,在进行胸腔镜检查或作胸壁小切口时,由于肺粘连,尤其是有严重粘连时,会导致肺损伤和手术难度增加。发现粘连时,要从多方位小心仔细分离粘连,切不可过度损伤肺组织。对于损伤的肺组织要做相应的修补。

3. **膈神经损伤** 切开心包显露左心房、左心耳、肺静脉及上下腔静脉时,要辨清左、右膈神经的位置和走行,以免误伤膈神经。膈神经损伤会导致患者患侧膈肌抬高、下肺叶受压,影响呼吸及肺功能,有时会引起肺不张和肺炎。因此对于膈神经损伤者,要积极加强呼吸锻炼,改善肺功能。如有肺炎发生,则应对症处理。

4. 左心耳出血 外科左心耳干预时,出血是最常见且最严重的并发症。一旦发生左心耳出血,在直视下或利用腔镜,查清出血口的部位与大小,进而设计手术方案。预计可能容易修补者,则先用纱布压迫止血。如出血口较大,或不易修补,应一面准备血液补充血容量,一面延长手术切口。应充分显露好手术野和出血口,认真修补。情况严重时,应准备好体外循环,必要时在体外循环下行修补术。值得注意的是,因左心耳基底部与左冠状动脉旋支邻近,在左心耳干预或出血修补时,不要误伤旋支。外科左心耳干预时,建议切割闭合器进行切除闭合左心耳或用夹子夹闭左心耳,一般不主张首选结扎与缝扎,因这两种方法多用于心脏停跳状态下进行,而在心脏搏动下进行左心耳结扎或缝扎容易发生再出血事件。结扎与缝扎时发生出血,应首先用纱布压迫止血,再根据出血情况做前述处理。

5. 其他部位心脏大血管出血 在进行外科操作时,可能会误伤左心耳周围的肺动脉、肺静脉、左心房或心室表面的动静脉血管。一旦发生误伤,首先要暂停操作,看清出血部位,采取相应的有效措施。值得注意的是,心脏大血管出血一般都比较严重,一方面要作好血液、手术器械、必需用品、体外循环的准备;另一方面则应延长手术切口,显露出血部位,进行有效止血。

6. 左心耳干预后残余交通 外科左心耳干预后,如完全彻底地闭合了左心耳,则左心耳内形成血栓的机会将大大降低。但当左心耳闭合不完全(尤其是结扎或缝扎的情况下)、与左心房间存在小的血流交通时,残余心耳内的血流将更缓慢淤滞,容易形成血栓。因此,术中须用 TEE 严密监测左心耳的闭合情况,一旦发现残余交通,应增加缝、扎,或使用切割闭合器消除残余交通,彻底闭合左心耳。

7. 手术切口转为胸骨正中切口 因微创外科左心耳干预时,多采用左侧、右侧或双侧肋间切口,但一旦发生心耳或其他部位出血时,则此切口不易处理出血,此时应作胸骨正中切口处理出血。

8. 感染与肺炎 并发伤口感染、肺部感染均影响手术结果。故应注意无菌操作,加强术后呼吸锻炼,并及时进行相应的抗感染治疗。

9. 胸腔、心包积液 术后心包分泌及渗出液大多于术后 2~3d 减少,可拔除胸管。少数心包、胸腔积液较多者,术后可服用少剂量激素减少渗出,必要时可行胸腔穿刺或心包穿刺抽出积液。

10. 脑、肾损害 罕见患者术后出现中枢神经系统或肾功能损害。中枢神经系统损害可能与术中消融时引起血管内膜损伤形成微小血栓,随血流入脑而成。肾损害可能与麻醉或血流动力学改变有关,文献报道少,真正原因尚待进一步研究。

九、左心耳干预的随访

(一) 左心耳封堵术后抗栓治疗

目前多项大规模临床研究已证实左心耳封堵预防非瓣膜性房颤患者脑卒中的有效性。随着器械的改进和临床应用经验的积累,围术期并发症逐渐降低,安全性也逐步提升。但与置入器械相关的栓塞事件仍是影响患者围术期安全性的问题之一,因此左心耳封堵术后的抗栓治疗应受到相应的重视。

研究表明植入器械的血栓形成和经 TEE 检查发现左心耳残腔血流可能与左心耳封堵术后的栓塞事件相关,但没有足够的临床数据来证实其影响力。在 PROTECT AF 研究[1,56]中,478 例患者中有 20 例患者(4.2%)左心耳植入器械上发现血栓,其中 3 例出现缺血性脑卒中;术后 12 个月 TEE 发现 32% 的患者存在植入器械周围残腔血流。而在另一项研究中,197 例患者中有 2.4% 的患者于术后晚期(>7d)经 TEE 发现植入器械上的血栓[72]。

对于左心耳封堵术后的抗栓治疗,迄今尚无更多认识与经验。但在多个临床研究,如 PROTECT AF 研究中,患者术后继续服用抗凝药(华法林)45d,如 TEE 提示左心耳封堵完全或器械周围残腔血流宽度 <5mm,则停用华法林,改用双联抗血小板治疗(阿司匹林和氯吡格雷),6 个月后停用氯吡格雷,继续长期服

用阿司匹林[56]。出血风险高的患者术后抗栓治疗没有进一步的临床研究结果。

而对于术后随访过程中经 TEE 发现器械周围残腔血流，临床上是否需要口服抗凝药，目前尚存争议。新近发表的多项注册研究中，左心耳封堵术后患者未使用口服抗凝药（华法林），而采用阿司匹林和氯吡格雷联用抗血小板治疗（3~6 月），以后继续长期口服阿司匹林，也取得令人满意的效果[61,63,75]。

综合国外临床研究的结果[58]与国内初步的临床经验，建议将双联抗血小板治疗作为左心耳封堵术后抗栓治疗的基础方案，即术后联用阿司匹林和氯吡格雷 3~6 个月，然后长期服用阿司匹林。此外，抗栓治疗应考虑患者个体情况，如术后随访经 TEE 检查发现植入器械相关的血栓或器械周围残腔血流，结合对患者术后栓塞事件的风险评估，可以考虑口服抗凝药（华法林），但应注意与抗凝药相关的出血风险，包括定期监测 INR 等。而新型口服抗凝药由于目前尚缺乏针对性较强的临床研究支持，故暂不推荐作为左心耳封堵术后抗栓治疗药物。

外科左心耳干预术后是否需要抗栓治疗，目前亦无经验，需进一步深化认识。术后抗栓治疗，没有使用或禁止的建议。外科左心耳干预存在的主要问题是术后漏及剩余残端（>1cm）。在 LAAOS 试验[76]中，患者被随机分为左心耳干预组（内膜缝合、房耳切断缝合）和药物控制组。出院前经 TEE 证实房耳闭塞成功率为心内膜缝合组 45%，房耳切断缝合组 72%。41% 左心耳干预未成功的患者发现左心耳血栓，半年随访 6 例成功闭塞房耳者（11%）和 12 例未成功闭塞者（15%）有脑卒中和 / 或短暂性脑缺血发作（P=NS）的证据[19]。对于外科左心耳干预术后的抗栓治疗，以及术后随访 TEE 检查发现术后漏或残端患者是否进行抗栓治疗，需更多的临床研究结果支持。

（二）左心耳封堵术后疗效判断与随访

1. 随访目的、频度和内容　左心耳封堵术后患者应定期随访，这不仅能够评估左心耳的封堵效果，而且还能及时发现和处理相关并发症。

建议术后随访时间节点为出院前或术后 1 周、30~45d、6 个月和 1 年，之后每两年进行 1 次随访[1,27,57]。随访内容包括：评估患者的一般状况和生活质量改善情况、有无脑卒中 / 外周动脉栓塞或出血事件、抗栓药物使用情况、左心耳封堵效果、有无延迟心脏压塞等相关的并发症、心电图及常规实验室检查（如心肌标志物）等。随访间期如发生脑卒中（包括缺血性和出血性脑卒中）、严重心血管事件以及外周动脉栓塞等应随时就诊。无论是否发生脑卒中事件，术后 1 年和 2 年时均应常规进行神经系统评估。

2. 经皮左心耳封堵效果评价　经皮左心耳封堵术后的每个随访节点均应采用经 TEE 评估封堵效果。相关指标包括：封堵器在左心耳内的位置、是否存在植入器械周边残余漏以及器械表面血栓形成等。根据 PROTECT AF 研究[63]，经皮左心耳封堵术后左心耳和心房之间的残余漏情况可分为轻度、中度和重度 3 个等级。轻度：残余漏直径 <1mm；中度：残余漏直径为 1~3mm；重度：残余漏直径 >3mm。≤3mm 的残余漏一般无需特殊处理，而 >3mm、特别是 >5mm 的残余漏是否与脑卒中事件相关尚需进一步研究，需要密切随访或给予相应处理。

3. 抗栓药物应用建议　经皮左心耳封堵术后的抗栓治疗有以下两种方案可供选择：①术后至少服用华法林 45d，维持 INR 2.0~3.0，继之以阿司匹林 81~325mg/d 和氯吡格雷 75mg/d 联用至术后 6 个月，之后长期服用阿司匹林 81~325mg/d[1,27]。②术后使用双联抗血小板药物（阿司匹林 81~325mg/d+ 氯吡格雷 75mg/d）1~6 个月，之后长期服用单一抗血小板药物，建议使用阿司匹林[25,27]。

新型口服抗凝药是否可以安全用于经皮左心耳封堵术后的抗栓治疗及其方案目前尚缺乏足够资料。

根据目前研究结果，经皮左心耳封堵术后如果出现如下情况，建议不要中断口服抗凝药治疗：①器械周边残余漏 >3mm；②术后发生血栓栓塞事件和植入器械表面血栓形成。

(三)外科左心耳干预的随访

随访指标如死亡率、脑卒中或外周动脉栓塞发生率、心功能等,实验室检查,心电图,X线胸片,评估左心耳切除或封堵是否完整的方法有 TEE[22,48]、CT[22,48]、MRI[40,77]等。

1. 有关左心耳切除术的随访报道 据报道,136 例患者在二尖瓣手术同时行左心耳切除术,随访 (3.6 ± 1.3) 年,14 例(10.3%)出现栓塞事件[78]。14 例中,二尖瓣成形者 10 例(71%),二尖瓣生物瓣置换者 3 例(21%),二尖瓣机械瓣置换者 1 例(7%),研究认为左心耳切除术没有明显的预防栓塞的作用。

2. 有关左心耳结扎的随访报道 Kim 等[79]报道,1405 例患者在心脏手术同时行左心耳结扎术,术后随访 1 个月。未行左心耳结扎的患者术后房颤的发生率是行左心耳结扎术的 1.36 倍(95%CI 1.03~1.80);而在行左心耳结扎术的患者中无 1 例出现脑血管并发症,未做左心耳结扎术的患者中 7 例(6.1%)出现脑血管并发症(0 对 6.1%,P = 0.003)。

3. 有关左心耳闭合器的随访报道 Salzberg 等[45]对 2007 年 9 月至 2008 年 10 月 34 例患者应用左心耳闭合器。结果表明未发生器械相关并发症,无与器械相关的死亡,所有患者均在术中经 TEE 证实夹闭效果。术后 3 个月经 CT 证实获得持久的左心耳夹闭效果,但因未设对照组,不能证明预防栓塞的效果。Healey 等[76]采用缝扎或闭合器夹闭的方法(Ethicon TX30/TX60)进行左心耳封堵。术中行 TEE 评价结扎是否完整。9 例心耳撕裂经修补成功,采用缝扎方法左心耳完整闭合的 45%,采用闭合器的方法完整闭合的 72%(P=0.14),随访 (13 ± 7) 个月,术后 8 周经 TEE 评价术后左心耳封堵效果,66% 满意,2.6% 患者出现栓塞事件。

4. 有关胸腔镜应用的随访报道 Blackshear 等[52]经胸腔镜对 15 例患者行左心耳封堵术,1 例因出血行正中切口手术,14 例成功。随访 8~60 个月,2 例于术后 55 个月出现脑卒中;2 例死亡,其中 1 例为冠状动脉旁路移植术患者,另 1 例死于肝功能衰竭。在高风险患者中,每年脑卒中发生率(5.2%),比单纯采用阿司匹林预防的患者(13%)低。故认为胸腔镜技术行左心耳干预的方法安全,没有早期的神经系统并发症和死亡;在房颤高风险患者中,血栓栓塞事件呈下降趋势,但差异无统计学意义。

Wolf 等[77]通过胸腔镜行非体外循环下双心房肺静脉隔离和左心耳切除(EZ45 stapler,美国 Ethicon Endosurgery 公司)27 例(18 例阵发性房颤、4 例持续性房颤、5 例永久性房颤),对 23 例随访 6 个月,21 例 (91.3%)无房颤发作。

李岩等[80]报道,2006 年 12 月至 2007 年 9 月对 56 例单纯性房颤患者行胸腔镜辅助下心表双侧肺静脉隔离术。主要方法有双侧肺静脉分离和肺静脉与左心房间的射频消融隔离及左心耳切除。术中使用了WOLF 分离器和 Atricure 双极射频消融夹,EZ45G 软组织切割缝合器。结果显示,消融术后经检测证明肺静脉完全电隔离,无左心耳严重出血病例。除 14 例术后行电复律外,其他病例术后均为窦性心律。手术时间 (150 ± 23) min,无手术死亡。除 2 例患者因术后低血氧症再次气管插管和因术后急性左心功能不良行主动脉内球囊反搏(IABP)辅助外,其余患者术后无严重并发症。术后平均住院 (7.5 ± 2.3) d。随访至 6 个月,无死亡及脑卒中发生。

5. 外科左心耳干预术后随访 时间节点一般包括术后 3、6、12 个月,以后每 12 个月随访 1 次。随访内容包括:抗凝药剂量、栓塞和血栓事件、心电图或 24h 动态心电图、超声心动图、左心耳是否有残余漏及其他不良事件等。

(参考文献略)

3. 冠心病血运重建后心脏性猝死的预防

中华医学会心血管病学分会
中华医学会心电生理和起搏分会
中国医师协会心律学专业委员会心血管冠状动脉及电生理介入治疗专家工作组

根据世界卫生组织的定义,如果无明显心外原因,在出现症状后 1h 之内发生的意外死亡为心脏性猝死(SCD)[1]。SCD 是全球成人主要死亡原因,我国 SCD 发病率为 41.8/10 万,每年有 54 万人死于 SCD[2]。心脏骤停(SCA)的概念不同于 SCD,系指因心脏泵血功能突然停止而引起循环衰竭的致命性事件,经及时有效的心肺复苏可能被逆转而免于死亡。美国每年有 32 万多人在医院外发生 SCA,发病率为 103.2/10 万,平均年龄 66 岁,抢救成功率为 5.6%[3]。大多数 SCD 患者的基础疾病为冠心病,包括急性冠状动脉综合征(ACS)和慢性缺血性心脏病[4]。

由于冠心病一级和二级预防措施的积极推广和实施,冠心病现代治疗方式,特别是急性心肌梗死(心梗)发病早期直接经皮冠状动脉介入治疗(PCI)技术的广泛开展,美国近年来冠心病的病死率呈逐年下降的趋势[3]。但是 SCD 的发病率并未下降。在美国男性人群,相对于肺癌、前列腺癌、直肠结肠癌、脑血管病、糖尿病和下呼吸道感染所引起的死亡,SCD 仍排在首位,病死率为 76/10 万[5]。在女性,SCD 也是死亡的主要原因,SCD 的病死率(45/10 万)是乳腺癌的 1.7 倍[5]。由于治疗技术的进步,ACS 患者住院和近期病死率大幅度下降,但 1 年内累计有 16%~25% 发生心力衰竭(心衰)[6],这是近 10 多年来心衰患病率上升的一个重要原因[7]。2/3 的收缩性心衰患者的病因为冠心病[8]。心衰患者 SCD 风险显著高于其他心脏病患者,一项人群研究显示有心梗史的心衰患者,SCD 发生率在所有心脏病患者中最高,是全组心脏病患者的 3.65 倍[9]。

血运重建是一项非常重要的冠心病治疗技术,包括 PCI 和外科冠状动脉旁路移植术(CABG)。血运重建不仅能缓解心肌缺血的症状,并能降低病死率,改善远期预后。但是,即使全面采用指南建议的二级预防措施、最佳药物治疗和完全血运重建,仍有不少患者在病程的不同阶段可能出现左心室射血分数(LVEF)降低、心衰和室性心律失常。SCD 为这类患者的主要死亡方式。在一项缺血性心脏病伴心衰的 CABG 治疗临床研究(STICH 试验)[10]中,即使接受了 CABG 完全血运重建治疗的患者,猝死仍占所有死亡的 1/3[11]。因此,血运重建术后,在缺血性心脏病患者的长期管理中,SCD 仍然是我们所面临的严峻挑战。

本共识将聚焦这一广泛关注的问题,为冠心病血运重建后 SCD 的预防提供较全面的临床处理建议。

一、缺血性心脏病心脏性猝死的预防策略

根据缺血性心脏病患者的临床特征和实验室检测指标,在大量临床试验所提供证据的基础上,相关临床指南针对不同人群提出了 SCD 的预防策略:二级预防和一级预防[12]。

(一)二级预防

二级预防针对 SCA 的幸存者和发生过持续性室性心动过速(VT)的器质性心脏病患者。这类患者再

次发生 SCA 或 VT 的危险很高。一项 SCA 存活者和持续性 VT 患者长期随访研究显示:1、3、5 年 VT 或心室颤动(VF)的发生率分别为 19%、33% 和 43%[13]。在植入型心律转复除颤器(ICD)应用之前的年代,在冠心病药物治疗及血运重建的基础上,抗心律失常药物使用是 SCD 二级预防的重要措施。胺碘酮和 β 受体阻滞剂能减少 VT 和 VF 的发生,但其作用有限[14]。ICD 为目前 SCD 二级预防中的一线治疗[15]。3 个 SCD 二级预防随机试验(AVID、CASH 和 CIDS)汇总分析显示,ICD 组心律失常性死亡的危险降低 50%,全因死亡危险降低 28%[16]。对有心梗史的持续性单形性 VT 患者,血运重建并不能有效预防 VT 复发和 SCA。在 SCA 的存活者中,血电解质异常较为常见,如果它并非是 SCA 的首要原因,同时也不能发现 SCA 其他可纠正或可逆转的原因,应当将这类患者作为二级预防对象而植入 ICD[12]。

(二)一级预防

二级预防的局限性在于大多数 SCA 患者难以存活从而失去了预防的机会。据美国心脏协会(AHA)2015 年发布的统计数据,美国每年有 326 200 人在医院外发生 SCA。即使在院外 SCA 急救体系较为完善、人工心肺复苏开展较为普遍的美国,经心肺复苏等抢救措施最终能存活至出院的仅占 5.6%[3]。这就是说,对绝大多数具有 SCA 潜在风险的患者来说,二级预防已为时过晚。在这样的背景下,就提出了一级预防的概念。一级预防针对尚未发生过持续性 VT、VF 或 SCA 但具有发生 SCA 较高风险的患者。在冠心病最佳药物及血运重建治疗基础上,ICD 通过减少 SCD 发生率而降低全因病死率,改善患者的远期预后[12]。

1. 一级预防中危险分层的方法

SCD 大部分由致命性室性心律失常(VF 或 VT)所致。缺血心肌或心梗后所形成的瘢痕、心脏重构和心衰导致的心肌细胞离子通道和细胞间电传导特性的改变构成了这类严重心律失常的基质(substrate)。在触发因素,如交感神经兴奋性增强、血流动力学状态恶化、血电解质浓度、酸碱度变化等作用下即可发生致命性室性心律失常,导致 SCD[17-21]。环境和时间周期等因素对 SCD 也有影响,这是一个极为复杂和动态变化的过程[22]。对某一具体患者,很难准确预测其是否发生或何时发生 SCD,但可根据现有的大量临床研究结果对其危险分层,判断其发生 SCD 风险的高低。根据患者 SCD 风险的高低选择不同的预防策略,这对于 SCD 的预防具有十分重要的意义[15]。

对缺血性心脏病,目前用于 SCD 危险分层的方法和指标有如下 4 类:①检测存在室性心律失常解剖学基质的方法;②心室电生理特性改变的指标;③自主神经系统功能异常的指标;④其他方法和指标(表1)。

表1　冠心病心脏性猝死危险分层的方法和指标

检测类别	方法和指标
室性心律失常解剖学基础	左心室射血分数(间接指标);心肌瘢痕评估(MRI、SPECT、PET)
电生理特性改变	除极过程:QRS 时限、心室晚电位、QRS 碎裂波;复极过程:QT 间期、QT 间期离散度、T 波电交替
自主神经功能	心率变异性、心率震荡、压力感受器敏感性
其他	非持续性 VT;频发室性早搏;电生理检查诱发 VT

注:MRI= 磁共振显像;SPECT= 单光子发射计算机断层扫描;PET= 正电子发射断层扫描;VT= 室性心动过速

(1)检测室性心律失常解剖学基质的方法

心肌瘢痕和解剖结构的改变是产生室性心律失常的解剖学基础。心肌瘢痕及周边区域可出现电传导减慢及传导特性的差异性增大,这是 VT/VF 产生的基础[23]。对冠心病心梗后的患者,LVEF 减低的程度可大致反映左心室瘢痕的大小和负荷,是目前预测 SCD 风险最重要的指标[24-25]。心脏影像性检查可用于评估心肌瘢痕的大小和解剖学特征,包括超声心动图、超声组织多普勒、单光子发射计算机断层扫描(single photon emission computed tomography,SPECT)、正电子发射断层扫描(positron emission tomography, PET)[26-27]。心脏磁共振显像(MRI)通过延迟显像增强技术可显示心肌纤维化和瘢痕,其空间分辨率优于 SPECT 和 PET,且不受血流灌注影响。MRI 测定的心肌瘢痕负荷对 SCD 具有较好的预测价值,在目前临床研究中应用较多[27-28]。用影像学技术检测心肌瘢痕对 SCD 的预测价值尚待大系列临床研究证实。由于这类技术自身的局限性,如分辨率、重复性等问题,以及受费用较贵、耗时较多等因素的制约,目前在临床实践中,这类用于判断心脏瘢痕负荷的检测手段并未作为常规检测方法用于 SCD 的危险分层。DETERMINE 试验欲通过观察左心室瘢痕 >10% 患者 ICD 的恰当治疗率来评价 MRI 对 SCD 预测的价值,但由于入选患者困难,试验未完成而提前终止[29]。

(2) 电生理特性和自主神经功能状态改变的指标

心室电生理学特性的改变也是室性心律失常产生的基础。反映除极过程异常的指标有:①QRS 时限增加;②QRS 波中的碎裂波;③出现心室晚电位(采用心电信号平均技术)。反映复极过程异常的指标有:①QT 间期延长;②QT 离散度增加;③T 波电交替;④QRS-T 向量之间的角度改变。自主神经功能状态的测定常采用:①心率变异性;②心率震荡(heart rate turbulence);③压力感受器的敏感性。这些指标曾被广泛研究,但对 SCD 预测的价值和重复性受到质疑,在临床指南有关冠心病和心衰患者 SCD 危险分层中均未被采用[8,15,30-35]。

(3) 用于危险分层的其他方法

非持续性室性心动过速(NSVT)和频发的室性早搏对 SCD 预测有一定价值[15,36-37]。创伤性电生理检查时采用心室程序刺激诱发持续性 VT 或 VF 预测 SCD 的阳性预测价值较高,而阴性预测价值较低。对陈旧性心梗患者,如果出现晕厥、近乎晕厥或心悸症状,推测可能与室性心律失常有关,应推荐电生理检查。若能诱发出持续性单形性 VT,SCD 的风险高,应植入 ICD 积极预防[15,37-38]。

(4) 左心室射血分数是目前广泛采用的最重要的危险分层指标

用 LVEF 单个指标预测 SCD 的风险存在明显的局限性[39],但是至今为止,所有采用 ICD 作为 SCD 一级预防的临床试验中,LVEF 显著降低(低于 30%~40%)均作为入选患者的主要指标。这些临床试验的结果证实了 ICD 在 LVEF 显著降低的缺血性和非缺血性心脏病患者,能有效地预防 SCD[40-41]。这就从另一方面说明 LVEF 能预测 SCD 风险,是危险分层的重要指标。而表 1 中所列其他危险分层的指标,并未像 LVEF 那样,在 SCD 一级预防的临床试验中获得证实[30,32,35]。因此,在现有临床指南涉及 SCD 的一级预防时,无论是缺血性心脏病或是非缺血性心脏病,LVEF 仍然是 SCD 危险分层最重要的指标[8,15]。在 LVEF 的基础上,寻求联合其他指标,包括表 1 所列指标和某些生化指标[如脑钠肽(BNP)、C 反应蛋白(CRP)][42]和基因检测[43-44]组成一个危险分层的系统,以克服 LVEF 单个指标的局限性,这或许是今后努力的方向。

2. 植入型心律转复除颤器在一级预防中的重要性

在 ICD 用于缺血性心脏病 SCD 一级预防的随机临床试验中,总共入选近 6000 例患者。MADIT 试验是第一个一级预防的随机对照试验,入选 196 例缺血性心脏病患者,LVEF ≤35%,合并非持续性 VT,电生理试验可诱发出 VT。结果发现 ICD 组与常规药物治疗组(75% 使用胺碘酮)比较,死亡风险下降 54%[45]。基于这个试验结果美国食品药品监督管理局(FDA)于 1996 年批准将 ICD 用于 SCD 的一级预防。之后的MUSTT 试验入选 704 例心梗后的患者,LVEF ≤ 40%,并伴有非持续性 VT。随访 5 年,ICD 显著降低 SCD 的风险[46]。MADIT 和 MUSTT 这两个试验证明,缺血性心脏病如果合并左心室功能障碍伴非持续性 VT 并且电生理试验能诱发出 VT,则 SCD 的风险很高,ICD 能降低 SCD 的风险[45-46]。为了更简单地筛选出 SCD 高危患者进行一级预防,在 MADIT Ⅱ 试验中入选有心梗病史患者 1232 例(心梗后 >30d)。本研究中是否

LVEF≤30%,合并非持续性 VT 或电生理试验诱发出 VT 并不是入选条件,LVEF 显著降低是唯一的入选标准。随访 20 个月试验提前终止,因为 ICD 组与对照组比较,全因死亡的危险降低 28%[47]。在以后的 SCD-HeFT 试验,入选患者的 LVEF≤35%,心功能Ⅱ或Ⅲ级(NYHA 分级)。随访 3.8 年,在最佳药物治疗基础上,ICD 组与对照组比较降低全因死亡风险 23%[48]。基于这些临床试验所提供的证据,目前对缺血性心脏病患者,如果心功能Ⅱ或Ⅲ级、LVEF≤35% 或者心功能Ⅰ级、LVEF≤30%,均属于指南推荐的 ICD 植入的Ⅰ类适应证[12]。应当强调的是,在 MUSTT、MADIT 和 MADIT Ⅱ试验中,大部分冠心病患者(66%~77%)接受过血运重建治疗(PCI 或 CABG),这说明,只要 LVEF 显著降低,不管是否接受过血运重建治疗,ICD 对于 SCD 的预防同样具有重要的意义[45-47]。

(三) 植入型心律转复除颤器临床应用现状

根据美国国家心血管疾病数据注册(NCDR)中的 ICD 注册资料,2011 年美国 1435 家医院共植入 ICD 139 991 例,其中用于 SCD 一级预防 106 131 例,占 75.8%[49]。同样来自 NCDR 的 PCI 注册资料(Cath PCI Registry)显示,2011 年美国 1337 家医院共完成 PCI 632 557 例,PCI 例数与 ICD 例数之比为 4.5∶1[49]。根据欧洲心律学会 2014 年白皮书公布的资料,2013 年德国共植入 ICD 和心脏再同步治疗除颤器(CRT-D)36 100 例,植入比为 445/ 百万人口;意大利植入比为 369/ 百万人口,西班牙为 118/ 百万人口,俄罗斯为 17.6/ 百万人口[50]。

我国 1992 年经外科手术方式植入第 1 例心外膜 ICD,1996 年植入第 1 例经静脉 ICD,2002 年后每年有较大的增长。但至 2013 年,我国全年植入 ICD 和 CRT-D 共 3068 例,植入比为 2.3/ 百万人口,远低于俄罗斯。我国 2013 年共完成 PCI 454 505 例,PCI 例数与 ICD 和 CRT-D 例数之比为 148∶1,是美国的 32.9 倍。这说明在我国将 ICD 用于 SCD 的预防与国外有很大差距,冠心病患者 PCI 术后 SCD 的预防仍未得到应有的重视。要改变这种状况,首先应提高国家医疗保险机构对 ICD 的报销比例,同时,在医生和患者中应普及预防 SCD 的常识。对于血运重建术后的部分冠心病患者(如 LVEF≤35%)SCD 的风险仍较高,但往往因为患者已接受被认为是针对病因的血运重建治疗而忽视了对 SCD 的预防。

国外 ICD 用于 SCD 一级预防的成本 - 效益(cost-effectiveness)分析研究显示,增加 1 年存活所消耗的资源与肾透析相似(肾透析为 30 000~50 000 美元,ICD 为 25 300~50 700 美元)[51-52]。如果选择严重室性心律失常和 SCA 风险较高,而其他死亡风险较低的患者,可能改善成本 - 效益比。在 LVEF 显著降低的基础上,增加其他的危险因素用于 SCD 的危险分层有可能达到这一目的[53]。

二、血运重建后心脏性猝死的风险

对缺血相关的室性心律失常,血运重建是最重要的治疗措施。从这个角度来讲,血运重建对预防缺血性心脏病 SCD 具有十分重要的意义[54]。缺血相关的严重室性心律失常及 SCA 最常见于 ST 段抬高心梗(STEMI)发病后 48h 之内。在非 ST 段抬高的急性冠脉综合征(NST-ACS)也较常见,也可见于慢性缺血性心脏病。对合并心衰的慢性稳定型缺血性心脏病及陈旧性心梗的患者,室性心律失常的发生主要由于在心肌瘢痕和纤维化的基础上,心肌电生理特性改变形成了产生和维持室性心律失常的基质,在诱发因素作用下,即可发生严重室性心律失常或 SCA[18-19]。因此,单靠血运重建并不能有效预防这类心律失常所引起的 SCA[11,12,55]。血运重建后应根据患者的不同状况,评估其 SCD 的风险,采取包括 ICD 植入在内的综合治疗措施预防 SCD。

(一) 直接经皮冠状动脉介入治疗后心脏性猝死的风险

1. 直接经皮冠状动脉介入治疗能降低室性心律失常的风险

STEMI 发病 48h 之内的 VT/VF 为急性电事件,与心肌缺血有关[56]。为预防 STEMI 发病早期的 VT/

VF，尽早实施 PCI、优化缺血心肌再灌注治疗、纠正电解质失衡、使用 β 受体阻滞剂、防止缺血紧张及由此导致的心衰和心源性休克均十分重要。在这一系列治疗措施中，直接 PCI 是最关键的一环。不仅如此，直接 PCI 还能降低 STEMI 患者以后发生的室性心律失常和 SCD 的风险。德国和芬兰 2 个中心的一项注册研究显示，对急性心梗患者，如果接受了血运重建（直接 PCI 或 CABG），并加上 β 受体阻滞剂、阿司匹林、他汀和血管紧张素转换酶抑制剂（ACEI）治疗，SCD 发生率很低。随访 2.9 年中，仅 1.2% 患者发生 SCD。如果仅接受了上述治疗中的部分治疗，SCD 发生率为 3.6%。未接受血运重建治疗患者 SCD 的风险是已接受者的 2.1 倍[57]。另一项研究发现再灌注治疗时间（从心梗症状发生到开通梗死相关动脉的时间）与能否诱发出 VT 及以后发生猝死和严重室性心律失常有关。该项研究入选直接 PCI 后的 STEMI 患者，LVEF ≤ 40%，心梗 3d 后电生理检查能否诱发出 VT 为一级终点。随访 2 年发生猝死或严重室性心律失常（需 ICD 治疗）为二级终点。结果发现再灌注治疗时间愈短（分为≤ 3h、3~5h 和 >5h 3 组）一级和二级终点事件愈少[58]。因此，对 STEMI 患者，尽早实施直接 PCI，尽量缩短再灌注治疗时间对预防以后 SCD 十分重要。

2. 直接经皮冠状动脉介入治疗能逆转左心室重构

对 STEMI 患者，直接 PCI 能逆转左心室重构，改善左心室功能。随着左心室功能的恢复，SCD 的风险可能降低[59]。直接 PCI 后连续用超声心动图观察左心室重构的动态改变，显示 6 个月后 39% 的患者达到左心室重构逆转的指标，即左心室收缩末期容积的减少大于基础值的 10%，但大部分患者未能达到这一标准[60]。另一项研究比较直接 PCI 后 5d 和 4 个月左心室功能及重构指标的改变。该项研究采用磁共振测量 LVEF、左心室收缩末期和舒张末期容积指数。结果发现，对 LVEF 基础值 <50% 的患者，如果血浆肌钙蛋白 I 显著升高，直接 PCI 后 4 个月，LVEF 和左心室重构指标并无改善或恶化，左心室容积指数增加[61]。

3. 心肌梗死后心力衰竭是心脏性猝死的高危因素

心梗后合并心衰的患者，SCD 风险明显增高[9]。直接 PCI 可以显著降低 STEMI 患者住院病死率，使不少大面积心梗或病情严重的心梗患者能够存活出院，但这部分患者存在以后发生心衰的风险。因此，随着以直接 PCI 为中心的早期最佳治疗措施的普及和推广，STEMI 患者住院病死率已明显降低，但以后这部分人群心衰的发生率却增加[62]。一项回顾性研究显示，在 9000 多例 STEMI 患者中，1 年累计心衰发生率为 23.4%，出院后 1 年内新发心衰为 12.0%[6]。这一研究结果说明，1/5 以上的 STEMI 患者，出院后仍具有较高 SCD 的风险。CADILLAC 研究显示直接 PCI 后，对 30d 和 1 年病死率来说，LVEF<40% 都是最重要的预测因子[63]。

4. 直接经皮冠状动脉介入治疗后心脏性猝死是死亡的主要方式

STEMI 患者直接 PCI 出院后，即使采用规范的冠心病二级预防治疗措施，SCD 仍是主要死亡方式。最近一项研究分析了 2800 多例 STEMI 患者直接 PCI 后近期和远期死亡原因，平均随访 4.7 年。在所有 717 例死亡原因中，第 1 位为心源性休克（140 例，19.5%），发生于急性期病程的 0~3d；第 2 位为肿瘤（124 例，17.3%），发生于 3.25 年（1.96~4.63 年）；第 3 位为 SCD（111 例，15.5%），发生于 2.75 年（1.28~3.00 年）；心肌再梗死为第 5 位死亡原因（45 例，6.3%），发生于病程 227d（6~1096d）；心衰为第 6 位死亡原因（29 例，4%），发生于病程 717d（50~1237d）。这项研究结果显示，在接受直接 PCI 出院后的患者远期心脏性死亡中，SCD 为第 1 位死亡原因，其发生率超过其他心脏性死亡的总和，为心肌再梗死的 2.47 倍[64]。因此，直接 PCI 出院后在患者长期管理中，在预防心肌再梗死等心脏缺血事件治疗的基础上，应当十分重视对 SCD 的预防。

（二）慢性稳定型缺血性心脏病血运重建后心脏性猝死的风险

对左心室功能正常或轻度降低的患者，CABG 可以降低严重室性心律失常和 SCD 的风险[54]，但只能预防部分 SCD，对左心室功能明显异常的患者这种作用很有限。在日本的一项注册研究中，比较 PCI 和 CABG 对 3 支血管和 / 或左主干病变的患者预后的影响。随访 4.7 年，如果 LVEF ≤ 50%，PCI 术后猝死占心脏性死亡的 32.1%,CABG 术后猝死占心脏性死亡的 28.3%[65],猝死仍然是心脏性死亡的主要死亡方式[65]。STICH 研究选择适合做 CABG 手术的缺血性心衰患者 1212 例,LVEF ≤35%,随机分为 CABG 手术组和内科药物治疗组。随访 56 个月,共死亡 462 例,总死亡率为 38.1%。心血管疾病死亡 351 例,占总死亡的 76%。在心血管疾病死亡中,猝死是第一位死亡原因。CABG 组猝死 74 例,占心血管死亡(162 例)的 33.9%;内科药物治疗组猝死 99 例,占心血管死亡(189 例)的 40.6%[11]。对合并心衰的缺血性心脏病,如果仍有心绞痛或存活的缺血心肌,应考虑血运重建;但对重度心衰患者(LVEF ≤35%),获益有限[10],指南推荐选择 CABG[66]。血运重建后 SCD 的预防十分重要。MADIT-Ⅱ试验的亚组研究观察了血运重建后,病程与室性心律失常的关系。在 8 年长期随访中发现,距血运重建的时间愈久,严重室性心律失常(需要 ICD 治疗)的风险愈大,每增加 1 年,风险增加 6%[67]。因此,血运重建后,在患者的长期管理中,随着时间的推移,应更加注意对 SCD 的预防。

三、急性心肌梗死后心脏性猝死的预防

由于直接 PCI 的广泛开展,STEMI 患者住院和 30d 病死率已明显下降[68-70]。对非 ST 段抬高的心梗(NSTEMI),根据指南,按危险分层采用包括血运重建在内的不同治疗策略,早期病死率也大幅度下降。但是,急性心肌梗死(AMI)后远期死亡和事件发生率可能被低估,6 个月的病死率仍高达 12%[71-72]。即使完成了血运重建,在所有死亡病例中,SCD 是主要或第 1 位死亡方式,占全部死亡的 24%~40%[73-74]。美国每年有 72 万人新发或复发心梗,其中有 20 万人属于 SCD 的高危患者,需要积极预防[75]。

在 AMI 后早期(30~40d 内),SCD 的发生率较高,患者处于猝死的高危险期[76]。但是,一半以上 SCD 的原因并非由心律失常所致,而是由于再梗死或机械并发症,如左心室破裂、急性二尖瓣反流所致。在 DINAMIT 研究,只有 50% 的 SCD 归因于心律失常,而另一半 SCD 则由于心脏机械并发症所致[77]。在 VALIANT 试验,根据 105 例尸体解剖资料,在 AMI 发病后第 1 个月内,80%SCD 的原因是再梗死或心脏破裂,仅 20% 推测由心律失常所致[78]。4 个 ACS 研究的合并数据显示,NSTE ACS 后大约 1/3 心血管死亡事件为 SCD。利用常规收集的 LVEF、年龄、糖尿病、肾小球滤过评估比率、心率、心梗、外周血管疾病、血统、性别、Killip 分级等临床变量信息,可以进行精确的危险分层[79]。因此,在 AMI 后早期(40d 之内)植入 ICD,对早期 SCD 中占大部分由非心律失常原因所致的患者,并无益处。ICD 虽可降低心律失常性死亡,但总病死率并无改善[80-81]。AMI 后,随着左心室重构和心肌纤维化的进展及心脏瘢痕的形成,梗死区和梗死周边区域心肌细胞电生理特性的改变导致局部传导减缓或阻滞、不应期延长、复极不一致程度增加。这样,就形成了产生折返性室性心律失常的基质。恶性室性心律失常所致 SCD 的风险也将随之增加。ICD 治疗是预防这类恶性室性心律失常所致 SCD 最有效的方法。AMI 后 1 年左右,心律失常所致 SCD 可能占到全部猝死病例的一半,到 30 个月可能达到 60%[82]。因此,在 AMI 后早期,对预防 SCD 来说,血运重建,预防和治疗心肌缺血进展和再梗死及机械并发症,控制心衰、改善左心室功能最为重要。而在 AMI 患者的长期管理中,在血运重建和根据指南的二级预防治疗基础上,对 SCD 高风险的患者,ICD 可以有效降低 AMI 后 LVEF ≤ 35% 的患者在 2 年时的病死率[83],具有十分重要的意义。

(一) 急性期(<48h)血运重建后心脏性猝死的预防

在 AMI 血运重建后如果出现了多形性 VT 或 VF,SCD 的风险明显增高。在这种情况下,首先应考虑心肌缺血进展、再梗死或支架内急性血栓形成的可能。如果不能排除这种可能,应立即行冠状动脉造影。这种恶性室性心律失常也常见于合并心源性休克和严重心衰的患者。为预防血运重建后早期(<48h)的 SCD,可采取以下措施[15,75,84-86](图 6-3-1)。①血运重建后应常规作超声心动图检查,了解左心功能状态及是否合并机械并发症,并作相应处理(Ⅰ类推荐,C 级证据);②若无禁忌,口服 β 受体阻滞剂以预防严重室性心律

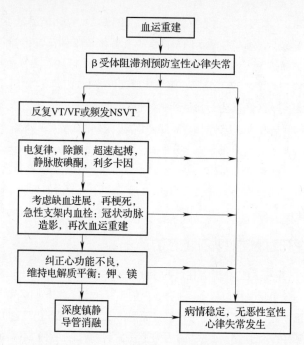

VT= 室性心动过速；VF= 心室颤动；NSVT= 非持续性室性心动过速

图 6-3-1　急性心肌梗死血运重建后严重室性心律失常的处理策略

失常（Ⅱa 类推荐，B 级证据）；③对反复发生的多形性 VT，静脉或口服 β 受体阻滞剂，以控制其发作（Ⅰ类推荐，B 级证据）；④静脉注射胺碘酮，治疗多形性 VT（Ⅰ类推荐，C 级证据）；⑤对反复发生的 VT/VF，如果胺碘酮和 β 受体阻滞剂无效或存在禁忌，可使用利多卡因（Ⅱb 类推荐，C 级证据）；⑥对持续性 VT 或 VF，立即电击复律或除颤（Ⅰ类推荐，C 级证据）；⑦对反复发作的 VT/VF，如果有如下可能：支架内急性血栓形成、心肌缺血进展或再梗死，应立即行冠状动脉造影，并根据造影结果作相应处理（Ⅰ类推荐，C 级证据）；⑧维持血电解质平衡，纠正低钾、低镁血症（Ⅰ类推荐，C 级证据）；⑨如果反复发生 VT/VF 或电风暴药物难以控制，在血运重建和最佳药物治疗基础上，在有经验的医疗中心可考虑做导管消融术（Ⅱa 类推荐，C 级证据）；⑩对药物难以控制反复发作的 VT/VF 或电风暴，可采用深度镇静，使患者处于睡眠状态（Ⅱb 类推荐，C 级证据）；对药物难以控制反复发作的 VT，如果不能实施导管消融治疗可采用经心导管电刺激，超速抑制方式控制 VT 的发作（Ⅱa 类推荐，C 级证据）；对过去已植入 ICD 的患者，如果反复发生不恰当电击，应重新程控以避免不恰当电击（Ⅰ类推荐，C 级证据）；除 β 受体阻滞剂外，不应使用其他抗心律失常药预防室性心律失常的发生（Ⅲ类推荐，B 级证据）。

（二）急性心肌梗死后（>48h）心脏性猝死的预防

在 AMI 发病 48h 之后发生的 SCA 或恶性室性心律失常，其预后意义与发生于 48h 之内明显不同[75]，常见于严重心衰和心源性休克的患者。在血运重建之后，在最佳的二级预防药物治疗基础上，如果 SCA 或持续性 VT 发生于心梗病程的 1 个月 ~ 数月之后，大多数与心肌缺血无关。以后 SCD 的风险很大。对这类患者 SCD 的预防为二级预防。在 AMI 血运重建后，虽未发生 SCA 或持续性 VT，但如果合并严重左心功能障碍（LVEF ≤ 35%），不明原因晕厥、频发的非持续性 VT 或电生理试验能诱发出持续性 VT，其 SCD 风险也将增加。对这类患者 SCD 的预防称为一级预防。

1. 二级预防

①AMI 发病 48h 之后，40d 之内出现持续性 VT 或 VF，与心肌缺血进展和再梗死无关，也未发现引

起 VT 的可纠正的其他原因,可植入 ICD 或使用可穿戴的复律除颤器(WCD,Ⅰ类推荐,B 级证据)[82,85];②AMI 发病 48h 之后,40d 之内,发生多形性 VT 或 VF,如果血运重建不完全(罪犯病变血运重建失败或对重要的非罪犯血管严重病变不能进行血运重建),并且在本次 AMI 之前患者已存在左心室功能障碍、LVEF 降低,可考虑植入 ICD 或使用 WCD(Ⅱb 类推荐,C 级证据)[15];③AMI 发病 48 h 之后,在血运重建和最佳药物治疗的基础上,如果仍反复发生 VT/VF 或电风暴,可考虑经导管射频消融治疗(Ⅱa 类推荐,C 级证据)[15];④AMI 发病 48h 之后,40d 之内,发生持续性 VT,在有条件的中心可考虑采用导管消融治疗 VT(Ⅱb 类推荐,C 级证据)[15,82];⑤在 AMI 发病 40d 之内,出现持续性 VT,与心肌缺血有关,应针对缺血采取包括血运重建(对已做过血运重建者考虑再次血运重建)在内综合治疗措施以改善心肌缺血,不应植入 ICD(Ⅲ类推荐,C 级证据)[82]。

2. 一级预防

(1) 急性心肌梗死后早期心脏性猝死的危险分层[15,84-85]

①出院前所有患者均应测量 LVEF(Ⅰ类推荐,C 级证据);②对未做血运重建者心梗后 40d 复查 LVEF,对已完成血运重建者(PCI 或 CABG)90d 后复查 LVEF,以发现左心室功能严重障碍(LVEF ≤ 35%)患者,为 ICD 作为 SCD 一级预防的适应证(Ⅰ类推荐,B 级证据);③出院前做 24h 动态心电图检查,以检测室性心律失常(非持续性 VT、频发室性早搏),并评估室性心律失常的类型(单形或多形性 VT、VT 时心室率、成串室早持续时间和个数,Ⅱa 类推荐,C 级证据);④对 LVEF ≤ 40% 的患者,行电生理检查(心室程控刺激),以能否引诱发出持续性 VT,评估 SCD 的风险(Ⅱb 类推荐,B 级证据);⑤在 AMI 后早期,不推荐使用无创性检查(如微伏级 T 波电交替、自主神经功能测试或信号平均心电图)用于危险分层(Ⅲ类推荐,B 级证据)。

(2) 心肌梗死后心脏性猝死的一级预防

根据指南,按冠心病二级预防治疗原则,心梗后长期采用包括生活方式干预和危险因素控制,抗血小板药物、降脂药、β 受体阻滞剂、血管紧张素转换酶抑制剂或血管紧张素受体阻滞剂及醛固酮拮抗剂等药物治疗对降低总死亡率和 SCD 均十分重要[68,70]。但对于具有 SCD 高风险的患者,仅靠血运重建和最佳冠心病二级预防治疗是不够的,植入 ICD 才能有效减少 SCD[45-48,55-57]。目前,所有涉及冠心病、心衰、室性心律失常和猝死及植入性器械治疗的指南,在大量临床试验所提供的充分证据基础上,都十分强调 ICD 用于 SCD 的一级预防[8,12,15,66,82-87]。

心梗 40d 后或血运重建 90d 之后 SCD 的一级预防:①心梗后至少 40d,或血运重建后至少 90d,LVEF ≤ 35%,心功能 Ⅱ 或 Ⅲ 级应植入 ICD(Ⅰ类推荐,A 级证据)[12,85,87];②心梗后至少 40d 或血运重建后至少 90d,LVEF ≤ 30%,心功能 Ⅰ 级,应植入 ICD(Ⅰ类推荐,A 级证据)[12,87]。

心梗后 40d 之内或血运重建后 90d 之内 SCD 的一级预防:一般情况下,应在心梗 40d 之后或血运重建 90d 之后测量 LVEF,评估心功能和临床状况,再决定是否适合植入 ICD 用于 SCD 的一级预防。指南的这一推荐是基于 DINAMIT 和 IRIS 研究的阴性结果[80-81]。但在临床试验中,由于受患者入选和排除条件的限制,研究结果所产生的证据及指南的推荐并不能涵盖临床真实世界中的诸多特殊情况。为解决这一临床实际问题,2014 年美国 HRS/ACC/AHA 3 个学会共同发布了 1 个专家共识,详细地阐述了在临床试验中不包括或不能反映的特殊情况下,如何考虑使用 ICD 预防 SCD[82]。由于缺乏临床试验的证据,这个共识采用"推荐"(is recommended)、"不推荐"(is not recommended)和"可能有用"(can be useful),"也许有用"(may be useful)这样的述语来表述在不同情况下对 ICD 使用的立场。而未采用指南常用的Ⅰ、Ⅱ、Ⅲ类推荐意见的表述方式。①心梗后 40d 之内 LVEF ≤ 35%,因心动过缓而需要植入永久心脏起搏器,预测 40d 之后 LVEF 难以恢复到 >35% 或不能确定,推荐植入 ICD。如果植入了起搏器,在心梗 40d 之后,如果 LVEF 仍 ≤ 35%(这种可能性很大),则可能需要更换为 ICD,因符合植入 ICD 的Ⅰ类适应证;②心梗后 40d 之内,发生晕厥,推测可能与严重室性心律失常有关（如心电图记录到非持续性 VT，电生理检查能诱发出持续性 VT 或 VF），植入 ICD 可能有用；③心梗前已植入 ICD，心梗后 40d 之内 ICD 电池耗竭，如果患者临床状况许可，推荐更换 ICD；④心梗前就符合 SCD 一级预防植入 ICD 的条件，在心梗 40d 之后，血运重建 90d 之内，预测 LVEF 恢复到 >35% 的可能性不大，植入 ICD 可能有用；⑤心梗后血运重建 90d 之内，LVEF ≤35%，因心动过缓需植入永久心脏起搏器，并且 LVEF 恢复到 >35% 可能性不大或不能确定，推荐植入 ICD；⑥心梗后血运重建 90d 之内，发生晕厥，推测可能由严重室性心律失常所致（根据病史，心电图记录到非持续 VT 或电生理检查诱发出持续性 VT），植入 ICD 可能有用；⑦过去已植入 ICD，血运重建 90d 之内电池耗竭，如果临床状况许可，推荐更换 ICD；⑧心梗 40d 之后，血运重建 90d 之内，患者在等待心脏移植或等待植入人工心脏辅助装置期间，植入 ICD 可能有用。

四、稳定型冠心病血运重建后心脏性猝死的预防

对心功能正常或轻度受损的稳定冠心病患者，血运重建可降低室性心律失常和 SCD 的风险[54]。但对合并严重左心功能障碍（LVEF ≤35%）的患者，即使采用 CABG 进行完全的血运重建后，SCD 仍然是死亡的主要方式，占所有心血管疾病死亡的 1/3，远远超过泵衰竭、心梗和脑血管疾病所引起的死亡的总和[11]。最近一个大系列长期随访研究显示，在 STEMI 患者直接 PCI 出院以后，SCD 为主要死亡方式，超过其他所有心脏性死亡的总和，为心肌再梗死的 2.47 倍[64]。因此，对具有 SCD 高风险的患者，血运重建后在冠心病二级预防治疗基础上，应考虑植入 ICD。血运重建后 SCD 高危患者的监测和预防（图 6-3-2、图 6-3-3）。

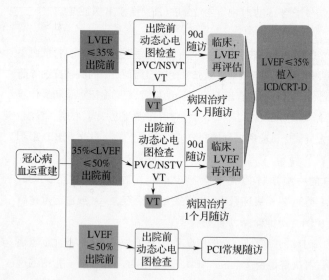

图 6-3-2　冠心病血运重建后心脏性猝死高危患者监测

LVEF= 左心室射血分数；PVC= 频发室性早搏（>10 次 /h）；VT= 持续性室性心动过速；NSVT= 非持续性室性心动过速；ICD= 植入型心律转复除颤器；CRT-D= 心脏再同步治疗除颤器；PCI= 经皮冠状动脉介入治疗

（一）二级预防

①由 VF 或 VT 引起的 SCA，与心肌缺血无关，也未发现其他可以纠正或可逆的原因，应植入 ICD（Ⅰ类推荐，A 级证据）[12,15,87]；②发生持续性 VT，未发现引起 VT 的可纠正的原因，应植入 ICD（Ⅰ类推荐，B 级证据）[12,15,87]；③与心肌瘢痕相关的无休止发作的 VT 或电风暴，应采用导管消融治疗（Ⅰ类推荐。B 级证据）[15]；④对已植入 ICD 的患者，由持续性 VT 引起的反复电击，可采用导管消融治疗（Ⅰ类推荐，B 级证据）[15]；⑤对已植入 ICD 的患者，发生第 1 次持续性 VT 后，可考虑采用导管消融治疗（Ⅱa 类推荐，B 级证据）[15]。

（二）一级预防

①对所有稳定型冠心病患者常规用超声心动图测定左心室收缩功能（LVEF），以筛查具有 SCD 较高风

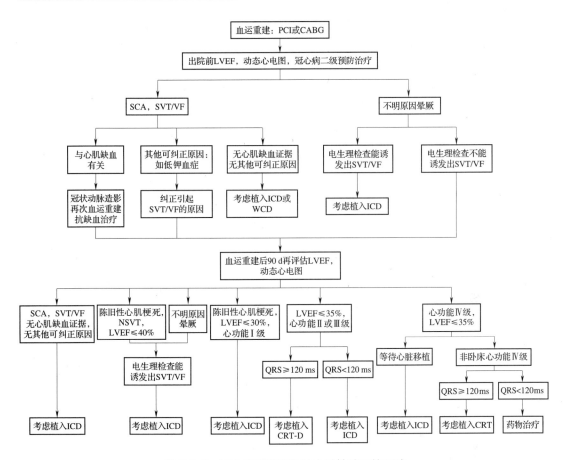

图 6-3-3　冠心病血运重建后心脏性猝死的预防

PCI= 经皮冠状动脉介入治疗;CABG= 外科冠状动脉搭桥手术;LVEF= 左心室射血分数;SCA= 心脏骤停;SVT= 持续性室性心动过速;VF= 心室颤动;NSVT= 非持续性室性心动过速;ICD= 植入型心律转复除颤器;CRT= 心脏再同步治疗;CRT-D= 心脏再同步治疗除颤器;WCD= 可穿戴式心脏复律除颤器

险的患者(Ⅰ类推荐,C 级证据)[88];②血运重建至少 90d 之后,NYHA 心功能分级Ⅱ或Ⅲ级,LVEF≤35%, 应植入 ICD(Ⅰ类推荐,A 级证据)[12,15,66,87];③合并晕厥,电生理检查能诱发出持续性 VT 和 VF 并明显影响血流动力学,临床推断与晕厥有关,应植入 ICD(Ⅰ类推荐,B 级证据)[12,15,87];④陈旧性心梗,血运重建至少 90d 之后,NYHA 心功能分级Ⅰ级,LVEF≤30%,应植入 ICD(Ⅰ类推荐,A 级证据)[12,87];⑤陈旧性心梗,血运重建至少 90d 之后,LVEF≤40%,合并非持续性 VT,电生理检查能诱发出持续性 VT 和 VF,应植入 ICD(Ⅰ类推荐,B 级证据)[12];⑥陈旧性心梗,血运重建后发生不明原因晕厥,LVEF 保留,可采用电生理检查心室程序刺激诱发 VT,根据诱发结果并结合临床情况决定是否植入 ICD(Ⅱa 类推荐,C 级证据)[15]; ⑦血运重建 90d 之内,因严重心动过缓有植入永久起搏器适应证,LVEF≤35%,预期以后难以恢复到 >35%,推荐植入 ICD(Ⅱa 类推荐,C 级证据)[82];⑧过去已植入 ICD,血运重建 90d 之内,ICD 电池耗竭需更换,评估患者临床情况和更换 ICD 可能带来的风险和并发症后,如果临床状况许可,推荐更换 ICD(Ⅱa 类推荐,C 级证据)[82];⑨血运重建后,在等心脏移植或植入左心辅助装置期间,可考虑植入 ICD(Ⅱa 类推荐, C 级证据)[15,82];⑩血运重建 90d 之内,发生晕厥,推测可能由严重室性心律失常所致(依据病史、临床表现、心电图记录到 NSVT 或电生理检查诱发出持续性 VT)可考虑植入 ICD(Ⅱb 类推荐,C 级证据)[82];血运重建后发生不明原因晕厥，电生理检查和无创性检查均未发现晕厥的原因，但不能排除与严重室性心律有关，可考虑植入 ICD（Ⅱb 类推荐，C 级证据）[12]。

（三）不适合植入型心律转复除颤器的情况（Ⅲ类适应证）[12]

①预期存活期 <1 年（C 级证据）；②无休止的 VT 或 VF（C 级证据）；③合并严重精神疾病，明显影响 ICD 植入手术过程和以后 ICD 的随访（C 级证据）；④严重心衰晚期（心功能Ⅳ级），药物治疗无效，同时也不适合心脏移植或植入 CRT–D（C 级证据）。

（四）心脏再同步治疗（CRT）在心脏性猝死预防中的应用

血运重建后，对合并心衰、LVEF 显著降低、QRS 明显增宽的患者来说，如果有植入 ICD 的适应证，可考虑选择 CRT-D。因为 CRT 可逆转左心室重构，改善左心室功能，增加 LVEF，降低总死亡率[89-90]。在 SCD 的一级预防中，随着心功能的改善和 LVEF 的增加，SCD 的风险将降低，需要 ICD 治疗的严重室性心律失常事件发生率将明显减少[91]。LVEF 恢复到 ≥45% 时，需要 ICD 治疗的严重室性心律失常发生率将降到最低[92]。MIDIT-CRT 研究 7 年长期随访结果证明，对 QRS 增宽合并完全性左束支传导阻滞（LBBB）的心衰患者，与 ICD 比较，CRT-D 能降低全因死亡风险 41%[93]。虽然单纯心脏再同步治疗起搏器（CRT-P）有降低 SCD 风险的作用[91-92,94]，但是，即使对 CRT 超反应的患者（心功能明显改善，LVEF 恢复到 55% 以上）来说，SCD 仍有发生，其风险并未降到零[91]。因此，从 SCD 预防角度来说，对这类患者不宜使用 CRT-P 取代 CRT-D[95-96]。作为 SCD 一级预防，应用 CRT-D 的适应证如下[15]：

（1）心功能Ⅲ级或非卧床Ⅳ级，经至少 3 个月最佳药物治疗后，LVEF≤35%，预期有一定生活质量的存活期 ≥1 年：①窦性心律，完全性 LBBB：QRS 时限 >150ms（Ⅰ类推荐，A 级证据），QRS 时限为 120~150ms（Ⅰ类推荐，B 级证据）；②窦性心律，非 LBBB：QRS 时限 >150ms（Ⅱa 类推荐，B 级证据），QRS 时限 120~150ms（Ⅱb 类推荐，B 级证据）。

（2）心功能Ⅲ级或非卧床Ⅳ级，经至少 3 个月最佳药物治疗后，LVEF≤35%，永久性房颤，QRS 时限 ≥120ms，预期有一定生活质量的存活期 ≥1 年，应考虑 CRT（Ⅱa 类推荐，B 级证据）。尽可能保证双心室起搏比例达到 100%，为提高双心室起搏比例，可考虑经导管消融房室结（Ⅱa 类推荐，B 级证据）。

（3）心功能Ⅱ级，窦性心律，LBBB，QRS 时限≥120ms，经至少 3 个月最佳药物治疗后 LVEF≤30%，预期有一定生活质量的存活期 ≥1 年（Ⅰ类推荐，A 级证据）。

（4）心功能Ⅱ级，窦性心律，非 LBBB，QRS 时限 ≥150ms，经至少 3 个月最佳药物治疗后 LVEF≤35%，预期有一定生活质量的存活期 ≥1 年（Ⅱb 类推荐，A 级证据）。

（五）冠心病血运重建后心脏性猝死的预防简化流程见图 6-3-4。

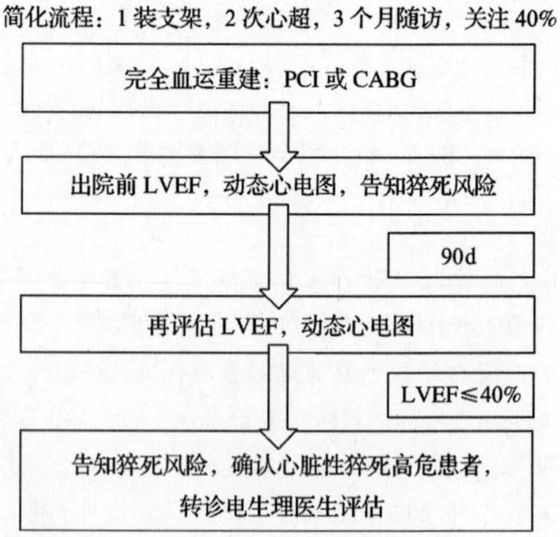

简化流程：1 装支架，2 次心超，3 个月随访，关注 40%

图注见图 6-3-3

图 6-3-4　冠心病血运重建后心脏性猝死的预防简化流程

（参考文献略）

4. 中国儿童心律失常导管消融专家共识

中华医学会心电生理和起搏分会小儿心律学工作委员会
中华医学会儿科学分会心血管学组
中国医师协会儿科分会心血管专业委员会

一、总论

近年来,射频导管消融技术日臻成熟,成功率不断提高,逐渐成为根治各种类型小儿快速性心律失常的首选方法[1]。

北美起搏和电生理学会于 2002 年发布了关于儿童射频导管消融术的专家共识[2],同年中国生物医学工程学会心脏起搏与电生理分会 / 中华医学会心电生理和起搏分会 /《中国心脏起搏与心电生理杂志》编辑部发表了射频导管消融治疗快速心律失常指南,其中包含有儿童适应证[3]。2016 年美国儿童和先天性心脏病(先心病)电生理协会(PACES)联合美国心律学会(HRS)发布了关于儿童射频消融术的专家共识[4]。我国自 1994 年应用射频导管消融术成功治疗儿童预激综合征以来[5],开展此项工作的医院和治疗的病例数逐年增加。2014 年成立了中华医学会心电生理和起搏分会小儿心律学工作委员会,为进一步在我国规范和推广儿童快速性心律失常导管消融术的应用,在前期工作的基础上,特制订中国儿童心律失常导管消融专家共识。

1. 导管消融术的有效性

国内外多中心回顾性和前瞻性研究显示,射频消融治疗儿童快速性心律失常的成功率与成人相仿[1,6-7]。北美儿童电生理学会数据库注册资料显示,后期的射频消融成功率达 95.2%,明显高于早期的 90.4%[6]。国外多中心数据显示,儿童室上性心动过速(室上速)的总体消融成功率为 93%,其中房室折返性心动过速(AVRT)94%,房室结折返性心动过速(AVNRT)99%,局灶性房性心动过速(房速)93%,交界区异位性心动过速 100%,室性心动过速(室速)78%。术后复发率右侧旁路(右侧间隔 24.6%,右侧游离壁 15.8%)高于左侧旁路(左侧游离壁 9.3%,左侧间隔 4.8%)。AVNRT 的复发率最低,为 4.8%[7]。我国小儿射频消融多中心 3058 例资料分析显示,总消融成功率 96.8%,复发率 4.8%,AVRT 首次消融成功率 97.7%,复发率 4.0%,AVNRT 消融成功率 99.3%,复发率 4.4%,局灶性房速采用二维标测成功率 81.0%;三维标测成功率 91.5%,复发率 12.6%[1]。

2. 导管消融术的辐射剂量和安全性

为降低放射损伤,术中应遵循"尽可能低剂量(as low as reasonably achievable,ALARA)"的原则[8]。非透视成像技术的应用能够降低曝光剂量[9]。经食管超声心动图、心腔内超声心动图(ICE)、CT 图像和三维技术的融合成像及 Carto-Univu 等技术的应用可显著降低 X 线辐射剂量[10]。

目前在传统的 X 线透视二维标测方法基础上,一些新的标测技术已经开始应用于儿科临床[11],可显著降低术中辐射量,其中应用较多的是 Carto、EnSiteNavX、非接触标测等三维标测系统、Carto-Univu 系统及磁导航系统。临床研究表明,上述三维电解剖标测、Carto-Univu 系统及磁导航系统的应用是安全可行的,能够提供直观的三维解剖图，并迅速定位靶点，显著减少消融手术过程中 X 线透视的时间，提高复杂及特殊类型心律失常的手术成功率，减少术后复发率及严重并发症的发生率，因而在儿科领域有广阔的应用前景[12-13]。

三维标测、非透视成像技术及导管技术的改进显著提高了合并先天性心脏病的复杂心律失常射频导管消融的安全性和有效性[12]。冷冻消融术作为一项安全的消融技术，可选择性地用于治疗邻近房室结起源的心律失常，目前也正逐渐应用于儿科领域[13-14]。

3. 导管消融术适应证

2016 年 PACES/HRS 专家共识针对儿童快速性心律失常射频消融适应证，提出推荐意见[4]。建议分类：Ⅰ类指有证据和 / 或一致认同实施手术或治疗方案是有益、有用，且有效的；Ⅱ类指有关的证据有冲突和 / 或对实施手术或治疗方案的实用性 / 有效性有意见分歧；Ⅱa 类指证据 / 意见的权重具有实用性 / 有效性；Ⅱb 类指证据 / 意见的实用性 / 有效性不太成熟；Ⅲ类指具有确凿证据和 / 或一致认为实施手术或治疗方案不具有实用性 / 有效性，在某些情况下可能是有害的。

Ⅰ类：①预激综合征发生心脏骤停后复苏成功；②预激综合征合并心房颤动（房颤）伴晕厥，房颤时最短的 RR 间期 <250ms；③室上速反复或持续性发作伴心功能不良且药物治疗无效；④体重≥15kg，反复发作的症状性室上速；⑤体重≥15kg，心室预激导致预激性心肌病，药物治疗无效或不能耐受；⑥反复发作的单形性室速伴心功能不良。

Ⅱa 类：①体重≥15kg，反复发作的室上速，长期药物治疗可有效控制；②体重 <15kg（包括婴儿）的室上速，Ⅰ类及Ⅲ类抗心律失常药物治疗无效，或出现难以耐受的不良反应；③体重 <15kg，心室预激导致预激性心肌病，药物治疗无效或不能耐受；④体重≥15kg，Ebstein 畸形合并预激综合征，外科矫治术前；⑤体重≥15kg，反复或持续发作症状明显的特发性室速，药物治疗无效或家长不愿接受长期药物治疗者；⑥体重≥15kg，伴有相关症状的频发室性早搏（室早）。

Ⅱb 类：①体重 <15kg，反复发作的症状性室上速；②体重≥15kg，发作不频繁的室上速；③体重≥15kg，无症状的心室预激，未发现有心动过速发作，医生已详细解释手术及发生心律失常的风险及收益，家长有消融意愿；④无症状性预激综合征合并结构性心脏病，需行外科矫治手术，且术后会影响导管消融途径的患儿。

Ⅲ类：①体重 <15kg，无症状的心室预激；②体重 <15kg，常规抗心律失常药物可以控制的室上速；③束 - 室旁路导致的预激综合征；④体重 <15kg，药物控制良好或无明显血流动力学改变的室性心律失常；⑤可逆原因导致的室性心律失常（如急性心肌炎或药物中毒）。

二、各种快速性心律失常的导管消融术

1. 预激综合征（房室折返性心动过速）

（1）概述：预激综合征在普通人群中的患病率为 0.1%~0.5%[15-17]。国内外多中心资料分析表明 AVRT 约占儿童快速心律失常 63.6%~67.0% 以上（其中右侧旁路 49.6%，左侧旁路 47.2%，多旁路 3.2%）[1,18]。

不同部位旁路消融的成功率、复发率及并发症发生率各不相同。国内多中心资料分析表明 AVRT 患儿首次消融成功率为 97.7%［右侧旁路 96.2%，左侧旁路 99.1%，多旁路 98.0%[1]，略高于国外的 92.2%~94.0%[19-21]，与国内成人结果相近（97.8%）][22]。旁路消融的风险和复发率取决于旁路的部位与消融技术。

（2）电生理检查及标测消融方法：①标测方法：常规标测电极应放置于冠状静脉窦（CS）、希氏束部位（His）及右心室心尖部（RV）。电生理检查确定旁路的位置和数目。显性预激可在窦性心律下直接标测，隐匿性预激需在心室起搏或心动过速下标测：①偏心性室房逆传顺序可确诊为房室旁路；②向心性室房逆传

顺序需鉴别逆行激动是通过房室结还是房室旁路。②消融方法:左侧旁路消融可以通过以下两种途径:经动脉逆行途径和经静脉顺行房间隔穿刺途径;右侧旁路多采用经股静脉途径,特殊情况可采用经颈内静脉途径。显性旁路以最早前向心室激动点(EVA)和/或最早逆向心房激动点(EAA)为消融靶点;隐匿性旁路以最早逆向EAA为消融靶点。另外也可以旁路电位记录部位为消融靶点。预设温度为50~60℃,功率设置与患儿体重及旁路位置相关。放电过程中应严密监测阻抗。放电左侧旁路7s、右侧旁路10s内旁路传导被阻断,继续巩固放电60~90s;7~10s内旁路传导未被阻断者,应停止放电重新标测。③消融终点:心电图及起搏标测证实旁路顺传及逆传功能阻滞。旁路顺传和逆传功能阻断,表现为体表心电图预激图形消失,心室起搏室房分离或经房室结逆传。④消融风险:对希氏束旁旁路消融,完全性房室阻滞发生率高达3%[7],特别对于儿童患者,该部位消融应极其慎重,选择冷冻消融可降低风险[14]。

2. 房室结折返性心动过速

(1) 概述:AVNRT约占儿童射频消融病例总数的25.0%~29.3%[1,6],AVNRT占儿童室上性心动过速的构成比例随着年龄的增长而增加。典型的AVNRT(慢快型)是最常见的形式,非典型AVNRT(快慢和慢慢型)则不足10%。国外多中心注册资料显示AVNRT消融成功率99%,复发率为4.8%[6]。国内多中心的回顾性资料显示AVNRT消融成功率99.3%,复发率4.0%[1]。

(2) 电生理检查及标测消融方法:一旦确诊AVNRT,采用慢径改良消融技术。①标测方法:心房/心室程序刺激可显示房室结跳跃传导,即以10ms递减的A_1A_2/V_1V_2刺激时,AH/HA跳跃>50ms,并可诱发AVNRT或符合AVNRT特征的一个或多个折返回波。如果无AVNRT发作,静脉滴注异丙肾上腺素后重复心房/心室程序刺激可以帮助诱发AVNRT。②消融方法:先标测希氏束电位,再在冠状静脉窦(CS)口附近标测小A波和大V波,且A波碎裂,AV之间无H波,可作为消融靶点。预设温度为50~55℃,功率20~35W。窦性心律下进行消融,放电时出现慢交界心律为可能成功消融标志,巩固放电20~60s,放电过程需严密观察心律变化。③消融终点:AVNRT不能被诱发,慢径传导消失,或残留慢径传导但不伴或仅伴单个心房回波。④消融风险:房室阻滞是最需警惕与避免的并发症。AVNRT射频消融术后发生房室阻滞的风险约为1%[4]。精细标测消融靶点,在放电消融中需严密监测,如出现下述表现之一:快交界心律、VA阻滞、AV延长或阻滞,应及时停止放电。短时多次放电可降低房室阻滞发生风险。<7岁儿童应谨慎操作,尽量避免发生房室阻滞并发症。

3. 房性快速心律失常

(1) 概述:根据房性快速心律失常发生的电生理机制和解剖学基础,分为局灶性房速、大折返性房速[包括心房扑动(房扑)和手术切口折返性房速]、不适当窦性心动过速(窦速)及房颤。国外和国内局灶性房速消融成功率分别为86.7%和90.0%[1,6],三维电解剖标测的应用提高了消融手术的成功率[23]。消融失败病例多为心耳起源的房速,心耳起源房速消融失败者,可选择外科心耳切除以根治[24]。房扑的机制以三尖瓣峡部依赖的典型房扑最多见,典型房扑消融成功率>95.0%,复发率<5.0%[1,25-26]。以下主要简述局灶性房速和典型房扑的射频消融术。

(2) 局灶性房速:①标测方法:目前推荐应用三维标测系统进行电解剖标测,标测过程在房速下取点建模。②靶点定位:局灶性房速在心房电激动图上表现为由最早激动区域呈放射状向四周扩布,再在该区域内精细标测找到最早起源点即为靶点。③消融方法:建议使用冷盐水灌注消融导管在房速下标测最早起源点后,预设流量17ml/min,温度43℃,功率30~35W,放电10s内出现房速频率加快,随之转复为窦性心律,则继续巩固放电60~90s。若房速频率加快,但不能转复为窦性心律,则需重新标测靶点。④消融终点:静脉滴注异丙肾上腺素及心房刺激均不能诱发房速。⑤消融风险:心耳房速消融或左心房房速行房间隔穿刺时有导致心脏压塞的风险,起源于冠状静脉窦内的房速消融要警惕冠状静脉窦穿孔或狭窄。

（3）典型房扑：①标测方法：建议使用冷盐水灌注消融导管在三维标测系统指导下行右心房建模及激动标测，激动顺序显示右心房内经三尖瓣峡部围绕三尖瓣环的大折返环，提示为三尖瓣峡部依赖的典型房扑。②消融方法：建议选择冷盐水灌注消融导管，预设流量 17ml/min，温度 43℃，功率 35W，三维标测系统指导下自三尖瓣环口下缘标测到小 A 波大 V 波、A 波碎裂处至下腔静脉口行峡部线性消融。儿童房扑 28%~48% 合并病态窦房结综合征[27]，在消融过程中应备心房 / 心室起搏，房扑终止时一旦发生窦性停搏或严重窦性心动过缓即给予起搏。③消融终点：消融线两侧双向传导阻滞。④消融风险：消融过程中注意防止损伤房室结。

4. 无结构性心脏病的室性心律失常

（1）概述：局灶起源的室性心律失常最常起源于右心室流出道（RVOT，53.5%），其次为左后分支（34.9%）、左心室流出道（LVOT）及三尖瓣环等处[28-30]。国内报道 RVOT 和左后分支起源室性心律失常射频消融成功率分别为 94.8% 和 96.9%[1,31]。国外报道 RVOT 和左后分支起源室性心律失常射频消融成功率分别为 76%~83% 和 37%~92% 不等[32-33]。以下简述特发性左后分支室速、流出道室性心律失常的射频导管消融术。

（2）特发性左后分支室速：①标测方法：对起源于左后分支的特发性室速，主要采用激动顺序标测。诱发室速，局部精细标测寻找最为提前的 V 波，其前有浦肯野电位（P 电位）且较体表 QRS 波起点提前 >25ms，作为消融靶点。未能诱发室速者，于左心室中后间隔部位寻找窦性心律下的 P 电位作为消融靶点。②消融方法：采用温度控制消融，预设温度 50~55℃，功率 30~35W，或采用冷盐水灌注导管消融。③消融终点：静脉滴注异丙肾上腺素时，心室程序刺激不能诱发原室性心律失常。④消融风险：希氏束或左束支损伤。

（3）流出道室性心律失常：①标测方法：激动顺序标测和起搏标测相结合。室速发作或室性早搏（室早）时激动顺序标测确定心室最早起源点（心室激动较 QRS 波起始提前 >20ms）。起搏标测，起搏频率应与自发室性心律失常的频率接近，12 导联体表心电图 QRS 波形态应与自发室速 / 室早完全相同。体表心电图判断为流出道起源者，如在 RVOT 标测无满意靶点或经 RVOT 消融不成功的病例可尝试在 RVOT 毗邻的主动脉窦内标测，寻找到满意靶点进行消融[31]。②消融方法：建议三维标测系统指导消融，采用冷盐水灌注消融导管，放电 15s 内室速终止或室早消失，则继续巩固放电 60~90s。③消融终点：静脉滴注异丙肾上腺素，心室程序刺激不能诱发原室性心律失常。④消融风险：低位流出道消融时，应注意避免损伤希氏束。LVOT 标测消融时，应行主动脉根部造影了解靶点与冠状动脉开口的距离，避免损伤冠状动脉。

5. 合并先天性心脏病的心律失常

合并先心病的快速性心律失常包括两类，一类为未经手术治疗的先心病合并心律失常，如三尖瓣下移畸形（Ebstein 畸形）合并预激综合征[34]；另一类为术后获得性心律失常，如 Fontan 术后并发房速[35-36]，法洛四联症术后并发室速等[37]。以下简述先心病术后心房内折返性心动过速、Ebstein 畸形合并预激综合征和法洛四联症根治术后室速。

（1）先心病术后心房内折返性心动过速（IART）：①概述：先心病术后 IART 是由折返机制引起的房性心动过速，常与手术切口、瘢痕或板障相关。包含成人样本的国内研究显示先心病术后 IART 消融成功率 86%~100%，复发率 0~23%[38-42]，儿童成功率可达 97.5%[1]。国外研究显示 IART 消融即时成功率 66%~97%，复发率 10%~59%，远期成功率 53%~92%[43-48]。②标测方法：应用三维标测系统指导建模及激动标测[1,39,42-43]，拖带标测检验折返路径及关键峡部[48]。③消融方法：找出折返路径所经关键峡部，通常位于解剖屏障和 / 或瘢痕区之间。先心病术后 IART 仍以三尖瓣峡部依赖折返较为常见[49]，双环折返发生率较高[50]。在 Mustard/Senning 术后的患者，为实现肺静脉 - 三尖瓣环峡部阻滞，需要经主动脉逆行或行板障穿刺到达"新左心房"（即肺静脉左心房），从三尖瓣环至肺静脉行线性消融。Fontan 术后常见于右心房游离壁（心房切口）处，右心房 - 肺动脉连接处，萎缩的三尖瓣环处形成折返，右心房游离壁常常是有效的消融区域[49,51]。完全腔肺吻合术后 IART 也以围绕房室瓣环折返较为常见[52]。④消融终点:心动过速终止且不再被诱发,消融线两侧双向传导阻滞。⑤消融风险:需尽量避免房室阻滞,心脏压塞,肺静脉狭窄,血栓及栓塞的发生。

(2) Ebstein 畸形合并预激综合征:①概述:约 20% Ebstein 畸形患儿存在房室旁路[53]。Ebstein 畸形外科矫治术后有可能造成房室旁路消融困难,因此在术前常规推荐心内电生理检查和射频消融术[54-55]。国内研究显示首次消融成功率87.5%,随访 2~18 个月无复发[56]。国外文献报道消融成功率 75%~89%,早期复发率较高(7%~30%)[54,57-69]。年龄小、多旁路、病变程度重,消融复发率高[4]。②标测方法:标测部位应位于三尖瓣环[56]。③消融方法:在心动过速或心室起搏下寻找 VA 融合部位或心房最早激动点作为消融靶点。④消融终点:体表心电图预激波消失、心动过速终止及心室起搏显示室房分离或经房室结逆传。⑤消融风险:在房化心室区可显示多折且增宽的碎裂心室波,易被误认为理想的融合波而无效放电[58]。房化右心室壁菲薄,注意避免损伤冠状动脉。

(3) 法洛四联症根治术后室速:①概述:法洛四联症术后室速的发生与心脏原发解剖异常和心室切口、瘢痕、补片间所形成的折返环有关[60-61]。法洛四联症术后室速患病率与随访年限成正比[62]。国外文献报道消融即时成功率 80%~100%[61,63-67],复发率 40%[67]。三维电解剖标测系统等新技术的使用提高了消融的成功率,国内包含成人样本的报道显示消融成功率接近 100%[68]。②标测方法:激动与起搏标测相结合,探寻关键峡部。电压标测显示瘢痕组织,分析瘢痕分布。③消融方法:最常见的峡部为 RVOT 切口 / 补片 -三尖瓣环和室间隔补片 - 肺动脉瓣环[67]。窦性心律或稳定室速时线性消融阻断关键峡部。④消融终点:消融术后程序刺激不能诱发出任何室速。⑤消融风险:需警惕避免损伤传导束。

6. 婴幼儿心律失常导管消融

(1) 概述:因血管细、心腔容积小、多旁路比例高等因素导致低龄、低体重的婴幼儿射频导管消融的难度及复杂程度高于年长儿,是否选择射频消融手术存在争议[69]。早期文献认为,低龄及低体重是射频消融并发症的独立危险因素[2,6]。近晚期文献结果提示婴幼儿射频消融效果与年长儿相比,成功率和并发症均差异无统计学意义[70-73]。因此,对心动过速发作频繁的婴幼儿,抗心律失常药物疗效不佳或心动过速导致阿斯综合征、心功能不良等危及生命时,以上资料支持有经验的电生理医师选择射频消融手术。国内儿童消融的多中心研究显示,患儿中≤3 岁组消融成功率(93.8%)、复发率(5.5%),与 3~≤7 岁年龄组和>7 岁年龄组相比差异无统计学意义[1]。

多旁路是导致导管消融失败的一个重要影响因素。文献报道成人多旁路的发生率仅约 3%~5%[74],儿童多旁路发生率10%[75],婴幼儿高达 14.9%[73]。多旁路使射频消融手术难度增加,影响手术成功率及复发率。

对于婴幼儿选择射频消融手术需谨慎,心动过速发作频繁药物治疗无效或不能耐受及心功能减低的婴幼儿应在有经验的儿童心脏电生理中心进行射频消融治疗。

(2) 电生理检查及标测消融方法:①标测方法:电极导管的选择及放置方法:穿刺左锁骨下静脉或颈内静脉及双侧股静脉,置入 5F4 极或 10 极标测电极于右心室、希氏束及冠状静脉窦。对于婴儿显性预激综合征,根据体表心电图预判右侧旁路,采用 1 根 5F10 极或 13 极标测导管(远端位于心室,近端位于心房)分别记录 V 波、H 波及 A 波,免于穿刺左锁骨下静脉或颈内静脉及放置冠状静脉窦电极,减少静脉入路及血管穿刺并发症。标测方法同年长儿。②消融方法同年长儿。以下为婴幼儿特殊消融方法。房室旁路:1 岁以内的左侧旁路建议选择 6F 小弯消融导管;消融能量的选择同年长儿。AVNRT:选择 7F 消融电极导管;消融能量的选择:预设温度为度 50℃,功率预设在 20~30W;采用短时、多次放电消融。③消融终点:同年长儿。④消融风险:近期文献报道与年长儿相比,婴幼儿消融并发症差异无统计学意义,以下为婴幼儿潜在的消融风险。房室阻滞：婴幼儿的房室结体积相对较小，对于 AVNRT 的射频消融导致完全性房室阻滞的风险相对较高，文献报道 5 岁以内 AVNRT 的导管消融导致房室阻滞发生率约为 18%[76]。血栓形成：婴幼儿血管细，穿刺血管发生血管痉挛及血栓形成的风险相对高于年长儿，可发生狭窄或闭塞，术中应充分抗凝，术后注意密切观察。

三、其他

1. 并发症

（1）房室阻滞：儿童射频消融术房室阻滞总的发生率为 0.56%~0.89%[19]，AVNRT 和希氏束旁旁路的房室阻滞发生率较高，分别为 1%~2% 和 3%[4,6-7]。

（2）心脏压塞：导管操作的机械性因素和消融术均有可能造成心腔壁损伤、穿孔而导致心脏压塞，报道的发生率 0.56%~0.89%[19]。对于急性心脏压塞，应行心包穿刺抽取积血并保留导管引流，必要时外科手术。

（3）血栓形成及栓塞：指血管穿刺部位血栓造成的血管梗阻、血栓移位或消融所致的组织碳化栓子脱落引起的异位栓塞，发生率 0.19%~0.37%[19]。高风险部位如冠状静脉窦内的血栓形成和栓塞将导致严重不良后果。

（4）血管穿刺相关并发症：血肿、动 - 静脉瘘、假性动脉瘤等，报道的发生率为 1%~3%[77-78]。

（5）气胸和 / 或血胸：穿刺锁骨下静脉和颈内静脉时损伤胸膜所致。在送入鞘管前应透视导丝路径，如肺脏受压缩程度重需行胸腔闭式引流。

（6）其他并发症：消融能量可能直接造成邻近结构如食管、冠状动脉及膈神经的损伤。

2. 麻醉与镇静

目前国内外小儿心律失常射频消融术多采用中到深度镇静或全身麻醉，对≤10 岁、合并心肺疾病、血流动力学不稳定或术中需完全制动的患儿采用全麻[4]；对能够配合的年长儿，可局部麻醉复合镇静麻醉。

建议由具有相应的心血管、小儿麻醉和急救复苏经验的麻醉医生实施。所有患儿都应进行 ASA 标准的基本监测，包括连续无创血压、心率、经皮血氧饱和度（SPO_2）、呼气末二氧化碳浓度（$ETCO_2$）、心电图、体温。如有条件，推荐进行动脉血气监测，对于手术时间长和合并先心病的儿童尤其重要。

可选择喉罩或气管插管。喉罩可减少小儿咽部和气道并发症，应用较广。但对涉及颈部操作、需变动体位或合并缺氧性疾病的患儿，仍首选气管内插管全身麻醉。术中避免过量使用肌松药，术毕待患儿自主呼吸和保护性反射恢复良好，方可拔出气管导管或喉罩。转运途中应连续监测心率和 SPO_2、吸氧，并注意保持气道通畅。

尽量避免使用影响自律性和交感 - 迷走神经张力的麻醉药物和剂量，现有的经验尚不全面。临床剂量的阿片类、苯二氮卓类、吸入麻醉药和非除极化肌松剂是相对安全的；异丙酚应避免用于小儿异位房性心动过速[79]；氯胺酮不宜用作基础麻醉，但小剂量或可减轻其他麻醉药物对自主神经的影响[80]。

常见麻醉并发症有低氧血症、喉痉挛、支气管痉挛、苏醒期躁动和尿潴留等。多与麻醉药物残余、舌后坠、分泌物和局部刺激有关，一般可经吸氧或加深麻醉而缓解。严重气道痉挛需加压给氧辅助呼吸甚至气管插管。

（参考文献略）

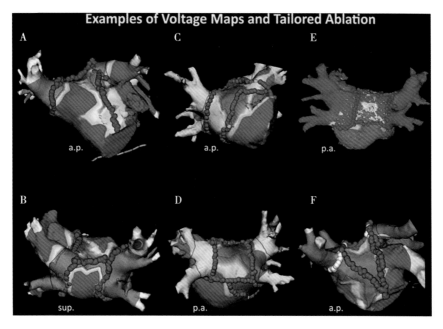

图 2-1-1　左房低电压分布示例及个体化连贯靶消融区域设计

颜色定义：电压 <0.2mV 为瘢痕（灰色），电压 0.2~0.5mV 为病变组织（红、黄色），电压 >0.5mV 为健康组织（粉色）。a.p. 代表前后位，p.a. 代表后前位，sup. 代表上位

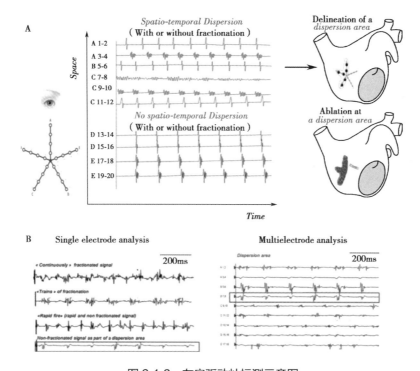

图 2-1-2　左房驱动灶标测示意图

A 图为 PentaRay 导管标测定义及描述时空离散区域；B 图为离散区域内的单个电图，区别在于碎裂或非碎裂，其中至少有 1 个或以上为非碎裂电图，总体分析，区域内的所有电图基本覆盖了房颤的周长

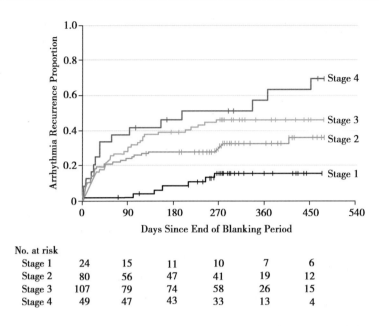

No. at risk

Stage 1	24	15	11	10	7	6
Stage 2	80	56	47	41	19	12
Stage 3	107	79	74	58	26	15
Stage 4	49	47	43	33	13	4

图 2-1-3　显示不同程度心房纤维化术后空白期之后随时间延长房性心律失常复发率的区别

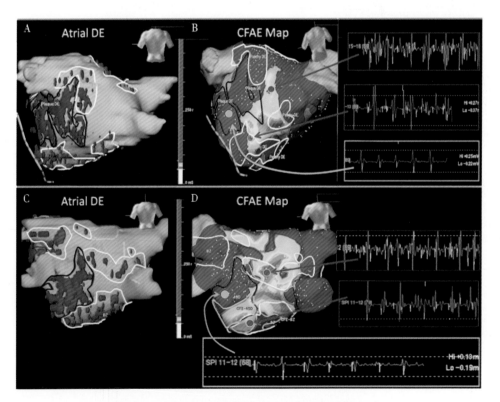

图 2-1-4　心房心肌延迟强化与连续碎裂电位的关系

A、C 图中黑线标注区域为致密强化区域,白线所圈区域为碎片强化区域,大部分 CFAE 电位 (48 ± 14%)位于非延迟强化区域,41 ± 12% 位于碎片强化区域,少数(11 ± 6%)位于致密强化区域。相较其他部位,致密延迟强化区域电位特征为缓慢、更加规整电激动(B、D 图绿色框内电图)

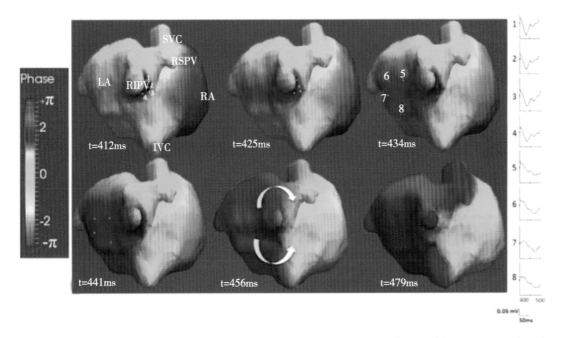

图 2-1-5　RIPV 局灶起源激动,蓝色代表除极,特征性期前电图于起源点(1-4 位点)呈 QS 型,一定距离的 5-8 位点为 rS 型,色彩编码代表除极波的扩布。底部时间表示快照瞬间时间

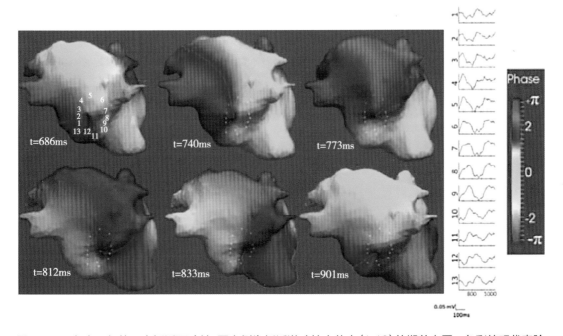

图 2-1-6　左房下部的一个折返驱动灶,图右侧为折返激动核心位点(1-12)的期前电图。色彩编码代表除极波的扩布。底部时间表示快照瞬间时间

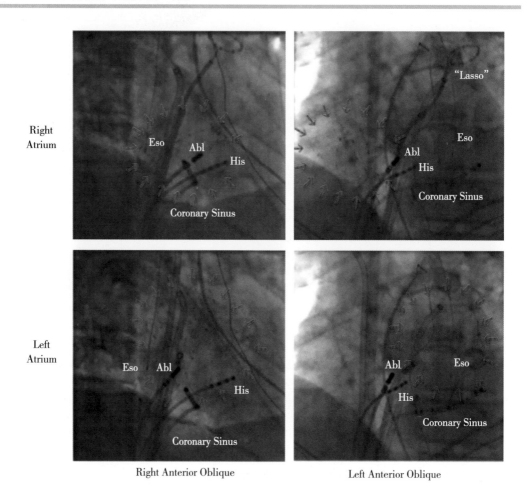

图 2-1-7　上图为网篮状电极位于右房；下图为电极跨间隔至左房，红色箭头标注出网篮的边界

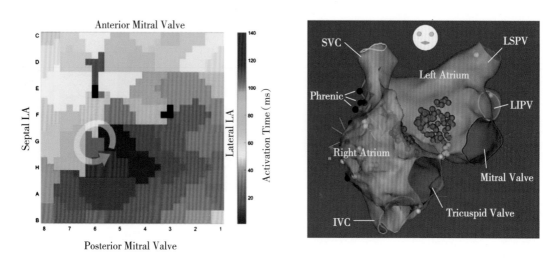

图 2-1-8　左图 FIRM 标测显示左房前间隔 Rotor；右图为左房前间隔 FIRM 部位成功消融(红点)，该患者随访 16 个月无房性心律失常复发

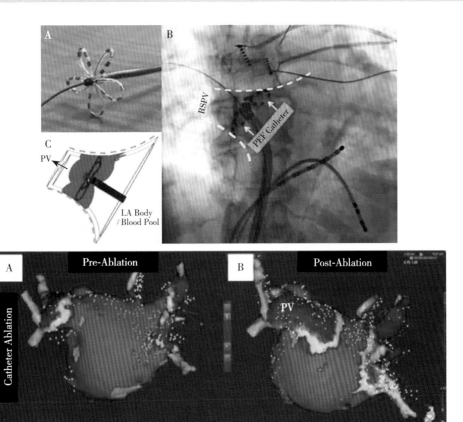

图 2-1-9　上图为脉冲电场消融导管及消融模式图；下图为脉冲电场消融前后肺静脉标测

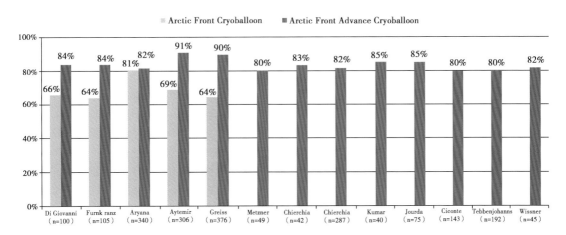

图 2-2-1　冷冻球囊Ⅰ代（Arctic Front Cryoballoon）与Ⅱ代（Arctic Front Advance Cryoballoon）1 年单次手术成功率对比，可见各中心采用Ⅱ代球囊单次手术成功率都在 80% 以上

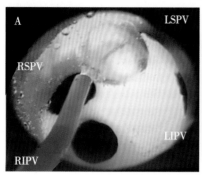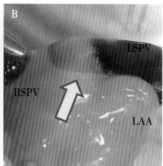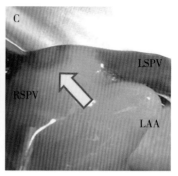

图 2-2-2　热敏硅胶心脏模型展示如何进行顶部线消融
A. 消融过程中球囊保持贴靠顶部；B. 热敏硅胶模型表面显示冷冻消融效果（黄色箭头所示）

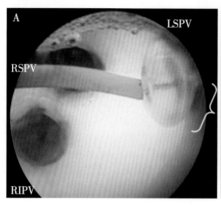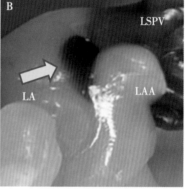

图 2-2-3　热敏硅胶心脏模型展示如何进行左侧游离壁嵴部消融
A. 消融过程中球囊保持贴靠嵴部（黄色括号所示）；B. 热敏硅胶模型表面显示冷冻消融部位位于游离壁嵴部及部分左房顶部（蓝色区域，黄色箭头所示）

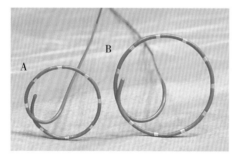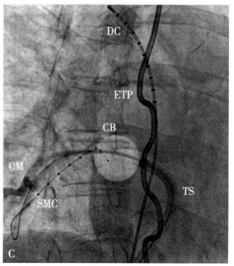

图 2-2-4　环肺导管
A：Ⅰ代 20mm 直径环肺导管，分布 8 个电极环；B：Ⅱ代 25mm 直径环肺导管，分布 10 个电极环；C：可见冷冻球囊封堵 RIPV 时肺静脉显影情况，并可见 Achieve 电极近端位于 RIPV 深部可提供足够支撑，同时远端电极位于球囊与肺静脉前庭附近可提供电位的记录

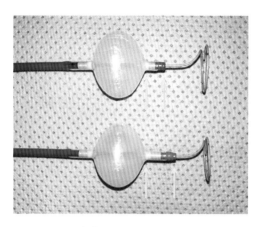

图 2-2-5　Ⅱ代球囊（CB-A）与Ⅲ代球囊（CB-ST）对比，
后者头端管型部分较前代缩短了 40%

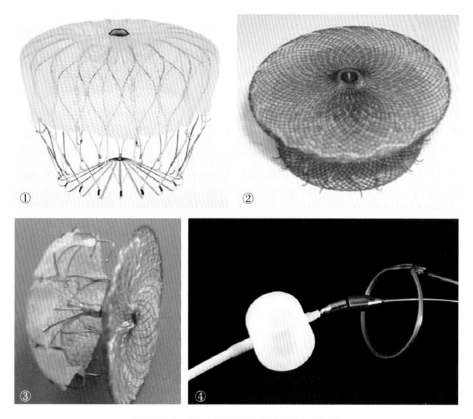

图 2-3-1　目前各类经皮左心耳封堵装置
①Watchman；②ACP 2；③LAmbre；④LARIAT

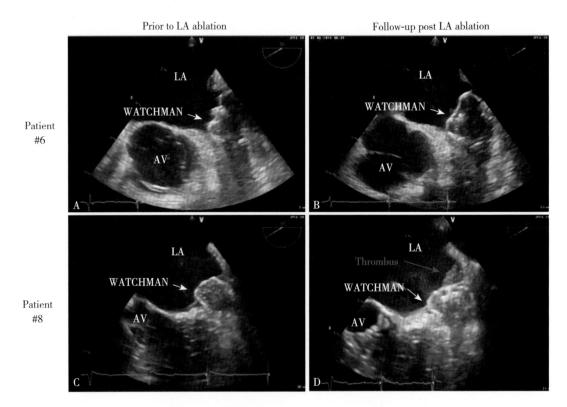

图 2-3-3　消融前后 WATCHMAN 封堵器情况

2 个 WACTHMAN 封堵器术后典型患者的超声心电图结果。A、C 为消融前，B、D 为消融后。6 号患者封堵术后与消融术后均未发现错位、漏或者血栓形成，8 号患者封堵术后未发现错位、漏或者血栓形成，然而在左房消融术后随访 113 天时发现一个与装置相关血栓（大小 10x12mm，红色箭头所指），患者还在服用达比加群酯。AV：主动脉瓣；LA：左房；WATCHMAN：WATCHMAN 左心耳封堵器

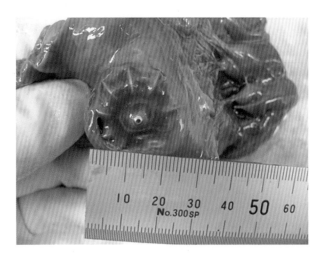

图 2-3-4　植入 Watchman 及消融术后 5 个月心脏解剖
闭塞后的左心耳口部几乎完全内皮化（8 点左右位置内皮化有裂隙）

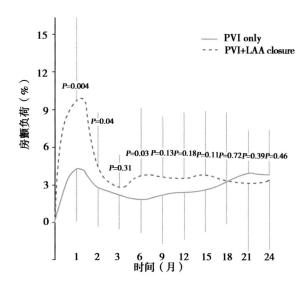

图 2-3-5 两组患者的每月房颤负荷
进行进一步消融,他们的房颤负荷水
平是固定的,直到结束随访

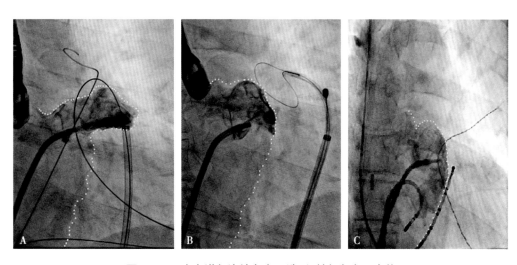

图 2-3-6 患者进行连续左心耳造影,并行左心耳套扎

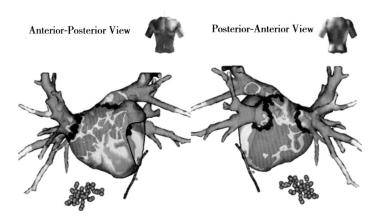

图 2-3-7 三维电解剖标测及消融

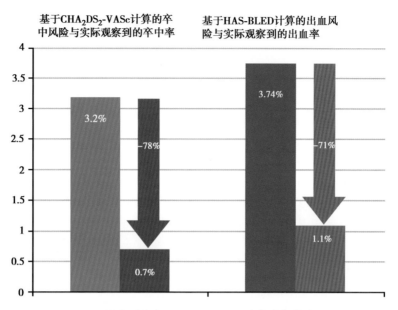

图 2-3-9　左心耳封堵在减少卒中与出血方面的作用

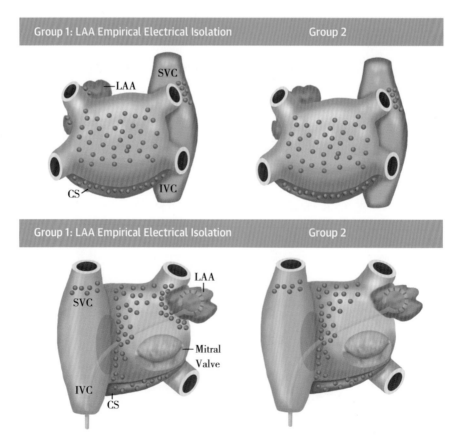

图 2-3-11　BELIEF 研究:左心耳电隔离在长程持续性房颤消融中的应用

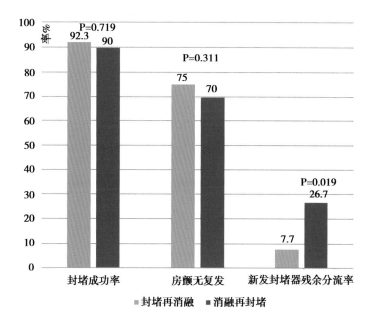

图 2-3-13 先封堵再消融与先消融再封堵在封堵成功率、房颤无复发及信访封堵器残余分流三方面的比较

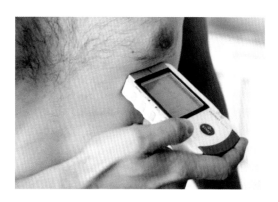

图 2-5-1 患者通过 Omron HeartScan 801w 手持单导联心电记录仪记录心电图 [15]

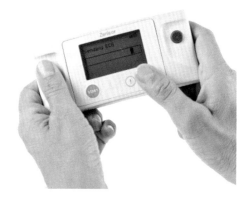

图 2-5-2 Zenicor 单导联心电记录仪：使用者将双手拇指同时轻触两个电极 30s 后按下按钮通过移动网路上传心电图 [16]

图 2-5-3 Zio Patch 单导联、无创、防水贴附式长程心电记录仪。其大小类似创可贴，可佩戴于胸前，于 2009 年获美国 FDA 批准上市 [18]

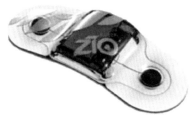

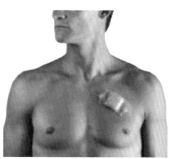

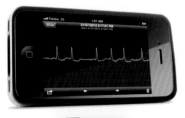

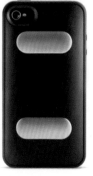

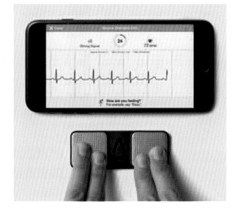

图2-5-4　iPhone ECG,用户将双手手指置于手机背面外壳的两个电极上,即可激活 ECG 记录[27]

图2-5-5　AliveCor 手持单导联心电图记录系统[28]

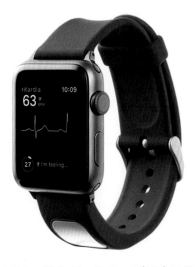

图 2-5-6　载有 KardiaBand（KB）系统的苹果手表[29]

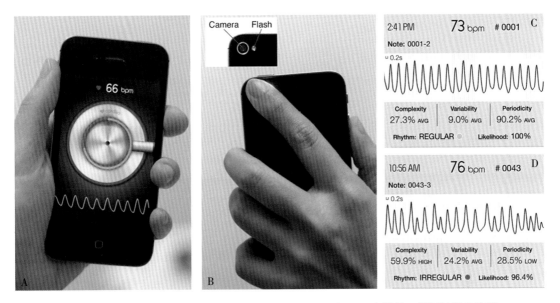

图 2-5-7　Cardiio Rhythm 应用程序基于智能手机相机记录光学体积描记法记录脉搏

A. Cardiio Rhythm 应用程序;B. 将手指置于智能手机的相机上再通过手机 LED 灯闪烁记录光学体积描记法
记录脉搏;C. 窦性心律;D. 房颤心律[30]

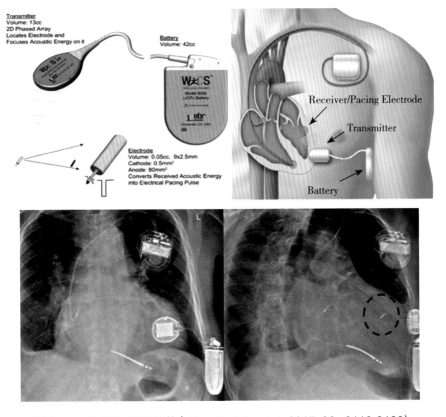

图 4-1-1　WiSE-CRT 系统(J Am Coll Cardiol. 2017;69 :2119-2129)

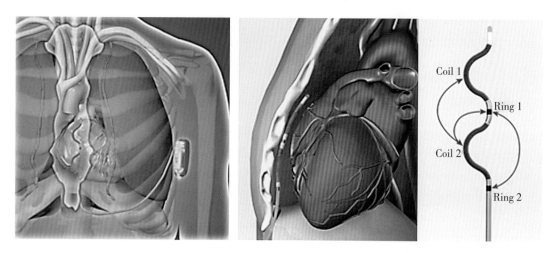

图 4-1-2　新型非静脉 ICD 系统[26]

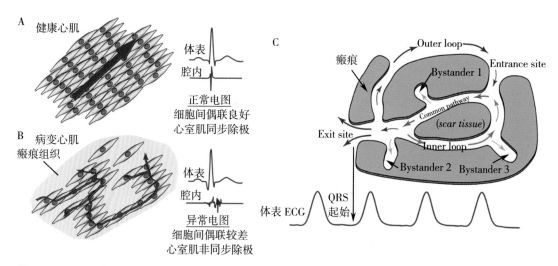

图 4-3-1　A，B 分别示健康及病变心肌激动除极后形成的体表及腔内电图，C 为瘢痕介导室速折返环路示意图，包括缓慢传导区、出口、入口、外环、内环以及共同通道和无关通道等

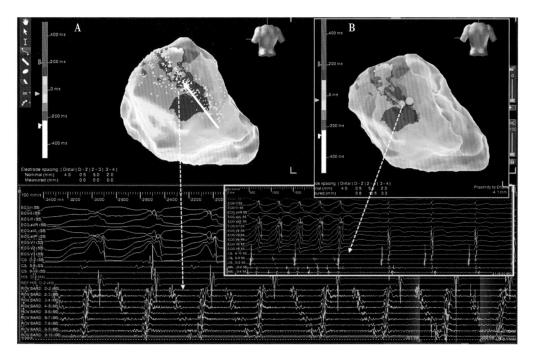

图 4-3-2　局部高密度激动标测揭示室速关键峡部

图示一例室速发作时在低电压区域行高密度激动标测示局部舒张期电位(激动顺序明确,实线箭头所示)几乎横跨整个舒张期,提示为室速折返关键峡部,于该处单点消融室速即刻终止(虚线箭头所示)

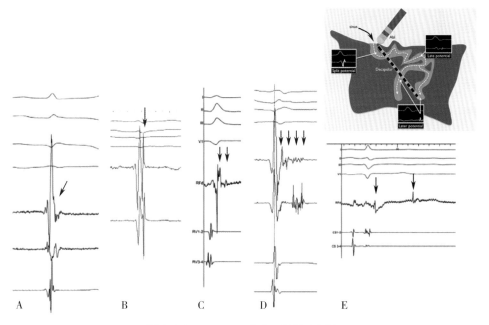

图 4-3-3　LAVAs 形成及分型示意图

A. LAVA 与心室远场电位的终末部分重叠;B. LAVA 电位紧随远场电位之后,呈高频样;C. LAVA 位于远场信号之后,呈分裂双电位,二者间有等电位线;D. LAVA 为多组分,之间无等电位线,易与远场电位区分;E. 双成分 LAVA:第 1 成分紧随 QRS 波,第二成分位于体表 ECG T 波终末处

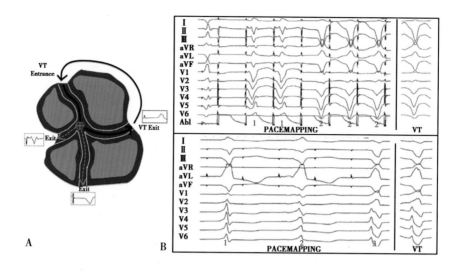

图 4-3-4　起搏产生多出口形态（MES）示意图及体表心电图

A. 两例记录到 MES 患者体表心电图；B. 上图经起搏后产生两种形态体表 QRS 波形，其中波形 2 与临床室速 QRS 波一致，下图波形 3 与临床室速 QRS 波形一致

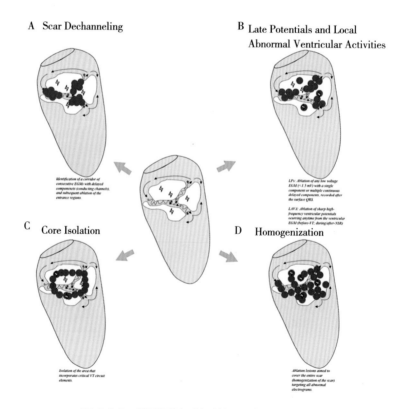

图 4-3-5　基质标测及消融的不同策略示意图

通道间的区域常存在 LAVAs（闪电符号），为室速可疑关键通道部位，因此消除这些瘢痕相关电位便成为相应的消融目标，也是不同基质消融策略的基础。A 为瘢痕去通道；B 为针对 LAVAs 消融；C 为核心区隔离；D 为瘢痕均质化改良消融

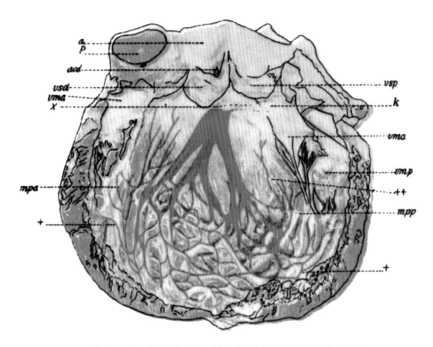

图 4-4-1　左室希氏束 - 浦肯野系统的大致解剖结构图

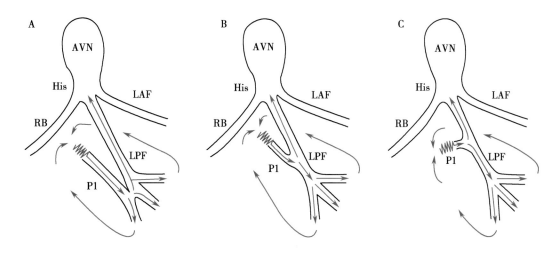

图 4-4-3　左后分支室速的折返激动模式图

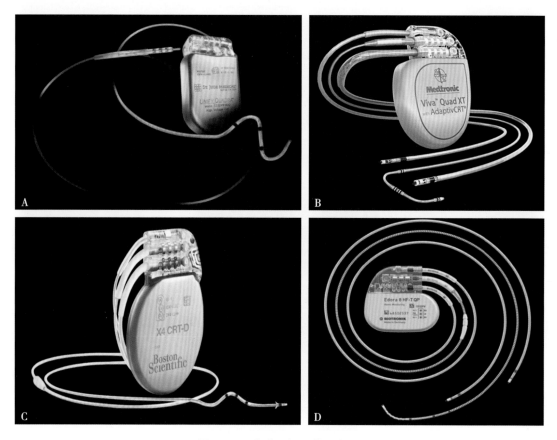

图 4-6-1　左室四极导线示意图

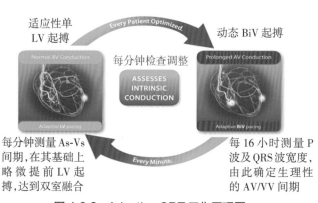

图 4-6-2　Adaptive CRT 工作原理图

适应性单 LV 起搏：提前激动左室，融合右室自身传导，维持房室结功能；动态 BiV 同步起搏：每分钟自动优化 AV 间期，VV 间期；每分钟自动测量：通过精密算法保证左右室同步收缩的有效性

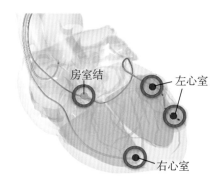

图 4-6-3　SyncAV 运作原理

SyncAV 联合 MPP 可实现四点起搏即右心室单点起搏 + 左心室双位点起搏 + 房室结自身下传

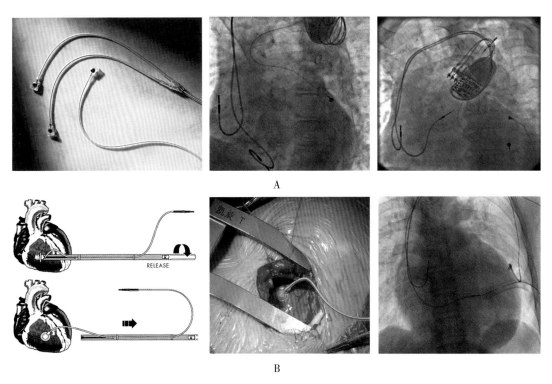

图 4-6-4　缝合式左室心外膜导线图（A）；旋入式左室心外膜导线（B）

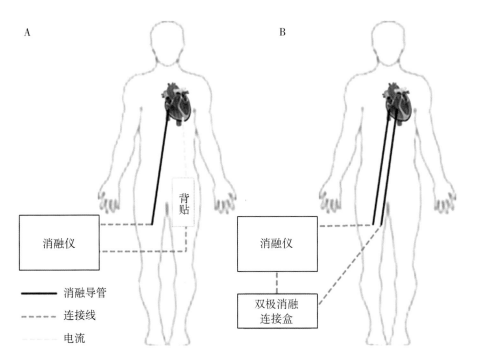

图 5-2-1　单极消融与双极消融图

A 为传统单极消融模式图,消融导管头端与电路回路(背部电极片)之间距离长。B 为双极消融图,2 根消融导管分别位于心内膜与对应心外膜,心内膜消融导管头端与电路回路(心外膜导管头端)之间距离短

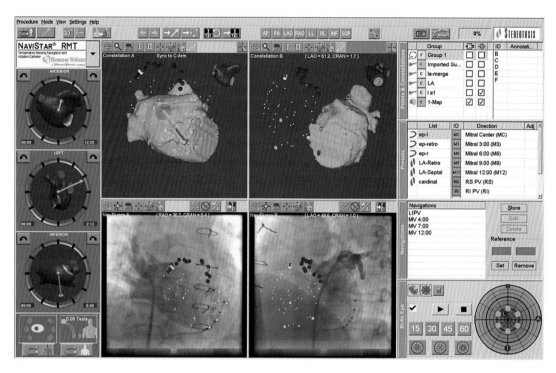

图 5-5-1　磁导航导管系统指导下房颤导管消融术

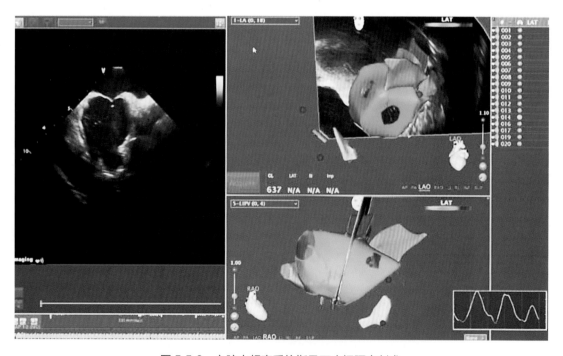

图 5-5-2　心腔内超声系统指导下房间隔穿刺术

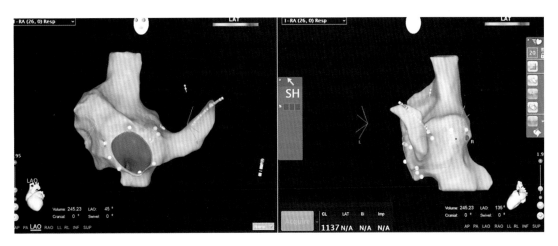

图 5-5-3　T3D 技术指导下无射线房间隔穿刺术

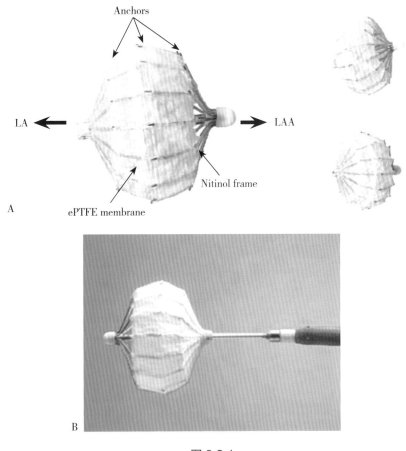

图 6-2-1

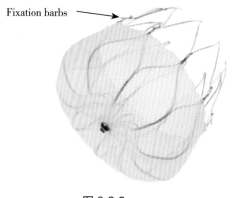

图 6-2-3

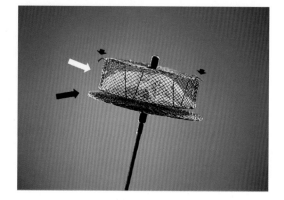

图 6-2-4

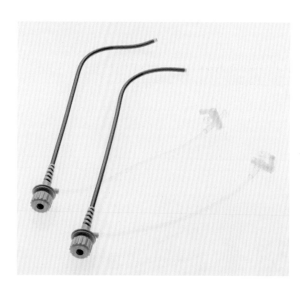

图 6-2-6

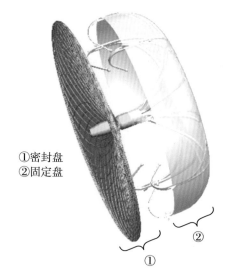

①密封盘
②固定盘

图 6-2-8

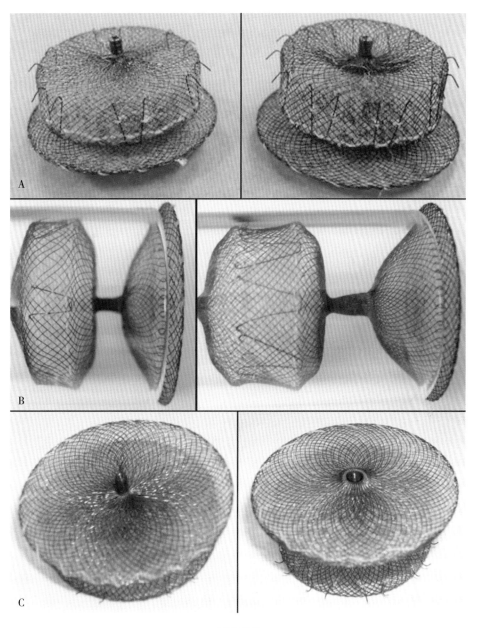

图 6-2-9

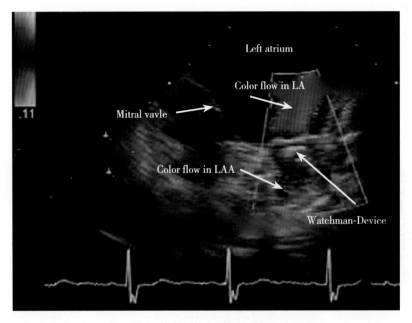

图 6-2-10